实用临床检验诊断学丛书

总主编 刘贵建 刘凤奎

免疫性疾病

主编 冯珍如 于 峰

U0229611

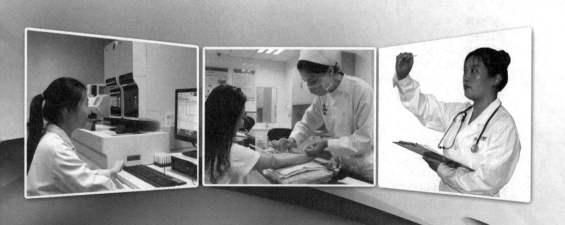

北京科学技术出版社

图书在版编目（CIP）数据

免疫性疾病/冯珍如，于峰主编. —北京：北京科学技术
出版社，2014.9

（实用临床检验诊断学丛书/刘贵建，刘凤奎总主编）

ISBN 978 – 7 – 5304 – 7339 – 9

Ⅰ.①免⋯　Ⅱ.①冯⋯ ②于⋯　Ⅲ.①免疫性疾病 –
医学检验②免疫性疾病 – 诊断　Ⅳ.①R593.04

中国版本图书馆 CIP 数据核字（2014）第 170553 号

免疫性疾病（实用临床检验诊断学丛书）

主　　编：冯珍如　于　峰
责任编辑：张晓雪
责任校对：贾　荣
责任印制：李　茗
出 版 人：曾庆宇
出版发行：北京科学技术出版社
社　　址：北京西直门南大街 16 号
邮政编码：100035
电话传真：0086-10-66135495（总编室）
　　　　　0086-10-66113227（发行部）　0086-10-66161952（发行部传真）
电子信箱：bjkjpress@163.com
网　　址：www.bkydw.cn
经　　销：新华书店
印　　刷：三河国新印装有限公司
开　　本：720mm×980mm　1/16
字　　数：350 千
印　　张：20
版　　次：2014 年 9 月第 1 版
印　　次：2014 年 9 月第 1 次印刷
ISBN 978 – 7 – 5304 – 7339 – 9/R · 1788

定　　价：54.00 元

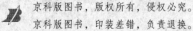

《实用临床检验诊断学丛书》
编写委员会

（以姓氏笔画为序）

于　峰　北京大学第一医院
王雪梅　北京大学人民医院
石远凯　中国医学科学院肿瘤医院
冯珍如　北京大学第一医院
朱惠娟　中国医学科学院北京协和医院
刘凤奎　首都医科大学附属北京友谊医院
刘贵建　中国中医科学院广安门医院
刘锦丽　首都医科大学附属北京友谊医院
李永哲　中国医学科学院北京协和医院
杨曦明　北京中医药大学东直门医院
陈宝荣　北京航天总医院
赵秀英　北京清华长庚医院
胡云建　北京医院
袁　慧　首都医科大学附属北京安贞医院
贾　玫　北京大学人民医院
曹永彤　中日友好医院
崔　华　首都医科大学附属北京友谊医院
崔　巍　中国医学科学院北京协和医院
韩　冰　中国医学科学院北京协和医院
韩晓红　中国医学科学院肿瘤医院
谢苗荣　首都医科大学附属北京友谊医院

《免疫性疾病》编者名单

主　编　冯珍如　于　峰
副主编　关秀茹　王全桂　梅轶芳　李俊霞
秘　书　柏明见
编　委　（以姓氏笔画为序）

于　峰　北京大学第一医院
王全桂　北京大学第一医院
王冰洁　北京大学第一医院
冯　雪　中国中医科学院广安门医院
冯　璟　北京航天总医院
冯珍如　北京大学第一医院
闫存玲　北京大学第一医院
闫津津　北京大学深圳医院
关秀茹　哈尔滨医科大学附属第一医院
李俊霞　北京大学第一医院
杨慧荣　北京大学第一医院
邱红梅　中国中医科学院广安门医院
林志国　哈尔滨医科大学附属第一医院
周海舟　哈尔滨医科大学附属第一医院
柏明见　北京航天总医院
贺建新　首都医科大学附属北京儿童医院
梅轶芳　哈尔滨医科大学附属第一医院
龚　岩　北京大学第一医院
崔婵娟　北京大学第一医院
滕　庆　首都医科大学附属北京儿童医院

近年来,检验医学的发展日新月异,新技术、新设备、新方法、新项目不断涌现,极大地促进了临床诊断和治疗水平的提高。许多在过去困扰临床医生的诊断难题,如今都得到了妥善解决。

然而,随着检验项目的不断增加,以及检验和临床专业分工越来越细,许多临床医生感到难以合理选择和正确解释检验项目。因此,检验和临床工作者都需要不断学习,以获得更多的跨学科知识。

正确诊断是正确治疗的基础。为做出正确的诊断,临床医生必须通过系统全面、重点突出的病史采集、体格检查形成初步诊断思路,然后有针对性地进行有关检查。这一过程需要临床医生与检验工作者的密切配合和良性互动。从某种意义上来说,检验技术水平的高低对临床医疗水平有很大的影响,甚至可以说,一个医院的检验科水平在某种程度上反映这个医院的医疗水平。

几年前,刘凤奎和刘贵建两位经验丰富的临床和检验专家曾经组织撰写了《临床检验与诊断思路》一书。作为北京市重点图书,该书一出版就受到了广大检验与临床工作者的欢迎。在此基础上,这两位主编又组织有关专家编写了这套《实用临床检验诊断学丛书》。

该丛书的一个重要特点是每一章节均由检验与临床专家分别从检验与临床两方面撰写,使得临床诊疗知识与检验技术融为一体,以期实现临床与检验学科的无缝对接。本书的另一特点是每个章节都配有示意图,不仅形象生动,而且便于记忆。

该丛书有助于临床医生培养良好的思维方式,摒弃撒大网式的检查习惯,根据患者的病史、体检结果,合理选择相关检查,从而得到正确的诊断。这样,临床医生就不会被检查结果误导,甚至被牵着鼻子走进误诊的歧途。

同时,该丛书也有助于拓宽检验工作者的临床知识,形成从临床的角度来看待和思考检验工作的良好习惯。

　　总之,该丛书的内容有助于临床和检验工作者拓展知识面,系统了解和掌握检验项目的目的、意义及结果分析,不断提高临床诊断和治疗水平。因此,该丛书适合检验、临床工作者参考使用,也可作为综合医院医生、专科医院医生及全科医生教学用参考书。

贾继东　教授

首都医科大学附属北京友谊医院肝病中心主任

国际肝病学会(IASL)副主席

中华医学会肝病学分会前主任委员

亚太地区肝病学会(APASL)前主席

2014 年 7 月

总序二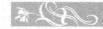

　　受总编之约,欣然接受为此书作序,源于此套书针对目前检验行业中的实际问题,深入系统地结合临床实际并以分析问题和解决问题为主线,详细阐述了消化系统疾病、循环系统疾病、感染性疾病、恶性肿瘤、血液系统疾病、内分泌及代谢性疾病、免疫性疾病的临床检验与诊断思路,特别是对于目前检验界存在的疑难问题,如感染性疾病检验指标中的假阳性和假阴性、免疫类检测项目的溯源性、各种检验中的生物学因素和干扰因素、肿瘤标志物的复杂性和各种疑难检验结果的解释等问题,在各位具有丰富实际工作经验和临床经验的检验专家的笔下娓娓道来,非常值得学习。

　　检验结果在不同个体、不同状态、不同时间的分析和解释越来越引起人们的重视,尤其随着疾病的诊断和防治等循证医学的发展,人们对健康要求的提高,人类生存环境的变化等都使检验医学在疾病发病原因、发病机制及发病趋势等方面起重要作用,在此前提下,此套以临床检验与诊断思路为特色的书籍尤显具有重要意义,希望此套书籍的出版能够为提高检验医学的知识服务能力做出贡献。

张　曼

主任医师、教授、博士生导师

中国医师协会检验医师分会会长

首都医科大学附属北京世纪坛医院检验中心主任

2014 年 7 月

  欣闻《实用临床检验诊断学丛书》即将出版,这是一套大型系列丛书,首次出版的包括《消化系统疾病》《血液系统疾病》《感染性疾病》《循环系统疾病》《免疫性疾病》《内分泌及代谢性疾病》《恶性肿瘤》,共7个分册,以后还将陆续出版其他器官或系统疾病的分册。《实用临床检验诊断学丛书》的问世是中国临床检验诊断学发展史上的又一个里程碑,它标志着医学检验朝检验医学的真实转化,必将成为检验与临床结合的范例。

  如果到实体书店或网络书店去浏览一下,您会看到书名与之类似的书或丛书确实不少,您也可能早已买过或珍藏过。您还会再去买或收藏这套《实用临床检验诊断学丛书》吗? 即使买了,您愿意花时间去阅读它吗? 我们或许都有这样的体会:有些书买了以后翻了几页或浏览后就放在书架上,成了装饰品;但有那么几本书你会爱不释手。我相信《实用临床检验诊断学丛书》将会成为您经常翻阅、细读和参考的一本案头书。

  虽然我只看了《实用临床检验诊断学丛书》的一部分内容,但却为其所吸引。这套书汲取了检验与临床密切结合的精髓,以检验结果的解读和检验诊断为核心,从生理到病理、基础到疾病、检验到临床,深入浅出、全面精准地阐述了临床检验诊断思维的形式、方法及路径,并将其融合于各系统疾病诊疗过程的临床实践中,特别是通过一些具有代表性的临床病例的分析与讨论,十分有助于提高检验医(技)师和临床医师的"检验与临床结合"能力,培养检验诊断的临床思维。

  《实用临床检验诊断学丛书》编著的另一大特色体现在编写人员组成上,是以在临床一线担负重要医疗任务的中青年专家为主,包括总主编、各分册主编、编委,都是临床和检验专家的适当组合。检验与临床专家有效组合、密切合作的结果使得此套丛书在内容安排、要素处理、病例整理、诊疗流程等方面更切合检验与临床的实际,读者无论是检验医(技)师还是临床医师,都容易理解和应用。

　　刘贵建教授是我国临床检验诊断学领域中青年专家的杰出代表之一,他一直致力于检验与临床结合,特别是中西医结合的研究与实践,辛勤耕耘、勇于探索、著述颇丰,该套丛书是他与全体编者同心协力、殚精竭虑的重要成果。相信他担任总主编的《实用临床检验诊断学丛书》将给读者带来新感觉、新思路,共同促进检验医学和临床医学更加紧密地结合与发展。

王建中

北京大学第一医院主任医师、教授

2014 年 7 月

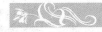

近几十年,特别是近十余年来,检验医学快速发展。新的分析技术、检验设备、检测方法、检验项目不断应用于临床检验和诊疗过程,使得检验服务范围不断扩大。临床工作对于检验质量要求的不断提高使得临床实验室高度重视检验过程的质量保证,通过建立质量管理体系,加强室内质量控制和室间质量评价等措施,检验过程中的质量得以保证并不断提高。

检验能力范围的扩大和检验过程中质量的提高是否已经有效促进了医疗质量的提高和满足了保证医疗安全的要求?检验专家的答案应当是相当保守的,而临床专家恐怕是更加的不能肯定。因为检验过程包括了项目申请、受检者准备、标本采集、标本送检和接收、标本处理、样本检测、结果分析报告、临床应用等过程,需要接受了检验项目有关知识良好培训的临床医师、检验医(技)师,甚至是患者和家属的密切协作,才能实现检验全过程的质量保证。但目前检验与临床在诸多方面并未得到很好的融合,还未能有效实现有机联系和紧密合作。

检验医(技)师从学历教育阶段开始常被要求从检验目的、标本采集、检测原理和方法、参考区间、临床意义、注意事项等几个方面学习和掌握各种检验项目,这样的学习方式在工作后的继续教育中得以习惯地保持着。其结果是对检验结果改变的机制、疾病、病理生理过程没有较好的理解,难以实现密切结合临床对检验结果进行合理的解释和提出进一步的解决方案或建议。

同样,临床医师从医学生开始至工作后的继续教育过程中,对于检验医学知识的学习和掌握也多局限于检验项目(指标)的参考区间、临床意义和临床应用,对检验技术和方法、检验结果的影响因素、分析性能等了解有限。同时,由于目前临床科室专业分工过细,导致一些医师只对自己专业所涉及的检验项目掌握得很好,对其他专业的检验项目则了解不多,甚至很少。对检验项目的肤浅认识,造成了仅凭某一项或几项检验结果的异常就诊断某种疾病,出现检验结果与疾病之间对号入座的现象。事实上,一种检验结果的异常可由几种疾病引起;相反,一种疾病又可导致反映病理生理改变的多种检验项目的结果异常。况且,任何检验结果都不可能百分之百的准确,存在一定的假阳性和假阴性。所以,过分依赖和不加分析地应用检验结果将导致诊断的错误。

从目前存在的问题着手,加强检验与临床的有效联系、沟通,实现检验过程与临床诊疗工作的密切结合,是提高检验诊断质量、保证医疗安全的关键环节。一方面,应加强对临床医师进行持续有效的检验知识的培训。临床医师如果精通检验,了解各种检验项目的临床意义、检测结果的影响因素、检验方法的局限性、异常结果的产生机制、检验项目的分析性能和诊断性能等,那么在日常工作当中就会熟知应该检查哪些项目,如何分析结果,如何应用于临床,这样才能保证甚至提高检验项目的效率。另一方面,检验医(技)师必须要掌握一定的临床知识和经验。因为检验人员执行了具体的检验操作,更加了解检验方法的性能,如多了解和掌握一些临床知识,熟知哪些临床因素影响检验结果值,检验结果的变化在疾病诊断、治疗观察、预后判定方面的意义,那么检验医(技)师就有能力指导临床医师对检验项目进行合理的应用,对检验结果进行正确的分析和解释。

基于从提高检验医(技)师和临床医师的"检验和临床结合"能力的目的出发,编写专家委员会经过充分的研讨,确定了本套专业丛书的编写内容和形式。本套丛书目前编入了《消化系统疾病》《循环系统疾病》《感染性疾病》《恶性肿瘤》《血液系统疾病》《内分泌及代谢性疾病》《免疫性疾病》7个分册。

本套丛书融临床诊疗与检验内容于一体。从临床实用性出发,以临床系统疾病为分册,以临床检验项目或项目组合为出发点,以检验结果的解读和检验诊断思路为核心,对常用的临床检验项目的概念、参考值、结果异常的产生机制或疾病进行了一般介绍,重点结合生理、病理改变对检验结果的异常进行了分析,对结果异常的临床意义和临床应用价值进行了阐述。在内容的结构安排上符合临床检验诊断思维,在编写人员的组成和内容分工上保证了临床与检验的紧密结合。在内容的表达形式上增加了较多的诊断思路图,力求通过图示形式表达临床医生的思路。

本套丛书是检验专家与临床专家通力合作的结果,实现了知识上、思维上、应用上的有效结合。对提高检验医(技)师的检验诊断能力,对拓宽临床医师的诊断思路,提高临床诊疗水平将提供有益的帮助。可供临床各专科医师、全科医师、实习医师、临床检验医(技)师及从事医学教育的教师参考应用。

刘贵建　刘凤奎

2014 年 7 月

前　言

　　免疫性疾病是一类免疫功能异常的疾病,相关检验项目具有较高的敏感性和特异性,甚至被视为诊断某类疾病的金标准而被列为诊断的重要依据。临床检验在免疫性疾病的诊断中发挥着非常重要的作用。所以,除了对各项检验项目的临床意义要有充分的了解外,同时应对各检验项目的临床解读和免疫性疾病的临床诊断思路有一个清晰的认识。

　　免疫性疾病在我国为常见病,发病率及致残率均很高,涵盖各个学科。目前免疫性疾病基础和临床研究进展迅速,有关诊疗项目应密切结合临床。本书侧重临床检验与临床诊疗相结合的综合解读。

　　本书融临床检验与诊断思路于一体,从临床实用性出发,以免疫性疾病相关检验项目或项目组合为出发点,对常用的临床检验项目的临床意义进行了重点阐述,指导临床医生根据检验结果进行综合分析与应用,思考其与哪些疾病有关,并且反映了检验诊断的一些最新进展。同时简述了各种免疫性疾病的临床特点,重点阐述了这些疾病的临床诊断思路,如疑似疾病实验室指标的检查流程、检验项目在疾病临床监测的应用、为明确疾病诊断及监测应进一步选择哪些实验室检查等,并选择典型临床病例帮助读者更好地了解疾病的诊断思路。在内容上,临床检验与免疫性疾病诊断思路的紧密结合并通过图示形式表达临床医师的思路是本书的亮点之一。为帮助读者正确综合分析检验结果,免疫性疾病相关检验项目检验结果质量保证的阐述是本书的另一特点。应该说,本书的出版是建立在临床医师与检验医师有机结合、亲密对话的基础之上,也是两大学科良好合作的一次愉快的过程。

　　目前,专业分科过细、临床与检验脱离现象较为突出,诊断疾病缺乏全面性。本书对拓宽临床医生的诊断思路,提高临床诊疗水平将提供极有益的帮助。可供临床各专科医生、全科医生、实习医生、临床检验人员及从事医学教育的教师参考使用。

由于免疫性疾病相关研究日新月异，目前尚难概括，加上编者学识水平和临床经验有限，在编写过程中虽然做了努力，但是遗漏之处在所难免，书中有不足和错误之处，恳请读者指正。

冯珍如　于　峰

2014 年 7 月

目　录

第一章

特种蛋白检测

人体血液中含有多种功能的特种蛋白,如白蛋白、免疫球蛋白、补体、C 反应蛋白等,特种蛋白检测对免疫性疾病的诊断起着非常重要的作用。本章主要介绍与免疫学疾病相关的特种蛋白检测,这些相关检验项目具有较高的敏感性和特异性,被视为诊断免疫性疾病的重要依据。

第一节 免疫球蛋白

一、概述

免疫球蛋白(immunoglobulin,Ig)是具有抗体活性和(或)抗体样结构的一类球蛋白,存在于机体的血液、体液、外分泌腺及某些细胞膜上,约占血浆蛋白总量的 20%。Ig 主要分为 IgA、IgD、IgE、IgG、IgM 五类,是机体免疫系统重要的组成部分,又是机体进行自我调节的重要因素。Ig 最主要的功能是作为抗体与外来的抗原或自身抗原相结合,从而有效地清除侵入机体内的微生物、寄生虫及中和它们所释放的毒素,同时还可以清除机体自身某些衰老的细胞和代谢产物。

(一)免疫球蛋白的结构

Ig 单体由两条相同的轻链(light chain,L 链)和两条相同的重链(heavy chain,H 链)组成,重链之间和重、轻链之间由二硫键连接,形成四肽链结构,其构象与英文大写字母"Y"形状类似。Ig 单体中四条肽链两端游离的氨基或羧基的方向是一致的,分别命名为氨基端(N 端)和羧基端(C 端)(图 1 – 1)。

L 链分子量约为 25kD,H 链分子量为 50 ~ 70kD。同一天然 Ig 分子中的两条 H 链和两条 L 链的氨基酸组成完全相同。L 链共有两型:κ 型和 λ 型。正常

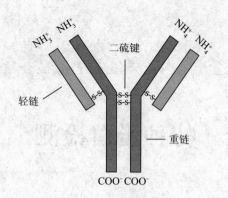

图 1-1 Ig 单体结构

人 L 链中 κ 和 λ 所占的比例分别为 60% 和 40%，κ：λ 的比值异常往往提示免疫系统可能存在病变。根据 λ 链恒定区个别氨基酸的差异，人类免疫球蛋白 λ 链又可分为 λ1、λ2、λ3 和 λ4 四个亚型。

根据 H 链恒定区结构不同分为 γ、μ、α、ε、δ 五类，相应的 Ig 为 IgG、IgM、IgA、IgE、IgD。同一类 Ig，因其重链结构稍有差异以及两重链之间二硫键的位置和数目不同，又将 Ig 分为各个亚型，如 IgG 有四个亚型（IgG1、IgG2、IgG3 及 IgG4），IgA 有 IgA1、IgA2 两个亚型，IgM 有 IgM1、IgM2 两个亚型，IgD 和 IgE 尚未发现有亚型。

Ig 近 N 端约 110 个氨基酸的序列变化较大，将该区域称为可变区（variable region，V 区），分别占重链和轻链的 1/4 和 1/2，为抗原结合部位，决定抗体的特异性；其他部分氨基酸序列则相对恒定，将靠近 C 端氨基酸序列相对保守的区域，称为恒定区（constant region，C 区），分别占重链和轻链的 3/4 和 1/2，其免疫原性相同，抗人 Ig 抗体均能与之相结合。

（二）各类免疫球蛋白的特性与功能

（1）IgG：人类血清中的主要球蛋白，占血清 Ig 的 75% ~ 85%，是血清和细胞外液中最主要的抗体成分，IgG 的四个亚型在血清中浓度由高到低分别为 IgG1、IgG2、IgG3 及 IgG4。IgG4 在血清中的水平最低，占 IgG 总量的 3% ~ 6%，其平均浓度为 0.35 ~ 0.51mg/ml，与其他几个亚型不同的是，健康人血清中其浓度波动范围非常大，为 10μg/ml ~ 1.4mg/ml。此外，中性环境中 IgG4 分子带负电荷，而其他亚型均带有正电荷。IgG 自出生后 3 个月开始合成，3 ~ 5 岁接近成人水平，主要由脾和淋巴结中的浆细胞产生，血清半衰期较长，约 23 天（表 1-1），是机体再次体液免疫应答产生的主要抗体，其亲和力高，在体内广泛分布,具有重要的免疫效应,是机体抗感染的"主力军",故临床使用丙种球蛋白进行免疫治疗时,应每2~3周注射一次为宜。IgG1、IgG3、IgG4可穿过胎盘屏障,在新生儿抗感染免疫中起重要作用;IgG1、IgG2、IgG4可通过其Fc段与葡萄球菌蛋白A(SPA)结合,以此可纯化抗体,或用于免疫诊断;IgG1、IgG3可高效激活补体,并可与巨噬细胞、NK细胞表面Fc受体结合,发挥调理作用、抗体依赖性的细胞介导的细胞毒作用(ADCC)等;某些自身抗体和引起Ⅱ型、Ⅲ型变态反应的抗体也属于IgG。

(2)IgA:在正常人血清中的含量仅次于IgG,占血清免疫球蛋白含量的10%~15%(血清含量1.5~2.6mg/ml),半衰期约6天。从结构来看,IgA有单体、双体、三体及多聚体之分(表1-1)。按其免疫功能又分为血清型及分泌型两种。血清型IgA存在于血清中,其含量占总IgA的85%左右,可介导调理吞噬和ADCC作用。分泌型IgA(secretory IgA,sIgA)存在于分泌液中,如唾液、泪液、初乳、呼吸道分泌物、胃肠液、尿液及汗液等。sIgA是机体黏膜局部抗感染免疫的主要抗体,通过与相应病原微生物(细菌、病毒等)结合,阻止病原体黏附到细胞表面,从而在局部抗感染中发挥重要作用,是机体抗感染的"边防军"。IgA不能通过胎盘,新生儿血清中无IgA抗体,但可从母乳中获得sIgA。新生儿易患呼吸道、胃肠道感染可能与IgA合成不足有关。新生儿出生4~6个月后,血中即可出现IgA,以后逐渐升高,到青少年期达到高峰。

(3)IgM:占血清Ig的5%~10%,血清浓度约1mg/ml。单体IgM以膜结合型(mIgM)表达于细胞表面,构成B细胞抗原受体(BCR),只表达mIgM是未成熟B细胞的标志。分泌型IgM(secretory IgM,sIgM)为五聚体(表1-1),是分子量最大的Ig,称为巨球蛋白,一般不能通过血管壁,主要存在于血液中。五聚体IgM含10个Fab段,有很强的抗原结合能力;含5个Fc段,比IgG更易激活补体。天然的血型抗体为IgM。IgM是个体发育过程中最早合成和分泌的抗体,在胚胎发育晚期的胎儿即能产生IgM,故脐带血IgM升高可提示胎儿有宫内感染(如风疹病毒或巨细胞病毒等感染)。IgM也是初次体液免疫应答中最早出现的抗体,是机体抗感染的"先头部队",在感染过程中IgM首先出现,但血清半衰期较短,约为5天,是近期感染的标志,可用于感染的早期诊断。

(4)IgD:在正常人血清中浓度很低(约30μg/ml),仅占血清Ig总量的0.3%,IgD容易被血清中的蛋白酶水解,故其半衰期很短(仅3天)(表1-1)。IgD分为血清型IgD和膜结合型IgD(mIgD),其中血清型IgD的生物学功能尚不清楚,mIgD构成BCR,是B细胞分化发育成熟的标志,未成熟B细胞仅表达mIgM,成熟B细胞可同时表达mIgM和mIgD,又称为初始B细胞(naive B cell),活化的 B 细胞或记忆 B 细胞其表面的 mIgD 逐渐消失。

（5）IgE：是正常人血清中含量最少的 Ig，血清浓度极低，仅占血清 Ig 总量的 0.02%，约为 0.05μg/ml，半衰期仅 2 天（表 1-1）。IgE 主要由黏膜下淋巴组织中的浆细胞分泌，其重要特征为糖含量高达 12%。IgE 为亲细胞抗体，其 CH_2 和 CH_3 结构域可与肥大细胞、嗜碱性粒细胞上的高亲和力 FcεRI 结合，引起 I 型变态反应。此外，IgE 可能与机体抗寄生虫免疫有关。

表 1-1　免疫球蛋白的类型

性质	IgA	IgD	IgE	IgG	IgM
亚类数	2	无	无	4	2
重链	α(1,2)	δ	ε	γ(1,2,3,4)	μ
轻链	κ 或 λ	κ 或 λ	κ 或 λ	κ 或 λ	κ 或 λ
主要存在形式	单体/二聚体	单体	单体	单体	五聚体
开始合成时间	出生后 4～6 个月	任何时间	较晚	出生后 3 个月	胚胎后期
占血清 Ig 量比例	10%～15%	0.3%	0.02%	75%～85%	5%～10%
半衰期（天）	6	3	2	23	5
胎盘转运	-	-	-	+	-

二、检测方法

（一）血清 IgG、IgA、IgM 测定

1. 单向环状免疫扩散法　该方法由于影响因素多，实验时间较长，结果的重复性差，目前已很少应用。

2. 免疫比浊法　目前国内大多数实验室都已普遍采用免疫比浊法中的速率散射比浊法（rate nephelometry）来测定 Ig 的含量。该法具有线性范围宽、准确性高、精密度高、检测时间短（一般在几分钟内即可完成测试）、敏感性高（最小检测量单位可达 μg/L）、稳定性好等优点。速率散射比浊法检测 Ig 的参考范围见表 1-2。

表1-2 免疫球蛋白参考范围(速率散射比浊法)

年龄	IgG/(g/L)	IgA/(g/L)	IgM/(g/L)
新生儿	6.6~17.5	0.01~0.06	0.06~0.21
6个月	2.6~6.9	0.08~0.57	0.26~1.00
1岁	3.6~9.5	0.14~0.91	0.37~1.50
6岁	5.9~14.3	0.38~2.22	0.45~2.08
12岁	7.0~15.5	0.58~2.91	0.49~2.40
18岁	7.3~15.5	0.70~3.21	0.51~2.61
成人	7.0~16.0	0.70~5.00	0.40~2.80

(二)血清 IgD 测定

临床常用的 IgD 测定方法是酶联免疫吸附试验(ELISA),该法操作简单、成本低廉、无需特殊设备。参考范围:0.001~0.004g/L。

(三)血清 IgE 测定

血清总 IgE 和特异性 IgE 的测定方法有荧光酶联免疫法、化学发光免疫分析法和 ELISA 等,在临床上用荧光酶联免疫法测定总 IgE 和特异性 IgE 较为常见。荧光酶联免疫法检测血清总 IgE 参考范围:<100kU/L,特异性 IgE 参考范围:0级,<0.35kU/L。特异性 IgE 报告分级具体见表1-3。

表1-3 特异性 IgE 报告分级

分级	0级	1级	2级	3级	4级	5级	6级
特异性 IgE 浓度/(kU/L)	<0.35	0.35~0.70	0.70~3.50	3.50~17.5	17.5~50.0	50.0~100	≥100

(四)尿液 Ig 的测定

正常人尿液中的 Ig 含量甚微。当机体的免疫功能异常或炎症反应引起肾脏疾病时,可导致肾脏肾小球滤过膜分子屏障破坏或电荷屏障受损,从而引起 Ig 及其他大分子蛋白质漏出增多。在滤过膜损伤轻微时,尿液中以 IgG 滤出增多为主,当滤过膜损伤严重时,尿液中除 IgG 滤出外,分子量较大的 IgM 也开始滤出。临床上常选用测定尿液和血液中的转铁蛋白(transferrin,TRF)及 IgG 含量,计算选择性蛋白尿指数(selective proteinuria index,SPI),以此来评估肾小球滤过膜破坏程度及观察治疗效果和预后。一般选用速率散射比浊法,尿液标本采集晨尿或随机尿,离心后测定。SPI 计算公式如下:

$$SPI = \frac{尿\ IgG/血清\ IgG}{尿\ TRF/血清\ TRF}$$

（五）脑脊液 Ig 测定

在生理情况下,血中少量 Ig 可通过血脑屏障(blood – brain barrier, BBB),而进入脑脊液(CSF)内。根据 Ig 分子量大小,不同类型 Ig 通过 BBB 的难易度不同,IgG 较易通过,而 IgA 略难,IgM 很难通过,所以 IgG、IgA、IgM 在 CSF 中的浓度依次递减。当脑组织或脑膜有病变时,导致 BBB 发生破坏,通透性增加,或自身病变组织产生的病理性产物进入 CSF,使 CSF 组分发生改变。CSF IgG 测定方法多采用速率散射比浊法,CSF 采集后应离心再行测定。参考范围:IgG 19 ~ 53mg/L;IgA (4.3 ± 5.5) mg/L;IgM 0mg/L。

（六）轻链测定

1. 本周蛋白测定　本周蛋白(Bence – Jones protein, BJP) 即尿中游离的 Ig 轻链。检测方法常用化学法(加热沉淀法)和免疫法两种。BJP 在 pH 5.0 的条件下,加热至 50 ~ 60℃ 出现沉淀,继续加热至 90℃ 后又重新溶解,利用这一特点,临床上常采用化学法检测 BJP。该法简便易行,但敏感性低(检出率为 30% ~ 40%),并且不能确定轻链的型别。为提高检出率可使用免疫电泳分析法。其尿液标本可先用聚乙二醇通过半透膜浓缩后,再与抗 λ 或 κ 型轻链抗血清进行免疫电泳分析,确定轻链的类型。游离轻链往往与其中一型(κ 或 λ)的抗血清反应,在 β ~ γ 区附近形成一条致密的弓形沉淀弧。有时轻链病血清中还含有其他蛋白,要注意识别,如多克隆免疫球蛋白往往同时与 λ 或 κ 两型抗轻链血清反应形成沉淀弧,而单克隆免疫球蛋白(M 蛋白)虽只与其中一型抗轻链血清反应,但也与某一型重链抗血清产生一条位置相同的沉淀弧,应注意观察分析方可做出正确判断。

轻链病患者尿中可测得 BJP,但血中反而呈阴性,其原因是 BJP 分子量小,极易迅速自肾脏排出,血中含量并不升高,检测时应当注意。同时,在某些情况下血中轻链发生聚合,不易从肾脏排出,尿液轻链测定阴性。

2. κ – Ig 和 λ – Ig 定量测定　定量检测 κ – Ig 和 λ – Ig 两种轻链片段的方法主要有单向免疫扩散法和速率散射比浊法。速率散射比浊法因有专门设备,检出的结果更加准确,检测时间更短,而取代了单向免疫扩散法。κ/λ 比值参考范围为 1.2 ~ 2.4,均值为 1.7 ~ 1.8。

三、免疫球蛋白检测的临床意义

（一）血清 IgG、IgA、IgM 测定的临床意义

1. 年龄　年龄与血中 Ig 含量有一定关系,新生儿可由母体获得通过胎盘转移来的 IgG,故血液中含量较高,接近成人水平。婴幼儿其体液免疫功能尚不

成熟,Ig 含量低于成人。

2. IgG、IgA、IgM 均升高　慢性肝脏疾病如慢性活动性肝炎、原发性胆汁性肝硬化、隐匿性肝硬化患者血清中可见三种 Ig 均升高。慢性细菌感染,如慢性支气管炎、肺结核,血 IgG 可升高。宫内感染时脐血或出生后的新生儿血清中IgM 含量可增高。各种结缔组织病常见各型 Ig 升高,系统性红斑狼疮患者以IgG、IgA 升高较多见,类风湿关节炎患者以 IgM 增高为主。

3. 单一 Ig 升高　主要是指患者血清中某一类 Ig 含量显著升高,大多在30g/L 以上,这种异常增多的 Ig 理化性质十分一致,我们称为单克隆蛋白(monoclonal protein,MP),即 M 蛋白。此类异常增多的 Ig 多无免疫活性,故又称副蛋白(paraprotein)。由它所致的疾病称为免疫增殖病,如多发性骨髓瘤、巨球蛋白血症、恶性淋巴瘤、重链病、轻链病等。

4. Ig 降低　有先天性和获得性两类。先天性低 Ig 血症,主要见于体液免疫缺陷病和联合免疫缺陷病。一种情况是 Ig 全缺,如 Bruton 型无 Ig 血症,血中IgG 常小于 1g/L,IgA 与 IgM 含量也明显减低,为正常人的 1%。另一种情况是三种 Ig 中缺一种或两种,如 IgA 缺乏患者易发生反复呼吸道感染;IgG 缺乏患者易发生化脓性感染;IgM 缺乏患者易发生革兰阴性细菌败血症。获得性低 Ig 血症,血清中 IgG 常小于 5g/L,引起的原因较多,如大量蛋白流失的疾病(如剥脱性皮炎、肠淋巴管扩张症和肾病综合征等)、淋巴系统肿瘤、中毒性骨髓疾病、获得性免疫缺陷综合征及长期使用免疫抑制剂等。

5. IgG4 检测的临床意义

(1)变态反应病:以往研究表明 IgG4 与变态反应病相关。IgG4 可介导 Ⅰ 型变态反应,也可通过竞争机制阻断 IgE 介导的 Ⅰ 型变态反应。

(2)IgG4 相关性疾病:近年来研究发现一组以血清 IgG4 水平升高、受累组织 IgG4 阳性浆细胞浸润及纤维化为特征的疾病,2010 年被统一命名为 IgG4 相关性疾病。该病可累及全身多个组织器官,受累器官因纤维化、慢性炎症等出现增生肿大,从而导致相应压迫阻塞症状或功能障碍,其中胰腺、泪腺和涎腺的受累最为常见。在类风湿关节炎、系统性红斑狼疮等自身免疫病中亦发现 IgG4型自身抗体或 IgG4 阳性浆细胞的浸润。该病患者经常伴有血清 IgG 水平升高,部分患者免疫学指标如抗核抗体及类风湿因子也可出现异常,且临床表现随受累组织不同而不同,这给临床诊断带来极大挑战。临床上存在下述任何一项须高度怀疑本病:①对称性泪腺、腮腺、颌下腺肿大;②急性间质性肺炎;③炎性假瘤;④腹膜后纤维化;⑤组织病理提示淋巴浆细胞增生或怀疑 Castleman 病。

（二）血清 IgD 测定的临床意义

正常人血中 IgD 含量变动范围较大,文献上报道数值不一。因此,各实验室最好使用固定的试剂盒,建立自己的参考范围。目前 IgD 的生物学功能尚未完全阐明,血清中 IgD 升高主要见于妊娠末期、IgD 型骨髓瘤、甲状腺炎和大量吸烟者。IgD 降低见于原发性无丙种球蛋白血症、肺硅沉着病(矽肺)、细胞毒药物治疗后。

（三）血清 IgE 测定的临床意义

（1）Ⅰ型变态反应病,如哮喘、特应性皮炎、变应性鼻炎等患者血清 IgE 常升高。

（2）非变态反应病,如 IgE 型骨髓瘤、寄生虫感染等血清 IgE 升高。

（3）急性或慢性肝炎、系统性红斑狼疮、类风湿关节炎等疾病血清 IgE 可升高。

（4）IgE 降低见于原发性无丙种球蛋白血症、肿瘤及使用化疗药物后。

（5）特异性 IgE 检测有助于判定引起Ⅰ型变态反应病的变应原。特异性 IgE 级别越高,提示过敏越严重。

（四）尿液 Ig 测定的临床意义

SPI≤0.1 表明肾脏高度选择性地排泌分子量较小的蛋白质;SPI≥0.2 表明肾脏是非选择性地排泌分子量较大的蛋白质。微小病变型肾病的 SPI 大部分属于高度选择性(SPI≤0.1),而膜性肾病、膜增生性肾小球肾炎通常 SPI≥0.2。尿内 IgA 在原发性肾小球肾病和慢性肾炎肾病时含量最高,在慢性肾炎高血压型及普通型可轻度增高,而在隐匿性肾炎及急性肾炎时含量很少;尿内 IgG 在原发性肾小球肾炎和慢性肾炎时含量较高,其他类型肾小球疾病时仅轻度增高;尿内 IgM 仅出现在慢性肾炎,而原发性肾小球肾炎和隐匿性肾炎时含量甚微。故可根据尿内 Ig 增高的类型来帮助鉴别诊断肾小球疾病的种类。

尿液中游离轻链的检测对诊断轻链病是不可缺少的步骤,并对多发性骨髓瘤等疾病的分型鉴定及预后判断均有重要意义。

（五）脑脊液 Ig 测定的临床意义

化脓性脑膜炎、结核性脑膜炎时 IgG、IgA 均增高;脑血管疾病如脑血栓、蛛网膜下腔出血时,IgG 明显升高;神经系统肿瘤以 IgA 和 IgM 升高为主;系统性红斑狼疮脑病、神经梅毒、重症肌无力等 IgG 明显升高;精神分裂症 IgG 和 IgM 明显升高。

（六）轻链测定的临床意义

BJP 是轻链病诊断必不可少的检测项目,并对多发性骨髓瘤、原发性巨球蛋白血症、重链病等疾病的诊断、鉴别和预后判断均有一定帮助。

患κ型M蛋白血症,κ-Ig明显高于参考范围,λ-Ig则低于参考范围;患λ型M蛋白血症,κ-Ig降低,λ-Ig则高于参考范围。通过κ:λ比值测定,有助于判断疾病类型和观测治疗效果。

四、临床思路(图1-2)

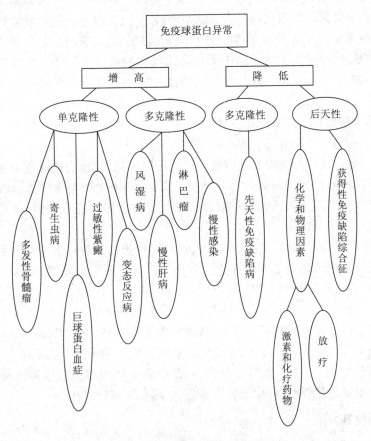

图1-2 免疫球蛋白检测临床思路

(周海舟 关秀茹)

第二节　M 蛋白

一、概述

免疫球蛋白克隆性增生病可分为多克隆丙种球蛋白病和单克隆丙种球蛋白病。多克隆丙种球蛋白病是指血清中两种以上的克隆浆细胞同时增生,体内多种免疫球蛋白异常增多,多为抗原长期刺激机体而出现的继发性免疫应答状态。单克隆丙种球蛋白病是由于单克隆浆细胞异常增生并伴有单克隆免疫球蛋白或其多肽链亚单位合成异常,其后果是产生大量单克隆型免疫球蛋白或其片段,这类免疫球蛋白或片段无正常的免疫功能,多为一种类型,或为重链或为轻链,其含量远高于正常的免疫球蛋白,并抑制正常浆细胞的克隆增殖,使正常免疫球蛋白的合成和分泌减少。

这些恶性增殖的免疫球蛋白或其片段可以沉积于组织,造成组织变性和淋巴细胞浸润,导致相应器官的功能障碍,因其血浆浓度过高而导致血液黏稠度增加,产生一系列直接或间接的病理损害。多见于多发性骨髓瘤、巨球蛋白血症、恶性淋巴瘤等疾病。

由于其区带电泳位置在球蛋白区域(丙种球蛋白),故称为丙种球蛋白增殖病,患者血清中出现大量理化性质十分均一的单克隆丙种球蛋白,这类异常的免疫球蛋白又称之为 M 蛋白(monoclonal protein)。M 蛋白根据免疫球蛋白类型可分为 IgG 型、IgA 型、IgD 型、IgM 型、IgE 型和轻链型,若 κ 或 λ 轻链的合成超过重链时,则轻链游离于血清中,从尿中排出,这种现象由 Bence - Jones 首先发现,故称为本周蛋白。此外,在变应原刺激下发生的 I 型变态反应病中,血清 IgE 克隆性增加,但并不沉积于组织,而是吸附于肥大细胞和嗜碱性粒细胞表面,引起靶细胞脱颗粒,作用于效应器官,引起各种临床症状。

二、检测方法

免疫球蛋白异常增生病的检测手段较多,一般应采用两种以上的检测方法相互印证。对有可疑临床表现者,一般先进行区带电泳分析及免疫球蛋白定量检测作为初筛实验。对于阳性者宜进行免疫电泳或免疫固定电泳,免疫球蛋白亚型定量,血清及尿中轻链定量及比值计算等检测作为确证实验。

1. 血清蛋白电泳　是血清蛋白的经典分析方法,常采用乙酸纤维素膜和琼脂糖电泳两种方法。不同性质的蛋白质在电泳后形成不同的区带,和正常的电泳图谱比较分析,可以很容易发现异常的区带。进行图谱扫描,可计算出异常蛋白的含量和百分比。单克隆免疫球蛋白在蛋白区带电泳中呈现狭窄而浓缩的集中带,即 M 区带,这是由于其化学结构高度均一,因而其电泳迁移率十分一致。一般来讲,IgG 型多位于 α 区至慢 γ 区,IgA 型多位于 β 区与 $γ_1$ 区,IgM 型多位于 $β_2$ 区或 γ 区,IgD 型多位于 β 区或 γ 区。在轻链病时 M 蛋白呈淡染区带常在 β 区或 α 区,需与尿蛋白电泳或尿本周蛋白同时观察。

2. 免疫固定电泳(immunofixation electrophoresis,IFE) 是将同一份标本点样在琼脂板上的 6 个不同位置,通过电泳,根据血清蛋白质的电荷及分子量的大小不同将其分开。然后将 IgG、IgA、IgM、κ、λ 的抗血清分别加入到 5 条电泳区带中;蛋白固定溶液则加到第一参考蛋白电泳模式中。经孵育后,若有对应的抗原存在,则在适当位置有抗原抗体复合物形成并沉淀下来。固定后,电泳胶在洗脱液中漂洗,以除去未结合的蛋白质,只保留抗原抗体复合物。经染色后蛋白质电泳参考模式泳道和抗原抗体沉淀反应泳道内的各种区带均被氨基黑染色,借此对 M 蛋白进行分类与鉴定。M 蛋白在免疫固定电泳中显示狭窄而界限明确的区带,而多克隆增生或正常人血清球蛋白区带则比较弥散。

3. 速率散射比浊法 可对免疫球蛋白及其轻链进行定量检测。由于轻链分子量较小,易从肾小球基底膜滤出,若单纯测血清中轻链,可能导致漏诊;而在某些情况下,血清中轻链可相互聚集,不能从肾小球基底膜滤出,单纯检测尿轻链同样可能导致漏诊,建议同时对血清与尿液中的轻链进行检测。

三、临床意义

(一)非疾病因素

(1)血清中免疫球蛋白总量的生理范围较宽,各种检测方法不同而导致结果不同,应多次复查予以确定。

(2)应注意婴幼儿免疫球蛋白水平与成人不同。

(3)血浆因为纤维蛋白原的存在,可对检测结果产生干扰。

(二)病理性因素

(1)多发性骨髓瘤:又称浆细胞骨髓瘤,是以浆细胞在骨髓中恶性增殖并伴有单克隆丙种球蛋白增多为特征的疾病,是免疫增殖病中最常见的一种。患者早期可无特殊症状,仅表现为血沉增快或 M 蛋白增多、轻链蛋白尿。其特点是产生大量单克隆免疫球蛋白,M 蛋白在化学结构上与免疫球蛋白完全相同,但根据血清 M 蛋白的类别不同,可将多发性骨髓瘤分成不同类型,其中 IgG 型占 50% ~60%,IgA 型占 20% ~25%,IgD 型占 1% ~2%,IgE 型占 0.01%,非分泌型占 1% ~5% ,轻链型占 20% 。有少数多发性骨髓瘤患者有两种单克隆的浆细胞同时恶变,可出现双 M 蛋白。有约 50% 的多发性骨髓瘤患者尿中出现单一的免疫球蛋白轻链,即本周蛋白。由于其他类型免疫球蛋白合成障碍,而伴发免疫功能缺陷,往往使患者反复发生细菌感染。M 蛋白可使患者血液黏滞性增大,使血液流动迟缓,导致微循环障碍及毛细血管通透性增加,出现高黏滞血症。循环中的 M 蛋白成分沉积于某些组织器官,可引起淀粉样变性,若累及神经或营养神经的血管,则可致患者出现多发性周围神经病变,如头昏、耳鸣、手指麻木等,M 蛋白的增高还可见于 POEMS 综合征。

(2)原发性巨球蛋白血症:是一种伴有血清 IgM 增加的 B 细胞增殖病。由于是五聚体的 IgM 异常增高,常伴有血黏滞度过高综合征。在实验室检查时,血清分离不出或呈胶冻状,电泳血清有时难以泳动。

(3)原发性良性单克隆丙种球蛋白病:原发性良性单克隆丙种球蛋白病又称意义未明的单克隆丙种球蛋白病。本病为血中出现大量单克隆性免疫球蛋白或尿中出现单克隆性免疫球蛋白轻链,但无临床症状的一种病理状态。血中增高的 M 蛋白常为 IgG,但也可为其他类型,或尿中出现单克隆性轻链,偶可见多克隆性免疫球蛋白增高。约 1/4 病例可发展为恶性疾病,如果尿中出现本周蛋白,往往是危险信号。

四、临床思路(图 1 −3)

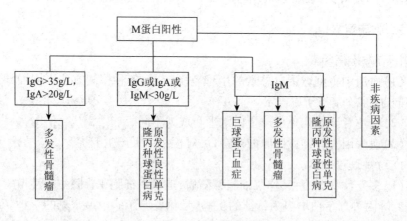

图 1 −3　M 蛋白检测临床思路

(龚　岩　闫存玲)

第三节 补 体

一、概述

1894 年 Pfeiffer 和 Bordet 从血清中分离出一类与抗体不同、能溶解细菌的成分,由于这种成分是抗体发挥溶细胞作用的必要补充条件,故被称为补体(complement,C)。补体并非单一分子,而是存在于血清、组织液和细胞膜表面的一组不耐热的经活化后具有酶活性的蛋白质,包括 30 余种可溶性蛋白和膜结合蛋白,故被称为补体系统,由固有成分、调节蛋白和受体等 30 余种蛋白组成。补体广泛参与机体病原体防御反应以及免疫调节,也可介导免疫病理的损伤性反应,是体内具有重要生物学作用的效应系统和效应放大系统。

(一)补体的组成

根据补体系统各成分的生物学功能,可将其分为以下三类。

1. 参与级联反应的补体成分 是指补体系统的固有成分,包括:①经典途径的 C1q、C1r、C1s、C2、C4;②甘露聚糖结合凝集素(mannan - binding lectin,MBL)激活途径的 MBL 和丝氨酸蛋白酶(serine protease);③旁路激活途径的 B 因子、D 因子;④参与共同末端通路的 C3、C5、C6、C7、C8、C9。

2. 补体激活的调节蛋白 主要以可溶性和膜结合两种形式存在。前者包括 C1 抑制物、P 因子、I 因子、H 因子、C4 结合蛋白、S 蛋白、SP40/40 等;后者包括促衰变因子、膜辅助蛋白、同种限制因子和膜反应溶解抑制因子等。

3. 补体受体(CR) 补体受体可与相应的补体活性片段或调节蛋白结合,介导补体生物学效应。包括 CR1、CR2、CR3、CR4、CR5、C3aR、C2aR、C4aR、C5aR 等。

(二)补体成分的含量与理化特性

1. 补体成分的含量 补体大多为糖蛋白,属于 β 球蛋白,C1q、C8 等为 γ 球蛋白,C1s、C9 为 α 球蛋白。正常血清中补体各组分含量相差较大,其中 C3 含量最高,达 1 ~ 2mg/ml。补体蛋白约占总蛋白 10%,各组分分子量在 25 ~ 410kD。补体的代谢主要在血液和肝脏中进行,代谢率快,每天约更新一半。各种属动物间血中补体含量不同,豚鼠血清中含量丰富,故实验室多采用豚鼠血清作为补体来源。

2. 补体的理化特性 补体的性质不稳定,易受各种理化因素的影响,加热、紫外线照射、机械振荡、酸碱环境和酒精等因素均可破坏补体。补体在 0 ~ 10℃ 活性保持 3 ~ 4 天,冷冻干燥可较长时间保持其活性,加热 56℃ 30 分钟即被灭活(灭能),故补体活性检测应尽快进行。标本应置于 −20℃ 以下保存。补体主要成分的理化特性见表 1 −4。

(三)补体的活化途径

补体系统是宿主免疫防御外来病原体的第一道防线,它可通过黏附在病原体表面利于宿主细胞吞噬、形成攻膜复合物(membrane attack complex,MAC)导致病原体溶解、释放过敏毒素引起炎症反应等多条途径来清除外来病原体。补体系统的激活主要有三条途径,即经典途径、旁路途径和 MBL 途径。

1. 经典途径　抗原抗体形成的免疫复合物(immune complex,IC)是经典途径的主要激活物,而游离的抗体则不能激活补体。参与经典途径的固有成分包括 C1 ~ C9。

2. 旁路途径　某些细菌、革兰阴性菌的内毒素、酵母多糖、葡聚糖、凝聚 IgA 和 IgG4 等为旁路途径的主要"激活物",这些所谓"激活物"为补体旁路途径的激活提供了保护性微环境和接触表面。这种激活方式不依赖于特异性抗体的形成,从而可在感染早期为机体提供有效的防御机制。旁路途径与经典途径的不同之处主要是越过 C1、C4 和 C2,直接激活补体 C3,C3 是启动旁路途径的关键分子。

表 1 −4　补体主要成分的理化特性

补体成分	分子量/kD	电泳区带	血清含量参考范围/(μg/ml)
C1q	390	γ_2	70
C1r	95	β	35
C1s	85	α	35
C2	117	β_1	20 ~ 30
C3	190	β_1	1300
C4	180	β_2	430 ~ 600
C5	190	β_2	75
C6	128	β_2	60
C7	120	β_2	55
C8	163	γ_1	200
C9	79	α	240
B	95	β	210 ~ 240

补体成分	分子量/kD	电泳区带	血清含量参考范围/（μg/ml）
D	25	α	2
P	220	γ_2	25
C1INH	150	α	180
C4bp	1100		250
I 因子	93	β	50
H 因子	159	β	400 ~ 480
S 因子	88	α	500

3. MBL 途径　MBL 与细菌甘露糖残基和丝氨酸蛋白酶结合启动 MBL 补体激活途径,其激活过程与经典途径基本类似。此激活途径也不依赖特异性抗体产生。此外,C 反应蛋白亦可与 C1q 结合并使之激活,然后依次激活补体其他成分。

在机体抗感染过程中,首先活化和发挥作用的补体途径是不依赖抗体的旁路途径和 MBL 途径。而在特异性抗体产生时,经典途径方可发挥作用。三条活化途径主要参与成分和作用比较见表 1 - 5。

表 1 -5　补体三条激活途径的比较

	经典途径	旁路途径	MBL 途径
激活物质	抗原抗体复合物	肽聚糖、酵母多糖、脂多糖	MBL 相关的丝氨酸蛋白酶
起始分子	C1q	C3	C2、C4
参与补体成分	C1、C4、C2、C3、C5 ~ C9	C3、C5 ~ C9、B 因子、D 因子	C2 ~ C9、MASP
所需离子	Ca^{2+}、Mg^{2+}	Mg^{2+}	Ca^{2+}
C3 转化酶	C4b2b	C3bBb	C4b2b
C5 转化酶	C4b2b3b	C3bnBb	C4b2b3b
生物学作用	参与特异性免疫的效应阶段,感染后期发挥作用	参与非特异性免疫的效应阶段,感染早期发挥作用	参与非特异性免疫的效应阶段,感染早期发挥作用

（四）补体的生物学作用

三条补体激活途径通过末端通路于细胞膜表面组装攻膜复合物,介导溶细胞效应。同时,补体激活过程中可生成多种裂解片段,通过与细胞膜表面相应受体结合而介导多种生物功能。通过上述机制,补体系统在机体抗感染免疫防御、维护内环境稳定及作为连接固有免疫和适应性免疫的桥梁中发挥重要作用

（图1-4）。另外,补体还可与其他血浆酶系统相互作用,产生一系列生理和病理效应,具有十分重要的生物学意义。

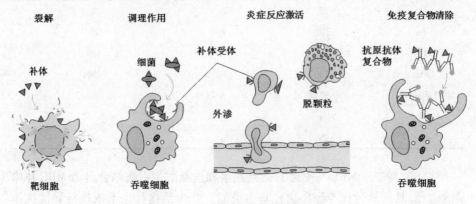

图1-4　补体系统的生物学作用

二、检测方法

目前检测补体的方法有补体结合试验、补体总活性测定和单个补体成分的测定。

1. 补体结合试验　补体是一组正常血清蛋白成分,可被免疫复合物激活产生具有裂解细胞壁功能的因子。如果该过程发生在红细胞表面上则导致红细胞裂解而出现溶血。利用这种反应来检测血清中的抗体或抗原,称作补体结合试验（complement fixation test,CFT）。CFT 准确性高,容易判定,对抗原纯化要求不严格,凡能激活补体的 IgM 和 IgG 类抗体与相应抗原结合的反应均可应用本方法检测,目前主要用于病毒性传染病诊断的流行病学调查。该试验的不足之处是操作烦琐,尤其是对所用试剂的准备和量化要求较严格。

2. 补体总活性测定　补体最主要的活性是溶细胞作用。特异性抗体与红细胞结合后可激活补体,导致红细胞表面形成跨膜小孔,使细胞外水分渗入,引起红细胞肿胀而发生溶血。补体溶血程度与补体的活性相关,但非直线关系。在一个适当的、稳定的反应系统中,溶血反应对补体的剂量依赖呈一特殊的 S 形曲线。实验常以 50% 溶血作为终点指标,这一方法称为补体 50% 溶血实验（50% complement hemolysis）,即 CH50。溶血试验参考范围:男性 33.6 ~ 61.3U/ml;女性 41.6 ~ 61.7U/ml。

3. 单个补体成分的测定　主要以检测 C3、C4、C1q、B 因子和 C1 酯酶抑制物（C1INH）。测定方法分为溶血法和免疫比浊法,溶血法用以检测单个补体成分的溶血活性,免疫比浊法则测定其含量。参考范围:C3 60~150mg/dl;C4 12~36mg/dl;C1q(19.7±0.4)mg/dl。

三、临床意义

体内补体系统诸成份的含量相对稳定,可正常发挥其酶活性和自我调节作用。在遗传缺陷或某些疾病状态下,血清补体总量或各成分含量可能出现异常。补体的升高、降低及动态变化都有着不同的临床意义。补体降低分为先天性因素和获得性因素,前者一般是纯合子缺陷造成的一种补体成分极低或缺如;后者一般是有原因可查的,补体的降低是暂时和可逆的,无家族遗传史,血液中常有免疫复合物存在。

(一)补体降低

1. 原发性补体系统缺陷 临床上偶尔可以见到一些先天性补体缺陷的患者,除了 C2 缺陷和 C1INH 缺陷相对较常见外,其他补体成分的缺陷均非常罕见。先天性补体缺陷患者主要表现为反复感染和自身免疫病,这也从反面证实了补体在抗感染免疫和免疫调节方面的重要意义。

(1)遗传性 C1 缺陷:遗传性 C1q 缺陷有两种,一种遗传性 C1q 缺陷是由于不能合成 C1q(占60%),因此血中测不出 C1q 的抗原性;另一种 C1q 缺陷则是由于合成了无功能的 C1q 分子(占40%),然而,虽然可检测到 C1q 的抗原性,但 C1q 功能紊乱往往会造成 C1q 功能缺陷。而 C1r、C1s 缺陷极少见。

几乎所有的 C1 缺陷患者都患有免疫复合物性疾病,常见于系统性红斑狼疮、盘状狼疮及肾小球肾炎患者,少数遗传性 C1 缺陷患者可伴有严重细菌感染,如肺炎、脑膜炎、金黄色葡萄球菌等感染所致的败血症,但也有患者无临床表现。免疫复合物性疾病的发生是由于 C1 缺陷不能抑制免疫复合物沉积,造成免疫复合物沉积于组织部位所致。测定血清 C1 水平可确诊本病。对于系统性红斑狼疮患者,当其他临床疾病活动的指标都好转但仍有持续的 CH50 降低时,应考虑患有本病的可能。

(2)遗传性 C2 缺陷:遗传性 C2 缺陷是白人中最常见的遗传性补体缺陷,发病率约为 1/1000。约 40% 的杂合性 C2 缺陷患者同时患有系统性红斑狼疮。遗传性 C2 缺陷伴系统性红斑狼疮的患者血中常测不到 ANA 及抗 dsDNA 抗体,或其滴度极低,患者神经系统受累及严重肾脏损害少见,但皮损及关节症状表现明显,常给临床诊断系统性红斑狼疮造成困难。

(3)遗传性 C3 缺陷:遗传性 C3 缺陷有三种类型,一种患者的 C3 基因为无效基因或 C3 基因功能低下造成 C3 功能缺失;另一种是 C3 缺陷伴有遗传性 3b

灭活 C3b INA 物缺陷,不能使 C3 裂解成 C3c 和 C3d 而被灭活。持续存在的 C3b 与 B 因子相互作用使旁路激活系统的正反馈调节失控,使 C3 进一步消耗,称为过度分解Ⅰ型(C3b 灭活物失活);另有一些患者血清中含有可裂解或能激活 C3 的循环因子,引起 C3 缺陷即过度分解Ⅱ型。C3 缺陷使患者对病原体的调理作用受阻,使经 C5a 的吞噬作用及攻膜复合物的溶解细胞作用受损,从而易并发化脓性感染,常反复发生肺炎、菌血症或腹膜炎,致病菌常为金黄色葡萄球菌、肺炎球菌及奈瑟菌等。临床上发现一些 C3 缺陷患者常伴有膜增殖性肾小球肾炎,有人认为 C3 缺陷与一种称为 C3 肾炎因子的物质有关,后者为一种抗 C3bBb 的 IgG 型自身抗体,它起稳定 C3bBb 活性的作用,可进一步激活补体旁路途径而引起肾脏损伤。

(4)遗传性 C4 缺陷:C4 有两种基因,即 C4A 和 C4B。在一个患者中,C4A 和 C4B 两个基因座位同时出现无效基因(C4AQO – C4BQO)的情况很少,临床上常见的为其中一个单倍型为无效基因,大多表现为 C4 缺陷。C4 缺陷患者表现为反复发作的严重全身性化脓性感染。

由于 C4A 阻止免疫复合物沉积的效能比 C4B 强,因而 C4A 无效基因患者更易患免疫复合性疾病。大多数患者中,C4A 无效基因是由于 DNA 上有一段长约 30kb 的基因缺失所致。近来观察到 10% ~15% 的系统性红斑狼疮患者可出现 C4 基因中的一种基因缺陷,其中有 80% ~90% 的患者为部分 C4 缺陷,杂合 C4 缺陷在普通人群中为 20% ~40%,而在系统性红斑狼疮患者及其他自身免疫病,如 2 型糖尿病、慢性肝炎和亚急性硬化性全脑炎患者中则占 50% ~80%。

2. 获得性补体缺陷　获得性补体缺陷一般是在补体活化过程中造成的,即循环免疫复合物或内毒素存在的情况下造成了补体的过度消耗,从而能反映原发病的活动。

(1)风湿性疾病:如系统性红斑狼疮、干燥综合征、冷球蛋白血症及荨麻疹性血管炎等。这些疾病大多是由于体内存在抗原和抗体反应,从而消耗了补体而导致补体降低。例如,C1q 在补体经典激活途径中起重要作用,同时还参与介导单核巨噬细胞系统清除感染源、凋亡产物及免疫复合物。当血清中出现抗 C1q 抗体时,必然会影响 C1q 的生理功能。抗 C1q 抗体与 C1q 分子的 CLR 结合,使免疫复合物清除障碍,凋亡的细胞清除缓慢,刺激机体免疫系统产生更多抗体,是导致疾病活动的因素。研究发现抗 C1q 抗体水平与 C1q、C3、C4 呈负相关,与狼疮活动相关性较强,特别是狼疮性肾炎。

(2)非风湿性疾病:常见于肾脏疾病及血液系统疾病,在机体的防御过程中,若补体活化不当则会引发自身多处损伤,其中就包括肾脏损伤。溶血性贫血也是造成补体降低的常见原因,这类疾病多是因为机体免疫功能失调产生抗体并与自身的红细胞表面抗原结合,激活补体使红细胞破坏而造成溶血,此过程消耗了补体,其病因可以分为原发性和继发性,继发性病因一般多为风湿性疾病,临床经常可以见到一个溶血性贫血的患者若干年后发生系统性红斑狼疮或干燥综合征。镰刀细胞性贫血,为血红蛋白肽链结构异常引起的溶血性贫血,造成补体降低的原因同溶血性贫血,此类疾病多发生在热带非洲和美洲的黑人。此外,脾切除、严重烧伤、肿瘤化疗和严重营养不良也可以导致补体下降,原因为补体丢失、破坏及合成异常所致。

(二)补体升高

传染病患者一般可见补体代偿性增高,但是在急性或病情危重时,补体总活性往往下降。另外,恶性肿瘤时 C3 和 C4 含量可增高,临床有时可以看到一些肿瘤患者出现风湿病样表现,由此通过检测补体可以与原发性风湿性疾病相鉴别,即风湿性疾病患者中补体往往都是降低的,所以伴有补体升高的风湿病患者一定要注意有无肿瘤的可能。

(三)补体波动

补体的动态变化,也就是其结果在一定时间范围内上下波动对原发病的诊断、疾病的治疗效果监测及复发的可能性评估有特殊意义。例如,一个初发的系统性红斑狼疮患者未经治疗时补体往往都是低的,经过治疗后补体可恢复正常,若病情复发补体又可降低。但要注意风湿性疾病的补体下降一般在短时间内不会马上恢复,需要较长时间规律地观察来判断。

四、临床思路（图1-5）

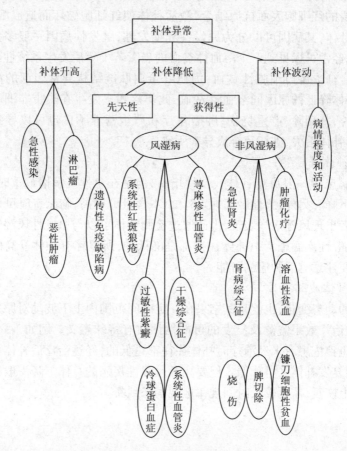

图1-5　补体检测的临床思路

（周海舟　关秀茹）

第四节 变应原相关项目

变应原(allergen)测定的目的是确定引起患者变态反应(allergy)的致敏物,以便进行特异性治疗或预防。变应原测定方法最早是使患者直接暴露于可疑致敏物或致敏环境中,以观察患者的反应。变应原相关检验项目主要包括体外试验和体内试验等。

一、免疫球蛋白 E

(一)概述

免疫球蛋白 E(immunoglobulin E, IgE)是由鼻咽部、扁桃体、气管和胃肠道等黏膜下固有层淋巴组织中的浆细胞分泌的,主要分布于这些部位的黏膜组织、外分泌液及血液内,其血清中含量约为 $0.05\mu g/ml$,分子量为 160kD。IgE 又称为反应素或亲细胞抗体,可分为总 IgE(total IgE, tIgE)和变应原特异性 IgE(specific IgE, sIgE)。在人体血清五种免疫球蛋白(IgG、IgA、IgM、IgD、IgE)中,IgE 含量最低,且水平比较恒定。变应原进入机体后,可诱导变应原特异性 B 淋巴细胞增殖分化,产生针对该变应原的 sIgE,IgE 的 Fc 端与肥大细胞、嗜碱性粒细胞和血管内皮细胞上的高亲和力 FcεRI 受体相结合,使机体处于致敏状态,当变应原再次进入机体时,与上述细胞表面的 sIgE 相结合,形成变应原 - IgE 复合物,后者激活肥大细胞或嗜碱性粒细胞,释放组胺、激肽原酶等多种生物活性介质,产生相应的临床症状,导致 I 型变态反应的发生。

(二)检测方法

目前 IgE 的测定方法包括 ELISA、免疫印迹法(immune blotting test, IBT)、荧光酶联免疫吸附法(fluorescence enzyme immunoassay, FEIA)等(表 1 - 6),其中以 FEIA 定量测定 tIgE 和各种 sIgE 应用最广泛。

FEIA 法原理:FEIA 法测定的 Immuno CAP 系统目前已升级到第四代,该系统使用了纤维素固相载体这一技术,该固相载体是装存于小胶囊内的亲水性多聚纤维素,经溴化氰活化后与变应原共价结合,使变应原预先结合在固相帽状物的 Immuno CAP 中。加入患者血清后,37℃孵育,如患者血清中有针对该变应原的 sIgE,即形成变应原 - IgE 抗体复合物,洗脱后,加酶标记的抗人 IgE 抗血清(酶标二抗),形成固相载体 - 变应原 - sIgE - 酶标二抗的复合物,再次洗脱,加入底物,产生酶催化荧光产物,加入终止液终止反应,测定荧光值,根据荧光吸光度的大小换算成 sIgE 的含量。

表 1-6　常用 IgE 的测定方法

测定方法	参考范围	优点	缺点
ELISA	tIgE 男性 0.0003 ~ 0.0055g/L;女性 0.0003 ~ 0.002g/L	较高敏感性和特异性	易受如包被抗原、抗体的质量,微孔板表面的吸附能力等的干扰
FEIA 法	tIgE < 100kU/L;特异性 IgE <0.35kU/L	测量结果精确可靠	
IBT		测量结果可靠	只能做半定量检测
生物学方法		可测定各种混合的变应原	方法相对复杂
蛋白质微阵列		灵敏度高、高通量、操作简便	蛋白质分子的浓度及活性要求较高
放射变应原吸附试验		灵敏性与特异性较好	有辐射危险

（三）临床意义

1. tIgE　tIgE 的含量易受如年龄、种族、地域、环境、基因多态性及检测方法等多种因素影响。Ⅰ型变态反应病如变应性鼻炎、哮喘、特应性皮炎、湿疹、药物性间质性肺炎、支气管肺霉曲病及寄生虫感染等均可使 tIgE 升高,因而仅以 tIgE 的含量难以确定Ⅰ型变态反应病。

2. 特异性 IgE　特异性 IgE 是指能与某种纯化的特异变应原结合的 IgE,其增高对Ⅰ型变态反应病的诊断有重要意义。

3. IgE 降低　见于原发性无丙种球蛋白血症、共济失调 - 毛细血管扩张症、肿瘤及应用化疗药物的患者。

4. IgE 增高　急性或慢性肝炎、系统性红斑狼疮、类风湿关节炎等患者 IgE可增高。

正常人血清中 IgE 变动范围很大,因此,对每一个个体一次测定的 IgE 数值很难判定其临床意义,最好是连续动态测定,观察其变化情况。

二、变应原体内试验

（一）皮肤试验

1. 概述　变应原皮肤试验的原理:患者对一种或多种变应原产生的 IgE 与皮肤黏膜下层的肥大细胞、嗜碱性粒细胞 Fc 受体结合,局部接触变应原后引起Ⅰ型变态反应,引起局部充血、水肿,形成风团和红晕等临床表现。可通过皮试来了解患者的变应原以及机体的敏感状态。常用的皮试方法有皮肤点刺试验（skin prick test, SPT）、皮内试验（intradermal test）、斑贴试验（patch test）、被动皮肤转移试验（passive transfer test, PTS）等。

2. 检测方法

（1）皮肤点刺试验（SPT）：是将变应原液点于患者前臂屈侧皮肤，持点刺针将针尖垂直点压在液滴中，一液一针，不重复使用，破皮而不出血，且深度一致，1分钟后擦去皮试液，20分钟后观察皮肤反应，结果判读见表1-7。

表1-7　SPT结果判读

反应级别	风团范围
−	变应原风团反应与阴性对照相同
+	变应原风团反应范围大于标准组胺风团反应范围的1/4
+ +	变应原风团反应范围大于标准组胺风团反应范围的1/2
+ + +	变应原风团反应范围与标准组胺风团反应范围相等
+ + + +	变应原风团反应范围大于标准组胺风团反应范围的2倍

（2）皮内试验

◈ Ⅰ型变态反应皮内试验：酒精消毒局部皮肤后，用1ml注射器分别吸入不同变应原的皮试液，将0.01~0.02ml变应原提取液注入前臂内侧皮内，使皮肤形成直径2~3mm的皮丘，操作时注意勿使注入部位出血或将变应原注入皮下，注射后于15~25分钟观察有无风团和红晕反应，判定结果见表1-8。如临床常用的青霉素皮试，因Ⅰ型变态反应皮试时可引起全身反应，故注射后应严密观察，一旦发生严重反应，应及时处理。

表1-8　皮内试验结果判定

反应级别	风团直径/mm	红晕范围	其他
−	<5	−	−
+	5~10	中	−
+ +	10~15	中	−
+ + +	>15	大	伪足
+ + + +	>15	大	伪足及全身反应

◈ Ⅳ型变态反应皮内试验：机体的细胞免疫功能状态与皮肤Ⅳ型变态反应呈一定平行关系，用特异性或非特异性抗原进行皮试时，细胞免疫功能正常者95%Ⅳ型变态反应皮试均为阳性。细胞免疫低下者，Ⅳ型变态反应皮试为阴性或弱阳性。以结核菌素皮试为例，用旧结核菌素（OT）1:2000或结核杆菌的纯蛋白衍生物（PPD）0.1ml，于前臂内侧皮内注射，48~

72 小时后观察局部有无红肿硬结,以硬结的纵横直径均值判断结果,结果判读见表 1-9。

表 1-9　PPD 试验结果判定

阴性	无硬结或硬结平均直径 <5mm,两次试验均为阴性,才能确定为阴性
+	硬结平均直径 5~9 mm 为一般阳性
++	硬结平均直径 10~19mm 为中度阳性
+++	硬结平均直径 ≥20mm(儿童 ≥15mm)为强阳性,或直径 <20mm 但有水疱、坏死、双圈、淋巴管炎等均为强阳性

应该注意的是,有下列情况存在时,结核菌素试验也可能呈现阴性反应:①初次感染结核杆菌 8 周内,由于机体的变态反应尚未建立,结核菌素试验可出现阴性结果;②当机体免疫功能低下或受抑制时,如严重营养不良、重症结核、肿瘤、HIV 感染、麻疹、百日咳、猩红热、重度脱水、重度水肿等,可呈假阴性反应;③使用糖皮质激素、免疫抑制剂者,结核菌素反应也可暂时消失;④某些老年人的结核菌素试验结果经常为阴性。

(3)斑贴试验:斑贴试验用于寻找接触性皮炎变应原,根据受试物性质配制适当浓度的浸液、溶液、软膏或直接用原物作试剂,将试液浸湿四层 $1cm^2$ 大小的纱布,或将受试物置于纱布上,置前臂屈侧,其上用稍大透明玻璃纸覆盖,四周用橡皮膏固定,48 小时后取下,可诱发局部皮肤出现变态反应,以出现红晕、丘疹、水疱者为阳性反应。于 72 小时根据局部皮肤表现判读结果,结果判断标准见表 1-10。

表 1-10　斑贴试验结果判定标准

反应级别	斑贴试验结果
-	无反应
±	可疑反应;仅有微弱的、不清楚的红斑
+	弱(无疱的)阳性反应;红斑、浸润、可能有小红疹
++	强(水疱)阳性反应;红斑、浸润、丘疹非小水疱
+++	极度的阳性反应;红肿并有大疱

(4)划痕试验:是简单安全的皮肤试验之一。方法:用注射针头划 5mm 左右划痕,以不出血为度,然后滴少量液体变应原,15~20 分钟后观察结果,用组胺和生理盐水分别作阳性和阴性对照。以红斑和风团直径等于或超过组胺反应为阳性。

3. 临床意义　皮肤试验属体内试验,虽有些干扰因素,但却能反映各种因素对于机体作用的实际免疫状况,结果可信度大,因此在临床中广泛应用。

（1）寻找变应原：I型变态反应病的防治重要手段为避免接触变应原，通过皮肤试验寻找变应原，为防止再次发病提供依据。对于食物过敏患者易发现变应原，但其与皮肤试验结果相关性较差，因食物的提取液与肠吸收物质有所不同。

（2）预防药物或疫苗过敏：对于青霉素、链霉素、普鲁卡因等易引起人体过敏的药物，如果是首次使用或较长时间未使用，在使用前应进行皮试。注射异种血清（如破伤风抗血清和抗狂犬病血清）前亦应做皮试。

（3）评价机体细胞免疫功能状态：IV型变态反应的皮试不仅可反映机体对变应原的反应情况，也可反映出机体细胞免疫功能状况。免疫功能低下、使用免疫抑制剂、老年人等均可造成IV型变态反应假阴性。

（二）激发试验

激发试验（provocation test）是用小剂量的变应原激发出一次轻微的变态反应发作，以确定致敏变应原。

1. 鼻黏膜激发试验　将变应原或其浸液置于下鼻甲前端，以激发出变态反应症状，除用于检测致敏物，亦可检测药物。阳性反应：激发后患者出现鼻痒、打喷嚏、流清水样涕，鼻分泌物涂片可见大量嗜酸性粒细胞。

2. 眼结膜激发试验　将稀释的变应原浸液1~2滴滴入眼内，另一眼用空白变应原提取液作为对照试验。阳性速发反应表现为眼刺痒、流泪、结膜充血和水肿，严重者可出现结膜下出血和上、下眼睑水肿，结膜刮片可查到嗜酸性粒细胞。试验应从小剂量开始，如无反应，再加大剂量。

3. 支气管激发试验　让患者有控制地通过雾化器吸入一定量的变应原浸液或粉雾，以激发出类似支气管哮喘发作的症状和体征，用以确定支气管哮喘的致敏物和检测哮喘治疗药物的疗效。试验应在哮喘缓解期进行，试验前2~3天停用抗组胺药、肾上腺素、皮质类固醇、茶碱类等药物。试验前应做对照试验，查心、肺功能，测量血压、呼吸、脉搏和基础肺功能值，心功能严重不良者不宜行此试验，如无不良反应半小时后再进行激发试验。阳性结果判定：①明显的自觉症状；②肺内出现哮鸣音；③肺功能下降，试验前后肺功能之差为肺功能最大下降值，最大下降值与试验前肺功能之比为最大下降比值（FEV1），FEV1或峰值呼气流速（PEFR）下降15%以上为阳性结果。

（三）支气管舒张试验（bronchial dilation test，BDT）

用以测定气道可逆性，有效的支气管舒张药可使发作时的气道痉挛得到改善，肺功能指标好转。常用吸入型的支气管舒张剂如沙丁胺醇、特布他林及异丙托溴铵等。舒张试验阳性诊断标准：①FEV1较用药前增加12%或以上，且其绝对值增加 200ml 或以上;②PEF 较治疗前增加 60L/min 或增加 20%。

三、变应原其他相关检测项目

（一）嗜碱性粒细胞脱颗粒试验（basophil degranulation test）

在患者嗜碱性粒细胞的悬液内加入特异性变应原,如嗜碱性粒细胞已被该特异性变应原致敏,细胞上附有的 sIgE 可通过变应原 – IgE 作用致嗜碱性粒细胞脱颗粒,脱颗粒过程可在显微镜下观察。

（二）嗜碱性粒细胞组胺释放试验（basophil histamine release test）

测定嗜碱性粒细胞释放出组胺的含量,Ⅰ型变态反应的发生不仅与血液中 IgE 含量有关,最终决定于嗜碱性粒细胞或肥大细胞表面结合的 IgE 与变应原相互作用导致介质释放的能力和靶器官对介质的反应性。因此,测定组胺的释放量结合 IgE 的水平能全面反映机体的免疫状态。

（三）外周血、鼻分泌物涂片、诱导痰嗜酸性粒细胞计数

外周血嗜酸性粒细胞计数,对变态反应病诊断有一定价值,嗜酸性粒细胞计数高于正常水平的 20% 或绝对值高于 $1.5 \times 10^9/L$,应考虑非过敏因素的作用。在花粉季节或哮喘发作期,患者嗜酸性粒细胞水平升高,皮质激素或白细胞介素调节剂治疗对其有明显的抑制。同样鼻分泌物涂片、诱导痰嗜酸性粒细胞计数会随变应原暴露或药物治疗而出现波动,但这些细胞计数分析不是诊断变态反应病的常规指标。

（四）嗜酸性粒细胞阳离子蛋白（eosinophil cationic protein,ECP）

嗜酸性粒细胞激活后,释放出一系列具强碱性蛋白,其中包括 ECP。ECP 主要作用包括:①极强的细胞毒性作用,可以杀死蠕虫和细菌;②强烈的神经毒作用;③刺激肥大细胞释放组胺;④纤维蛋白溶解作用;⑤在体外培养中抑制淋巴细胞的生长。ECP 对哺乳动物有很强的细胞毒作用,可引起呼吸道上皮和角质细胞的损伤,它可破坏支气管上皮黏膜,从而破坏呼吸道黏膜的屏障作用,使感觉神经纤维暴露,这可能是支气管哮喘和变应性鼻炎患者气道反应性增高的一个重要原因。研究显示 ECP 与变应性结膜炎、嗜酸性粒细胞胃肠炎、乳糜泻、慢性荨麻疹等发病有关。

（五）淋巴细胞及其亚群的检测

机体免疫系统在接受变应原刺激后,通过细胞和体液免疫及相关系统的相互作用,对变应原产生变态反应,此过程中,有多种细胞参与,主要包括单核巨噬细胞、T 淋巴细胞、B 淋巴细胞、嗜酸性粒细胞和肥大细胞等。可通过检测淋巴细胞及其亚群,评估机体免疫状态,增殖的淋巴细胞及其亚群的检测虽不能

反映细胞的全部功能,但可在一定程度上反映细胞的功能状态。

(六)细胞因子及其受体的检测

细胞因子是由细胞分泌的具有生物活性的小分子多肽类物质,淋巴细胞在受到抗原等特异或非特异的刺激后,分泌细胞因子,引起细胞因子受体的表达增加及发生活化的细胞增殖。如当嗜碱性粒细胞或肥大细胞活化脱颗粒后,CD63 可在细胞表面高度表达,而 CD203c 只在嗜碱性粒细胞上表达,并且在静息细胞上也结构性表达,在受到变应原刺激后快速(<5 分钟)上调,但 CD203c 上调不如 CD63 显著。除对变应原的检测外,还可用于非甾体抗炎药物不耐受和自身免疫性慢性荨麻疹的诊断。在吸入性变应原和乳胶过敏检测中,嗜碱性粒细胞激活后细胞因子 CD63、CD203c 检测敏感性和特异性都超过90%,在药物致敏反应中,因药物种类不同,其敏感性和特异性区别较大。随着技术发展,不断有新的细胞因子、表面标志物(如 CRTH/DP2、CD13、CD107a 和 CD164 等)被发现并用于辅助变态反应病的诊断。

(七)特异性 IgG 检测

Ⅰ 型变态反应经免疫治疗后,血清特异性 IgG 水平升高,而 sIgE 降低,因此可以结合特异性 IgG 和 IgE 水平的变化观察免疫治疗的效果。但也有研究指出除昆虫毒素的免疫治疗使机体产生抗原特异性 IgG 抗体,可起保护作用。其他变应原的免疫治疗前后检测特异性 IgG 意义不大。

四、体内变应原试验与体外 IgE 检测的比较

体内变应原试验与体外 IgE 检测的比较见表 1 – 11。

表 1 – 11　体内变应原试验与体外 IgE 检测的比较

	体内变应原试验	体外 IgE 检测
原理	抗原抗体的桥联反应,肥大细胞释放组胺,属间接测定	对特异性 IgE 的直接测定
灵敏度	敏感	敏感
特异度	较差	较高
药物影响	假阴性	对结果无影响
风险性	有一定风险	无
皮肤条件	要求高,假阳性	无要求
结果判定	有一定主观性	客观
技术要求	要求手法娴熟	按试验程序操作

五、临床思路(图1-6)

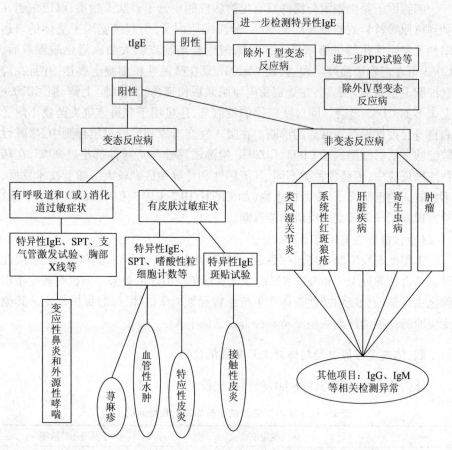

图1-6 IgE检测的临床思路

(闫津津　王全桂　冯珍如)

第五节　其他特种蛋白

● C反应蛋白

一、概述

1930年,Tillett和Francis首次在急性大叶性肺炎患者的血清中发现一种能在Ca^{2+}存在时与肺炎球菌细胞壁中的C-多糖发生特异性沉淀反应的物质。后证实参与反应的是一种蛋白质,故称之为C反应蛋白(C reactive protein, CRP)。1944年Jones将其作为临床风湿热诊断标准的次要指标之一。

CRP是一种急性时相反应蛋白,由肝脏合成,半衰期19小时,IL-1b、IL-6及TNF是其合成的最重要的调节因子。CRP的分子量为105kD,由含有五个相同的未糖基化的多肽亚单位组成,每个亚单位含有187个氨基酸,这些亚单位间通过非共价键连结成环状的五聚体,并有一个链间二硫键。每个亚单位在其表面都含有CRP配体结合位点(与配体的结合需Ca^{2+}参与),其另一面含有C1q及FcTR(Fc transport receptor)结合位点。这种五聚体蛋白具有显著的耐热及抗蛋白酶降解的能力。

CRP具有多种生物学功能,参与多种自身生理及病理生理过程。CRP与磷脂酰胆碱残基具有高度亲和力,并且可以和多种自身配体(如浆细胞脂蛋白、损伤细胞的细胞膜、小核糖体蛋白颗粒、调理素细胞等)或外来配体(如多聚糖、磷脂以及细菌、真菌、寄生虫等微生物的组分)相结合。CRP与这些配体结合后,被C1q识别,可以激活补体活化的经典途径。但经典途径的激活仅限于其初级阶段,即产生调理素C1~C4,几乎不能产生晚期补体蛋白C5~C9,或不会产生C5~C9攻膜复合物,限制补体激活晚期炎症反应的发展及强度,同时CRP还能通过H因子的介导抑制补体激活替代途径及MBL途径。可以看出:一方面CRP参与机体的防御功能;另一方面,CRP对补体激活后的炎症反应所带来的潜在破坏性具有限制作用。当体内有急性炎症、细菌感染、组织损伤时,CRP在数小时内出现,而疾病治愈后又很快消失。

此外,CRP还具有和IgG及补体相似的调理和凝集作用,增强巨噬细胞对各种细菌和异物的吞噬功能,从而减少由于外来抗原暴露所带来的异常免疫反应。CRP还可诱导IL-1受体的表达,增加抗炎细胞因子IL-10的释放并阻碍IFN-γ的释放,从而发挥抗炎作用。有研究结果表明:CRP可以结合自身抗体,有助于凋亡细胞的清除,可能在系统性红斑狼疮及其他自身免疫病中发挥保护作用,注射 CRP 也可使小鼠肾炎发病明显延迟。

CRP 与补体 C1q 及 FcTR 的相互作用使其表现出很多生物活性,包括宿主对感染的防御反应、对炎症反应的吞噬作用和调节作用等。与受损细胞、凋亡细胞及核抗原的结合,使其在自身免疫病方面也起着重要作用。

进一步研究发现,病毒或细菌感染、血管梗死、免疫复合物沉积等因素都可导致组织损伤。在组织损伤的急性期,肝脏合成的一些血浆蛋白显著增加,这些蛋白质统称为急性时相反应蛋白,其中 CRP 是急性时相反应蛋白中变化最显著的一种。CRP 在正常人血清中含量极微;在组织受到损伤、炎症、感染或肿瘤破坏时,CRP 可以在数小时内急剧上升,可增高数倍或数百倍,2～3 天达峰值,待病情改善时逐渐下降,恢复正常。CRP 被广泛应用于临床疾病的早期诊断及鉴别诊断。

二、检测方法

传统的 CRP 测定方法有多种,如单项免疫扩散、胶乳凝集试验、火箭电泳法、ELISA 等,目前多采用速率散射比浊法和免疫透射比浊法测定。CRP 低水平增高是心血管疾病的风险指标,为此发展了超敏 CRP(hypersensitive – CRP,hs – CRP)测定方法。hs – CRP 与普通 CRP 属同一种蛋白,只是由于其测定方法更敏感而得名。

通常情况下,新生儿血清 CRP < 2mg/L,儿童和正常成年人血清中 CRP ≤ 8mg/L。种族、性别、年龄、肥胖、妊娠等因素均可能影响 CRP 的水平,CRP 基因选择性和多态性也可以影响其在健康人群中的水平。

三、临床意义

(1)CRP 作为急性时相反应蛋白在各种急性炎症、组织损伤、心肌梗死、手术创伤、放射性损伤等疾病发作后数小时迅速升高,并有成倍增长之势。病变好转时,又迅速降至正常,其升高幅度与感染的程度呈正相关。

(2)CRP 可用于细菌和病毒感染的鉴别诊断。血清 CRP 水平是指示细菌感染的一项敏感而客观的指标。细菌感染时,血清 CRP 的水平可以中度至明显升高,阳性率可达 90% 以上。而病毒等感染时 CRP 水平多正常或轻度升高,因此可以用作细菌感染与非细菌感染的鉴别诊断。各种细菌感染均可引起 CRP 水平的升高,10～99mg/L 提示局灶性或浅表性感染,CRP ≥ 100mg/L 提示败血症或侵袭性感染等严重情况。另外,血清 CRP 水平还可以用来预测感染性疾病的严重程度、患者住院时间的长短、预后及复发。

(3)恶性肿瘤患者血清 CRP 多出现升高。如 CRP 与甲胎蛋白(AFP)的联合检测,可用于肝癌与肝脏良性疾病的鉴别诊断。CRP 测定用于肿瘤的治疗和预后有积极意义。手术前 CRP 上升,手术后则下降,且其反应不受放疗、化疗和皮质激素治疗的影响,有助于临床评估肿瘤的进程。

(4)近年来,随着对心血管事件的病因学及发病机制的研究进展,发现慢性炎症在其形成与发展中起着重要的作用,CRP 已经成为健康人及冠状动脉疾病患者心血管疾病风险的预测因子之一,也是监测疾病治疗效果的指标之一。

(5)结缔组织病的监测和预后判断:CRP 作为一种急性时相反应蛋白,在大多数结缔组织病(如类风湿关节炎、幼年特发性关节炎、系统性血管炎等)的活动期均可升高。CRP 水平是类风湿关节炎早期关节破坏以及判断预后的重要预测指标之一,此外,在强直性脊柱炎、银屑病关节炎等疾病的活动期,血清 CRP 也可以升高。文献报道,CRP 还与结缔组织病中动脉粥样硬化、骨质疏松等多种并发症相关。

CRP 并不适用于单一疾病的诊断。它的临床价值主要在于组织损伤的筛检和监测,应用在判断患者是否存在炎症以及诊断炎性疾病复发的可能性,借以评估抗炎药物治疗的效果。

四、临床思路(图 1 -7)

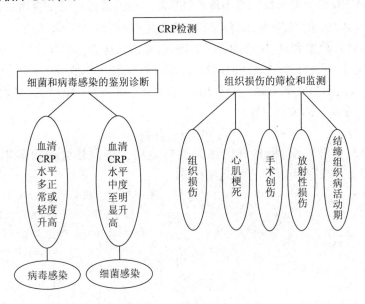

图 1 -7 CRP 检测的临床思路

• β_2 微球蛋白

一、概述

β_2 微球蛋白($\beta_2$microglobulin,β_2MG)是分子量为 12kD 的单链多肽,位于所有有核细胞的细胞膜上,是人类白细胞抗原(HLA)的 β 链部分(为一条单链多肽)。正常人 β_2MG 的合成率及从细胞膜上的释放量相当恒定,β_2MG 可以从肾小球自由滤过,在近端肾小管被重吸收,并在肾小管上皮细胞中被完全分解破坏,故而健康人尿液中、血清中 β_2GM 的浓度甚微且相对稳定。

二、检测方法

目前 β_2MG 检测方法有放射免疫法、ELISA、CLIA、免疫比浊法等。

放射免疫法参考范围:血 β_2MG 为 1.28 ~ 1.95mg/L;尿 β_2MG 为 0.03 ~ 0.14mg/L。

三、临床意义

血 β_2MG 的升高可反映肾小球滤过功能受损或滤过负荷是否增加的情况;而尿液中 β_2MG 增高,则提示肾小管损害或滤过负荷增加。

(1)肾移植患者血、尿 β_2MG 明显增高,提示机体发生排斥反应。因 β_2MG 合成加速,虽肾清除增多,而血 β_2MG 仍增高。一般在移植后 2 ~ 3 天血 β_2MG 上升至高峰,随后逐渐下降。肾移植后连续测定血、尿 β_2MG 可作为监测早期肾移植排斥反应的敏感指标。

(2)肾小管近端损伤,尿中 β_2MG 也会升高。

(3)恶性淋巴瘤、慢性淋巴细胞性白血病及多发性骨髓瘤等患者血中 β_2MG 显著升高,并与病情进展高度相关。

四、临床思路(图1-8)

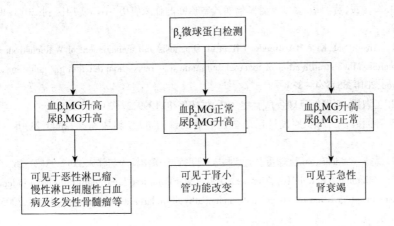

图1-8 β₂微球蛋白检测的临床思路

（闫存玲　柏明见）

参考文献

1. 王兰兰,吴建民. 临床免疫学与检验. 第4版. 北京:人民卫生出版社,2007.

2. 陈慰峰,金伯泉. 医学免疫学. 第4版. 北京:人民卫生出版社,2005.

3. 何维. 医学免疫学. 第2版. 北京:人民卫生出版社,2010.

4. Thomas JK, Richard AG, Barbara AO, et al. Kuby Immunology. 6th edition. San Francisco: W. h. freeman & Co Ltd, 2006.

5. Abul KA, Andrew HL, Shiv Pillai. Cellular and Molecular Immunology. 6th edition. Amsterdam: Elsevier medicine, 2006.

6. Stone JH, Zen Y, Deshpande V. IgG4 - related disease. N Engl J Med, 2012, 366(6):539 - 551.

7. Kyle RA, Remstein ED, Therneau TM, et al. Clinical course and prognosis of smoldering multiple myeloma. N Eng J Med, 2007, 356(25):2582 - 2590.

8. Morabito F, Gentile M, Mazzone C, et al. Therapeutic approaches for newly diagnosed multiple myeloma patients in era of novel drugs. Eur J Haematol, 2010, 85:181 - 191.

9. Engelhardt M, Kleber M, Udi J, et al. Consensus statement from European experts on the di-

agnosis, management, and treatment of multiple myeloma: from standard therapy to novel approaches. Leuk Lymphoma, 2010, 51:1424 – 1443.

10. 李媛媛, 黄淑华. 多发性骨髓瘤实验室诊断的临床应用. 中国实用医刊, 2013, 40(3): 21 – 22.

11. Ansell SM, Kyle RA, Reeder CB, et al. Diagnosis and management of Waldenstrom macroglobulinemia: Mayo stratification of macrogbuinemia and risk – adapted therapy guidelines. Mayo Clin Proc, 2010, 85:824 – 833.

12. 王淑娟. 原发性巨球蛋白血症. 中国临床医生, 1999, 27(2):59 – 60.

13. 孙丽霞, 王金铠. 原发性巨球蛋白血症的诊治进展. 临床荟萃, 2006, 21(6):439 – 441.

14. 潘露. Waldenstrom 巨球蛋白血症临床诊断特点. 医学检验与临床, 2012, 23(2):56 – 59.

15. Rajkumar SV, Kyle RA, Therneau TM, et al. Serum free light chain ratio is an independent risk factor for progression in monoclonal gammopathy of undermined significance. Blood, 2005, 106: 812 – 818.

16. Cook HT. Complement and kidney disease. Curr Opin Nephrol Hypertens, 2013, 22(3): 295 – 301.

17. Dinasarapu AR, Chandrasekhar A, Sahu A. Complement C3. UCSD Molecule Pages, 2012, 2(1):34 – 48

18. 刘丽莎, 钟天鹰. 补体系统与肾脏疾病. 中华肾脏病杂志, 2011, 27(9):709 – 711.

19. Anantasit N, Vilaiyuk S, Kamchaisatian W, et al. Comparison of conjunctival and nasal provocation tests in allegic rhinitis children children with Dermatophagoides pteronyssinus sensitization. Asian Pac J Allergy Immunol, 2013, 31(3):227 – 232.

20. Monika Bencurova, Wolfgang Hemmer, Margatete Focke – Tejkl, et al. Specificity of IgG and IgE antibodies against plant and insect glycoprotein glycans determined with artificial glycoforms of human transferring. Glycobiology, 2004, 14(5):457 – 466.

21. E. Sten, P. Stahl Skov, S. B. Andersen, et al. Allergenic components of a novel food, Micronesian nut Nangai (Canarium indicum), shows IgE cross – reactivity in pollen allergic patients. Allergy, 2002, 57:98 – 404.

22. 何韶衡. 实验过敏反应学. 北京:科学出版社, 2010.

23. Adelman DC, 等. 过敏反应及临床免疫学纲要. 张宏誉, 等译. 天津:天津科技翻译出版公司, 2005.

24. Makiko Hiragun, Kaori Ishii, Takaaki Hiragun, et al. The Sensitvity and Clinical Course of Patients with Wheat – Dependent Exercise – Induced Anaphylaxis Sensitized to hydrolyzed Wheat Protein in Facial Soap – Secondary publication. Allergology International, 2013, 62:351 – 358.

25. Cox L, Compalati E, Kundig T, et al. New directions in immunotherapy. Curr Alllergy Asthma Rep, 2013, 13(2):178 – 195.

第二章

免疫细胞及其功能检测

免疫细胞是指参与免疫应答或与免疫应答有关的细胞,包括:淋巴细胞,能特异性识别抗原;单核巨噬细胞,组成单核巨噬细胞系统,在免疫应答中起辅助作用;其他免疫应答相关细胞,参与免疫应答的某一环节。通过检测人体免疫细胞数目或比例与功能,来判断机体的免疫水平,探讨免疫性疾病发病机制、病情变化、预后判断、疗效监测等。

第一节 淋巴细胞免疫分型

一、概述

淋巴细胞占外周血白细胞总数的 20% ~40%,是机体免疫系统中重要的细胞群,主要分为 T 淋巴细胞(T 细胞)、B 淋巴细胞(B 细胞)、自然杀伤细胞(NK 细胞)三大类,分别在细胞免疫、体液免疫、固有免疫中起重要的调节作用。不同淋巴细胞亚群其形态基本一致,但表面分化抗原(cluster of differentiation, CD)不同。通过检测这三类淋巴细胞表面表达的不同 CD 抗原,可以区分功能不同的亚群以及活化与静止的淋巴细胞。T 细胞免疫标志主要是 CD3、CD4 和 CD8。CD3 分子是所有成熟 T 细胞的标志性抗原,辅助性 T 细胞(help T cell, Th)表达 $CD3^+$、$CD4^+$、$CD8^-$,细胞毒性 T 细胞(cytotoxic T cell, Tc)表达 $CD3^+$、$CD4^-$、$CD8^+$。B 细胞免疫标志为 CD19、CD20、CD22 等。NK 细胞免疫标志为 $CD3^-$、$CD16^+$、$CD56^+$。活化细胞免疫标志为 CD23、CD25、HLA – DR、CD40L 和 CD71。体内各种类型的淋巴细胞相互协作,共同参与免疫调节和细胞免疫应答,当它们的数量、功能或比例异常时,可导致免疫紊乱而引起一系列的病理生理变化,导致疾病的发生。

通过检测淋巴细胞不同的细胞表面标志,可以了解外周血中各类淋巴细胞及其亚群的比例和动态变化。淋巴细胞的免疫分型是细胞免疫功能的重要指标,对研究相关疾病的发病机制、病程进展、治疗及预后均有重要的临床意义。

二、检测方法

淋巴细胞免疫分型测定多采用流式细胞术(flow cytometry,FCM)。FCM 是以激光为基础,对处在液流中的单个细胞进行多参数快速定量分析和分选的技术。淋巴细胞免疫分型测定原理是直接荧光标记法,EDTA 或肝素抗凝血液经荧光素标记的单克隆抗体免疫荧光染色,每种荧光染料都有特定的激发波长,激发后又会产生特定波长的荧光,因此,使用不同的单克隆抗体及荧光染料,可以对细胞多个表面标志分类计数(图 2 – 1)。由于流式细胞仪将显微镜下肉眼观察改为动态的计算机信号处理,因此,在流式细胞仪上淋巴细胞亚群统计方式已从传统的荧光显微镜下计数 200 个细胞发展成为几秒钟内计数上万个,因此结果更真实,更具有统计意义,操作也更简便,准确快速。目前常用的淋巴细胞免疫分型测定有三色、四色免疫荧光分析法,现已发展至六色以上免疫荧光分析法。健康成人外周血淋巴细胞免疫分型参考范围见表 2 – 1。

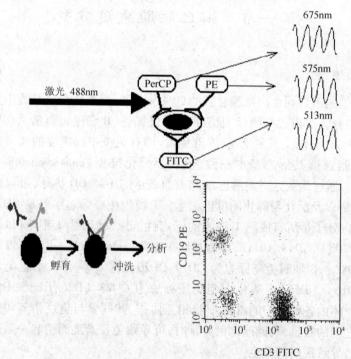

图 2 – 1　流式细胞术淋巴细胞免疫分型原理示意图

表 2 - 1 健康成人外周血淋巴细胞免疫分型参考范围

细胞类型	表面标志	参考范围	
		百分比/%	绝对计数/(个/微升)
总 T 淋巴细胞	CD3$^+$	50.0 ~ 82.0	723.0 ~ 2737.0
辅助性 T 细胞(Th)	CD3$^+$、CD4$^+$、CD8$^-$	24.0 ~ 54.0	404.0 ~ 1612.0
细胞毒性 T 细胞(Tc)	CD3$^+$、CD4$^-$、CD8$^+$	14.0 ~ 41.0	220.0 ~ 1129.0
总 B 淋巴细胞	CD19$^+$、CD20$^+$	5.0 ~ 21.0	80.0 ~ 616.0
NK 细胞	CD3$^-$、CD16$^+$、CD56$^+$	6.0 ~ 38.0	84.0 ~ 724.0

三、临床意义

（一）T、B 淋巴细胞降低

淋巴细胞亚群检测可为诊断免疫缺陷疾病提供最直接的证据。原发性免疫缺陷病分为体液免疫缺陷（B 细胞）、细胞免疫缺陷（T 细胞）、联合免疫缺陷（T 细胞和 B 细胞）、吞噬细胞功能缺陷和补体生成缺陷五类，是由遗传因素或先天免疫系统发育不良而造成免疫功能障碍所致的疾病。这些免疫缺陷疾病的发病机制复杂，治疗效果不佳，多在婴幼儿时期发现，如重症联合免疫缺陷病，外周血 T 细胞、B 细胞明显减少，对病原微生物易感，淋巴细胞发育不良，预后较差。

在 2003 年发生的 SARS 疫情中，由于实验室检查中缺乏较特异的指标，应用 T 细胞亚群分析监测患者的病情变化是有效的。部分 SARS 患者或疑似病例的淋巴细胞数明显减低，以总 T 淋巴细胞绝对减少显著，且辅助/诱导性 T 细胞和抑制/细胞毒性 T 细胞平行减少；重型 SARS 患者低于普通型，死亡组低于治愈组，提示患者的细胞免疫功能受到明显损害。随着病情好转，外周血淋巴细胞计数逐渐上升。因此，外周血淋巴细胞亚群测定可作为病情轻重及预后判断的指标之一。

（二）CD4$^+$T 细胞减少和 CD8$^+$T 细胞增加

1. 获得性免疫缺陷综合征（AIDS） 在继发性免疫缺陷病中，AIDS 即艾滋病是最重要的一种，病原体是人类免疫缺陷病毒（HIV）。HIV 由于在结构上与 CD4 分化抗体相似，主要侵犯 CD4$^+$T 细胞，在细胞内繁殖，引起细胞溶解破坏，引起 CD4$^+$T 细胞数量显著下降，各免疫器官随之受累，最终造成全身免疫功能下降，从而引起各种继发感染和肿瘤而导致死亡。因此，CD4$^+$T 细胞是诊断 AIDS 的重要标志。在临床观察中发现，CD4$^+$T 细胞降低越明显的患者，治疗就越困难,证明 CD4$^+$T 细胞计数可用于判断疾病的严重程度,并可作为临床上药物治疗的效果评定标准及判断预后的临床指标。随着病毒载量的增加,CD8$^+$T 细胞的数量也随之上升。CD8$^+$T 淋巴细胞是特异性细胞免疫的效应细胞,通过分泌各种细胞因子,杀死被病毒感染的靶细胞,它是机体抗 HIV 最主要的免疫细胞,其数量与病毒载量呈正相关。随着病情的加重和 CD4$^+$T 细胞的减少、CD8$^+$T 细胞的增加,CD4$^+$/CD8$^+$ 的比值显著下降,机体的免疫平衡被破坏,免疫功能缺陷发生。目前,全世界的艾滋病感染者正在迅速增加,成为当今威胁人类健康的主要杀手,现在尚缺乏有效的治疗方案,因此对 HIV 感染者进行 CD4$^+$T 细胞数量及 CD4$^+$/CD8$^+$ 比值的有效监测已成为一项重要的常规监测指标。

2. 乙型病毒性肝炎　乙型肝炎病毒(HBV)感染与细胞免疫密切相关,尤其是细胞毒性 T 细胞起到清除细胞内 HBV 的作用。研究发现 HBV 感染患者往往出现 CD4$^+$T 细胞计数、CD4$^+$/CD8$^+$ 比值下降,而 CD8$^+$ 值上升。CD8$^+$ 增加的原因,一般认为主要是细胞毒性 T 细胞增加,但其在清除细胞内 HBV 的同时,可造成肝细胞损伤,导致患者血清中转氨酶增高;其次,可能与 HBV 抗原直接诱导或通过某种血清因子促进抑制性 T 细胞过度表达有关。此外,研究发现 HBV 感染 B 淋巴细胞的活化程度较高,而活化的 B 淋巴细胞通过体液免疫能够改善患者的肝功能状况。

3. 传染性单核细胞增多症(IM)　IM 是一种由 EB 病毒等感染引起的免疫性疾病,其发病机制是病毒感染咽部扁平上皮细胞,并在细胞内复制,导致细胞溶解后病毒释放侵入血液再感染 B 细胞,细胞增殖激发 T 细胞的增生和体液免疫应答。T 淋巴细胞亚群研究表明,急性期 CD4$^+$T 细胞下降,CD8$^+$T 细胞上升,CD4/CD8 比值下降。在限制 EB 病毒感染的 B 细胞增殖过程中 CD8$^+$T 细胞起重要作用,CD8$^+$T 细胞与其活性细胞增加,在体液和淋巴结中杀死带有病毒的 B 细胞,从而抑制 B 细胞的异常增殖。

4. 结核病　人体感染结核分枝杆菌后,机体抗结核的免疫过程以细胞毒性 T 细胞为主,多项研究表明结核病患者 CD3$^+$T 细胞与对照组无差别,但 CD8$^+$T 细胞明显高于对照组,CD4$^+$/CD8$^+$ 比值明显低于对照组,而 NK 细胞高于对照组。

5. 恶性肿瘤　在机体的抗肿瘤免疫反应中,细胞免疫起着主要的作用。恶性肿瘤患者 CD4$^+$T 细胞、NK 细胞均明显低于对照组,说明恶性肿瘤患者的细胞免疫功能低下,处于免疫抑制状态。肿瘤患者因肿瘤细胞表面有抑制性抗原,能诱导机体产生免疫抑制性 T 细胞和巨噬细胞,肿瘤细胞还可分泌免疫抑制因子抑制 T 细胞的活性。因而肿瘤患者免疫功能受抑制,CD4$^+$T 细胞降低,CD8$^+$T 细胞升高,CD4$^+$/CD8$^+$ 比值减少,在肿瘤进展期和晚期变化更明显。

6. 其他疾病 实验表明,急性心肌梗死患者外周血 CD3$^+$T 细胞无明显改变,CD4$^+$T 细胞显著减少,CD8$^+$T 细胞显著增加,CD4$^+$/CD8$^+$ 比值减低。如 CD4$^+$/CD8$^+$ 比值持续降低,常提示预后不良。

(三)CD8$^+$T 细胞减少和 CD4$^+$T 细胞增加

1. 器官移植 器官移植后的排斥反应是当前影响器官移植成功率的最主要问题,肾移植患者术后由于异体肾的植入,体内细胞免疫与体液免疫都处于增强状态,在排斥反应时,CD4$^+$T 淋巴细胞的百分比明显增高,而 CD8$^+$T 淋巴细胞的百分比则下降,CD4$^+$/CD8$^+$ 比值也随之明显增高。免疫抑制剂的使用可以调节机体免疫状态,降低 T 细胞、B 细胞数量,抑制淋巴细胞活性,控制 CD4/CD8 比例,避免排斥反应的发生。多种免疫抑制剂的作用靶点都针对 T 淋巴细胞,如环孢素 A 主要作用于 CD4$^+$T 细胞,可抑制 CD4$^+$T 细胞的成熟,对 B 细胞作用较弱,最终抑制淋巴细胞的增生,使 CD4/CD8 比率下降。强的松通过抑制白细胞介素 -2 发挥其免疫抑制作用,有学者报道正常人口服强的松后,外周血 CD3$^+$T 细胞百分率下降,CD4$^+$T 细胞百分率下降,CD8$^+$T 细胞百分率不变,CD4/CD8 比值下降。硫唑嘌呤通过抑制 DNA、RNA、蛋白质的合成抑制淋巴细胞的增殖,使淋巴细胞百分率下降,CD3$^+$T 细胞尤其敏感,导致 CD4/CD8 比值下降。因此,如果 CD4$^+$T 细胞、NK 细胞的数量增高,提示存在排斥反应的可能性。移植后用 FCM 监测淋巴细胞亚群的变化对移植排斥的诊断有重要提示意义,还可以用于监测治疗效果和移植器官情况。

2. 自身免疫病 自身免疫病以多克隆 B 细胞的活化和多种自身抗体产生为特征,其自身抗体的产生是抗原诱导和 T 细胞依赖性的。多数研究认为:在系统性红斑狼疮(SLE)活动期,CD4$^+$T 细胞升高,CD8$^+$T 细胞下降,CD4$^+$/CD8$^+$ 比值升高,认为 SLE 的发病与上述 T 细胞亚群的改变有关,尤其是 CD8$^+$ 下降引起 B 细胞多克隆激活及体液免疫异常。SLE 患者的淋巴细胞变化可以反映疾病的活动情况和器官侵犯程度,活动或非活动性 SLE 伴有多系统疾病但无肾脏损害的患者可出现 CD4$^+$/CD8$^+$ 比值升高,伴有严重肾脏损害的 SLE 患者可出现低 CD4$^+$、高 CD8$^+$ 的现象。SLE 活动期 NK 细胞显著低于对照组和 SLE 非活动期;而 SLE 非活动期 NK 细胞数与对照组相比,虽有降低,但无显著性差异。这可能与 SLE 活动期 NK 细胞活性明显降低,对自身抗体产生的抑制作用减弱,使多种自身抗体产生有关。类风湿关节炎患者外周血 CD4$^+$T 细胞与对照组比较无明显变化,而 CD8$^+$T 细胞减少,活化 T 细胞明显升高。特发性血小板减少性紫癜(ITP)是一种自身免疫性出血性疾病,研究发现外周血 T 细胞亚群 CD4$^+$细胞明显低于对照组,而 CD8$^+$细胞却高于对照组,CD4$^+$/CD8$^+$比值下降。

3. 支气管哮喘 支气管哮喘是由多种细胞,特别是嗜酸性粒细胞、肥大细胞及迟发型超敏反应 T 细胞参与的、以气道变应性炎症和气道高反应性为特征的 I 型变态反应疾病。支气管变应原激发后,单一表现为哮喘反应者(速发型),外周血中 CD4$^+$T 淋巴细胞数量下降,而在激发后既有速发反应又有迟发反应者,在速发反应阶段,外周血中 CD4$^+$T 淋巴细胞数量增多。有学者认为 T 细胞亚群中 CD4$^+$细胞(尤其 Th2 细胞)增加,功能亢进,CD8$^+$细胞数量和(或)功能不足的免疫功能紊乱是哮喘的主要发病机制。

四、临床思路(图 2 - 2)

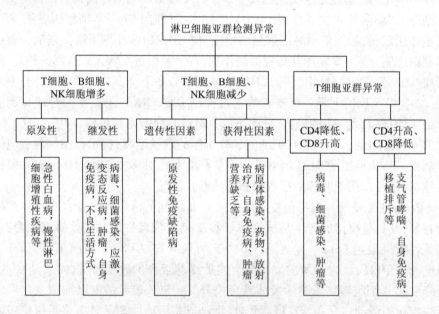

图 2 - 2 淋巴细胞亚群检测的临床思路

结果判读时应首先排除一些非疾病因素:①生理因素。淋巴细胞绝对值在一天之内波动范围很大,采血时间不同可导致检测结果不同,剧烈运动可使淋巴细胞亚群计数降低;②药物。一些抗菌素(如头孢菌素)使细胞的自身荧光增强,皮质醇类降低 CD4$^+$T 淋巴细胞水平;③标本采集。标本采集后要及时送检,6 小时内完成荧光染色,24 小时内完成检测,时间过长可能导致结果偏低。

其次,淋巴细胞免疫表型在各种疾病如自身免疫病、免疫缺陷病、病毒感染和恶性肿瘤等都有异常改变;对一些反复感染、多种抗生素或其他药物治疗效果差的患者,应进行筛查,对排除原发性或获得性免疫功能缺陷病有重要意义。更为重要的是当临床疑为急性淋巴细胞白血病、慢性淋巴增殖性疾病伴有淋巴细胞表型异常时,应进一步做白血病免疫分型检测。

(龚 岩 冯珍如)

第二节 免疫细胞功能

免疫细胞主要包括淋巴细胞、粒细胞、单核－巨噬细胞、肥大细胞等。这些细胞可以介导或参与细胞免疫和体液免疫,如淋巴细胞中的 T 淋巴细胞介导细胞免疫反应、B 淋巴细胞介导体液免疫反应。细胞免疫和体液免疫的执行均需要经过抗原的刺激,具有严格的特异性。细胞免疫是 T 淋巴细胞受到体内或体外的特殊抗原刺激、增殖、分化,成为具有免疫活性的效应细胞,最后通过分泌各种细胞因子,调节体液免疫应答,引起一系列细胞免疫反应。体液免疫则是 B 淋巴细胞被抗原激活后增殖分化成为浆细胞,分泌产生抗体,即各种免疫球蛋白参与免疫调节,发挥体液免疫功效。而粒细胞、单核－巨噬细胞、肥大细胞等免疫细胞在受到抗原刺激后即可启动应答机制,游走聚集到细菌、病毒、真菌等抗原周围,进行摄取、加工、提呈抗原,调节免疫应答,抗肿瘤,参与局部炎症反应。

● 淋巴细胞的数量和活力测定

一、概述

淋巴细胞数量测定的最基本途径是通过对患者的外周血白细胞分类,计数白细胞中的淋巴细胞的数量(相对数量或绝对数量),这是实验室检测免疫功能的一线实验方法,通过这种方法可以初步判断出患者的免疫状况。淋巴细胞活力测定的原理是通过淋巴细胞在外界加入特异性或非特异性抗原物质,在其刺激下可转化为淋巴母细胞,在通过淋巴细胞计数的基础上,对其活力做进一步的分析,通过对淋巴细胞数量与活力的联合检测,能客观地评价患者的免疫状况。

二、检测方法

（一）外周血淋巴细胞计数

首先对患者进行外周血白细胞计数,计算结果用 $1 \times 10^9/L$ 表示,再进行外周血涂片,进行白细胞分类,检测在 100 个白细胞中淋巴细胞的数量,再计算外周血淋巴细胞的绝对数量。外周血淋巴细胞的绝对数量计算公式:

外周血淋巴细胞的绝对数量:淋巴细胞 ÷ 100 × 外周血白细胞数

百分比参考范围:20% ~ 40%;绝对值参考范围:$(1.1 \sim 3.2) \times 10^9/L$。

（二）转化淋巴细胞百分率

从患者的外周血中提取淋巴细胞,并制备成 $1 \times 10^7/L$ 的淋巴细胞悬液,在培养液中与非特异性或特异性的抗原进行培养 68 ~ 72 小时。培养结束后,离心弃上清制备细胞涂片,进行瑞氏吉姆萨染色,晾干后镜检。至少计数 200 个淋巴细胞,求出母细胞化的百分率。关于转化的淋巴细胞形态见表 2 - 2。

总的特征是:转化的淋巴细胞体积增大,约 3 倍于原来的小淋巴细胞;细胞核的核膜清楚,核内染色质疏松呈网状结构,核内有核仁 1 ~ 3 个,细胞质丰富,有伪足突起,核周的细胞质有一染色较浅的透明区,细胞质内有小空泡出现,母细胞经常聚合在一起。具备上面的 1 ~ 2 个特征即可定为淋巴细胞母细胞化。

参考范围:58.0% ~ 62.0% 为转化正常;< 50.0% 为转化偏低;< 40.0% 为转化低下。

表 2 - 2　淋巴细胞的形态

淋巴细胞形态特征	转化的淋巴细胞		未转化的淋巴细胞
	转化成熟	过渡型	
细胞体积(μl)	12 ~ 20	12 ~ 16	6 ~ 8
核大小	增大	增大	不增大
核染色质	疏松呈网状	疏松	密集
核仁	清晰可见 1 ~ 3 个	有或无	无
核有丝分裂	有或无	无	无
细胞质增多	有	有	极少
细胞质着色	嗜碱性	嗜碱性	天青色
空泡	有或无	有或无	无
伪足	有或无	有或无	无

三、临床意义

（一）外周血淋巴细胞计数的临床意义

免疫功能低下或缺陷者的外周血淋巴细胞数量会出现降低的状况。当淋巴细胞分类低于10%或绝对值低于$(0.4 \sim 0.6) \times 10^9/L$时,应考虑患者存在免疫功能低下。如低于5%或绝对值低于$(0.1 \sim 0.2) \times 10^9/L$时,则应高度疑似存在先天性的免疫功能缺陷或严重的免疫功能低下,提示应做进一步的检测。

（二）转化淋巴细胞测定的临床意义

淋巴细胞在植物血凝素(PHA)等非特异性刺激物的刺激下可使其从成熟的小淋巴细胞转化为幼稚的淋巴细胞,这种转化能力就代表着淋巴细胞的免疫活力。在培养系统中加入 PHA 刺激转化的是 T 淋巴细胞,加入内毒素刺激转化的是 B 淋巴细胞。还可以加入与患者疾病有关的特异性抗原则可以直接刺激其淋巴细胞转化,这在特异性诊断中有时会有很大帮助。淋巴细胞的数量与活力联合检测,可以更加全面客观地了解患者的细胞免疫状态。

四、临床思路(图2-3)

(1)淋巴细胞数量减少时,应考虑以下几方面原因:首先应考虑为免疫缺陷病,特别是先天性细胞免疫缺陷和严重联合免疫缺陷病;其次为各种原因造成的淋巴细胞破坏增多,比如 X 线照射、放化疗、应用肾上腺皮质激素以及淋巴细胞毒素或抗淋巴细胞单克隆抗体、充血性心力衰竭、库欣综合征等;第三,各种类型的结缔组织病在经过免疫抑制剂治疗后、重度营养不良、手术或外伤(应激)都有可能造成淋巴细胞数量的减少。严重的病毒感染或未经治疗的结缔组织病,可呈现淋巴细胞及淋巴细胞亚群的异常增多。因此,当检测到淋巴细胞数量异常时,则应进一步进行淋巴细胞功能、免疫球蛋白定量及各种特异性抗体的检测。

(2)转化淋巴细胞试验是评价 T 淋巴细胞功能的重要方法。转化率降低时表明细胞免疫功能有缺陷,常见于伴有细胞免疫功能缺陷的原发性免疫缺陷病,如严重联合免疫缺陷病(severe combined immunodeficiency,SCID)、完全性 DiGeorge 综合征以及各种原因所致的继发性细胞免疫缺陷,如艾滋病(AIDS)、营养不良、铁或锌等微量元素缺乏、维生素 A 缺乏、重症感染、尿毒症、结缔组织性疾病及激素和免疫抑制剂应用之后。应用免疫增强剂后淋巴细胞的转化功能会增强。

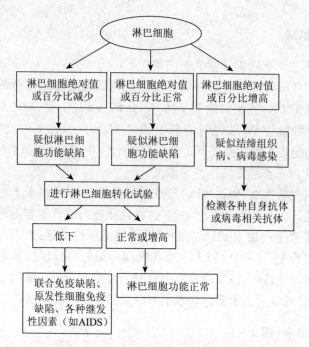

图 2 – 3 淋巴细胞检测的临床思路

● 中性粒细胞功能测定

一、概述

在机体的免疫过程中,中性粒细胞的功能越来越受到重视。中性粒细胞对抗原进行捕获,加工处理,并将被降解的抗原信息传递给淋巴细胞,从而产生特异性免疫反应。测定中性粒细胞的功能可在一定程度上了解机体的天然免疫状况。

硝基四氮唑蓝(NBT)还原试验是检测中性粒细胞胞内杀菌功能的一种方法。基本原理是:NBT 是一种无色染料,被中性粒细胞吞噬后,在细胞内酶的还原作用下,可变成蓝黑色的膳(formazan)沉淀于有吞噬活力的中性粒细胞的胞质内。正常人只有少数中性粒细胞能还原 NBT。在人体发生感染时,中性粒细胞在杀菌过程中,能量消耗骤增,氧的消耗量增加,葡萄糖代谢中间产物——葡萄糖 – 6 – 磷酸在氧化代谢中脱氢而被外加的 NBT 染料所接受,使淡黄色的

NBT 还原成有色醛。细菌感染的患者其中性粒细胞的 NBT 还原在 10% 以上,而病毒感染和不伴有感染的低热患者,NBT 还原皆低于 10 %。目前已用此试验作为系统性细菌感染的过筛试验。慢性肉芽肿病(CGD)患者中性粒细胞内缺乏还原型辅酶Ⅱ氧化酶,不能还原 NBT,因此采用改良的 NBT 试验可用于 CGD 的筛查。

二、检测方法

(1)瑞氏染色法:将 0.1ml 肝素抗凝血与 0.1ml NBT 应用液等量混合,加盖后置 37℃温箱中 25 分钟。取出后于室温中放置 15 分钟。轻摇试管,混匀,涂片,用瑞氏染液染色 5 分钟,光学显微镜 100 倍镜头下计算 100 ~ 200 个中性粒细胞中含有蓝黑色醛沉淀的细胞数。

参考范围:10% ~ 15%。

(2)改良的 NBT 试验:外周血在与 NBT 应用液混合的同时加佛波酯(PMA)刺激中性粒细胞产生呼吸爆发反应,产生过氧阴离子还原 NBT 而出现不溶性的蓝黑颗粒沉积。正常人 90% 以上中性粒细胞出现阳性反应。大部分 CGD 患者中性粒细胞用该方法检测不到活性,但对于残留一些活性的变异型病例,NBT 试验会表现正常。因此,正常的 NBT 结果不能除外 CGD。

(3)流式细胞仪分析:二氢罗丹明(dihydrorhodamine,DHR123)流式细胞仪分析方法由于客观、方便及容易筛查携带者,在临床上广为应用。DHR123 可自由出入细胞,定位于线粒体,经过氧化氢和过氧阴离子氧化后形成罗丹明 123(rhodamine 123,R123),经蓝光(488nm)激发后产生绿色荧光(500 ~ 540nm)。刺激指数是指 PMA 刺激后的平均荧光强度除以酸盐缓冲液刺激后的平均荧光强度。美国 NIH DHR 数据库显示健康人刺激指数(SI)127.9(85.2 ~ 264.6),X – CGD患儿 SI 为 1.3(0.9 ~ 2.2),p47phox – CGD 患儿 SI 为 13.2(3.5 ~ 52.1)。但需注意其中 17% 的 X – CGD 患儿 SI 大于 4.5,6.5% 的 AR – CGD 患儿 SI 小于 4.5,二者有重叠,可见需结合蛋白表达分析和基因突变分析来明确诊断。

三、临床意义

NBT 瑞氏染色法可用于严重的、全身性的细菌感染的过筛试验。系统性感染时,NBT 还原率升高,通常在 15% 以上,而病毒感染和不伴有感染的患者皆低于 10%。改良的 NBT 试验由于用 PMA 刺激中性粒细胞出现呼吸爆发反应,能很好地区分健康人与患者,健康人 90% 以上中性粒细胞为阳性,慢性肉芽肿病患儿基本为阴性。

当临床遇有疑似吞噬细胞功能异常时,可以进行外周血白细胞总数检测及分类,通常中性粒细胞、单核细胞、浆细胞增高,而红细胞、血红蛋白及血小板正常。还可以进行白细胞与金黄色葡萄球菌的孵育实验,正常白细胞培养1小时后细胞内细菌仅剩10%,而患者则有80%细菌未被消灭,说明中性粒细胞存在杀菌缺陷。

对于结果的分析判断应参照其他实验室的检查结果以及患者的临床表现,进行综合分析。例如,新生儿的血细胞代谢比较旺盛,本试验常出现假阳性结果。接种疫苗、输血后亦可出现假阳性结果。长期大量应用激素时因酶的活性被抑制,结果可呈现假阴性。

四、临床思路(图2-4)

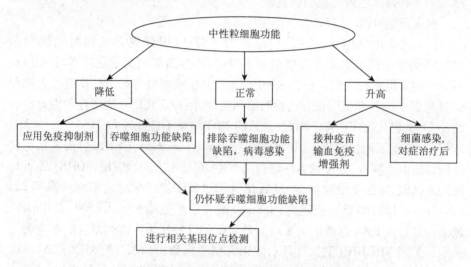

图2-4 中性粒细胞功能检测的临床思路

• 自然杀伤细胞活性测定

一、概述

自然杀伤细胞(nature killer,NK)介导天然免疫应答,与T淋巴细胞、B淋巴细胞并列为第三类淋巴细胞,不依赖抗体和补体,能直接杀伤靶细胞,如肿瘤细胞或受病毒感染的细胞等。此外,NK细胞尚有免疫调节功能,也参与移植排斥反应和某些自身免疫病的发生发展。

二、检测方法

NK 细胞能够直接杀伤肿瘤细胞,因此,将单个核细胞与肿瘤细胞共同培养,肿瘤细胞的存活情况可反映 NK 细胞的活性,测定人 NK 细胞活性的靶细胞多用 K562 细胞株。NK 细胞活性测定的方法有形态学法、酶稀释法、放射性核素释放法、化学发光法、流式细胞术等。

以流式细胞术检测 NK 细胞活性为例,实验选用 K562 细胞为测定人 NK 细胞活性的靶细胞,利用碘化丙啶燃料排斥法,此种燃料只能够渗透到死亡的细胞中,利用流式细胞仪检测靶细胞受 NK 细胞作用后的死亡率来反映 NK 细胞的活性。

NK 细胞活性(%)= NK 细胞实验组靶细胞死亡率(%)- 靶细胞自然死亡率(%)

参考范围:各实验室应建立自己的参考范围,尚无统一标准。

三、临床意义

NK 细胞活性可作为判断机体抗肿瘤和抗病毒感染的指标之一。降低见于:①大多数恶性肿瘤患者,特别是中晚期或伴有转移的肿瘤;②免疫缺陷病及使用免疫抑制剂;③部分病毒感染、细菌感染及真菌感染;④某些白血病及白血病前期。升高见于:①某些病毒感染性疾病的早期;②长期使用干扰素或使用干扰素的诱导物;③骨髓移植后,宿主抗移植物反应者。

四、临床思路(图 2 - 5)

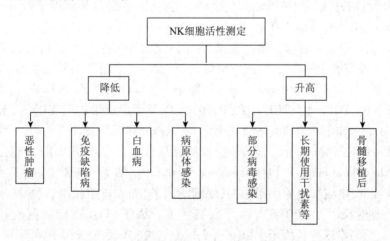

图 2 - 5 自然杀伤细胞活性检测的临床思路

(滕 庆 冯珍如)

第三节 细胞因子

细胞因子(cytokine)是指由免疫细胞或非免疫细胞合成、分泌,能调节多种细胞生理功能的低分子量蛋白质或多肽,是除激素和神经递质外的人类细胞之间传递信息的重要信使。不同类型细胞可分泌不同的细胞因子,细胞分化程度及活性状态的不同可影响细胞因子的数量,在免疫应答过程中,细胞因子对于细胞间相互作用、细胞的生长和分化、免疫功能的调节、参与炎症的发生等起着重要的作用。

细胞因子种类较多,根据细胞因子的不同功能将其分为七大类,包括:①白细胞介素(interleukin,IL),IL 由淋巴细胞、单核细胞或其他非单个核细胞产生的细胞因子,在细胞间相互作用、免疫调节、造血以及炎症过程中起重要调节作用;②集落刺激因子(colony stimulating factor,CSF),CSF 不仅可刺激不同发育阶段的造血干细胞、祖细胞增殖分化,还可促进成熟细胞的功能,根据不同细胞因子刺激造血干细胞或分化不同阶段的造血细胞在半固体培养基中形成不同的细胞集落,分别命名为 G－CSF、M－CSF、GM－CSF、Multi－CSF(IL－3)、SCF、EPO 等;③干扰素(interferon,IFN),根据 IFN 产生的来源和结构不同,可分为 IFN－α、IFN－β 和 IFN－γ,它们分别由白细胞、成纤维细胞和活化 T 细胞所产生,IFN 具有抗病毒、抗肿瘤和免疫调节等作用;④肿瘤坏死因子(tumor necrosis factor,TNF),根据 TNF 产生来源和结构不同,可分为 TNF－α 和 TNF－β 两类,前者由单核－巨噬细胞产生,后者由活化的 T 细胞产生,之后发现 TNF 除具有杀伤肿瘤细胞的作用外,还有免疫调节、参与炎症过程的发生作用;⑤转化生长因子－β 家族(transforming growth factor－β family,TGF－β family),主要包括 TGF－β_1、TGF－β_2、TGF－β_3、TGF$\beta_1\beta_2$ 以及骨形成蛋白(BMP)等,起初对 TGF－β 的生物学功能研究主要在炎症、组织修复和胚胎发育等方面,近年来发现 TGF－β 对细胞的生长、分化和免疫功能都有重要的调节作用;⑥趋化因子家族(chemokine family),包括 C－X－C/α 和 C－C/β 两个亚族,主要具有趋化中性粒细胞、单核细胞的作用;⑦其他细胞因子,如表皮生长因子(EGF)、血小板衍生的生长因子(PDGF)、成纤维细胞生长因子(FGF)、肝细胞生长因子(HGF)、胰岛素样生长因子Ⅰ(IGF－Ⅰ)、血管内皮细胞生长因子(VEGF)等。

细胞因子有以下共同特点:①绝大多数细胞因子为分子量小于 25kD 的糖蛋白,多数细胞因子以单体形式存在,少数细胞因子如 IL－5、IL－12、M－CSF

和 TGF - β 等以双体形式发挥生物学作用;②主要与调节机体的免疫应答、造血功能和炎症反应;③通常以旁分泌(paracrine)或自分泌(autocrine)的形式作用于附近细胞或产生细胞因子的细胞本身,生理状态下,绝大多数细胞因子只产生局部作用;④高效能作用,一般在 pmol 水平即有明显的生物学作用;⑤存在于细胞表面的相应高亲和性受体数量不多,每个细胞有 10 ~ 10000 个;⑥多种细胞产生,如一种 IL 可由多种不同的细胞在不同条件下产生;⑦多重的调节作用(multiple regulatory action),细胞因子不同的调节作用与其本身浓度、作用靶细胞的类型以及是否同时存在其他细胞因子有关;⑧重叠的免疫调节作用(overlapping regulatory action),如 IL - 2、IL - 4、IL - 9 和 IL - 12 都能维持和促进 T 淋巴细胞的增殖;⑨以网络形式发挥作用;⑩与激素、神经肽、神经递质共同组成了细胞间信号分子系统。

下面针对临床有较大指导意义的细胞因子分别进行阐述。

● 白细胞介素 1

一、概述

白细胞介素 1(interleukin 1,IL - 1)于 1940 年首次被发现,因其可导致发热,最初命名为炎症致热素或内源性致热源,20 世纪 80 年代正式命名为 IL - 1。至今为止发现共有 11 种成员,包括先前发现的 IL - 1α 和 IL - 1β,二者结合相同受体即白细胞介素 1 受体(interleukin - 1 receptor,IL - 1R),之后 IL - 18、IL - 33 等相继被发现,IL - 1 主要由单核细胞产生,在细胞免疫激活中发挥调节作用,有促进免疫应答、参与炎症反应、促进伤口愈合、刺激造血功能、引起发热等功能。

二、检测方法

目前应用最多的检测方法为 ELISA 法,其次为免疫印迹法、放射免疫测定法等。

ELISA 法参考范围:(0. 19 ± 0. 06)ng/ml。

三、临床意义

检测 IL - 1 的释放有助于了解机体的免疫调节能力,为疾病的诊断、疗效的观察及预后判断提供一定的依据。

（1）IL-1升高:在某些自身免疫性炎症反应时升高,如类风湿关节炎患者血清及关节腔积液中可见 IL-1升高。在结核等感染患者亦可见血清 IL-1升高。

（2）IL-1降低:再生障碍性贫血患者因造血功能的异常,单核细胞产生 IL-1的能力明显降低。老年人及肿瘤患者血清中 IL-1亦降低,因此老年人的发热症状往往不明显。

四、临床思路(图2-6)

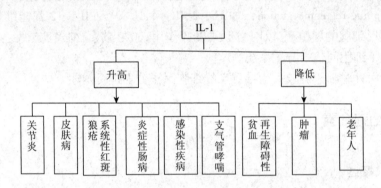

图2-6　白细胞介素1检测的临床思路

● 白细胞介素2

一、概述

白细胞介素2(interleukin 2,IL-2)最初称为 T 淋巴细胞生长因子,具有多种生物学效能,在机体的免疫调节中起到了重要的作用,能够诱导和激活机体多种免疫细胞发挥效应,具体表现为促进 T 细胞增殖、增强溶细胞作用、活化调节性 T 细胞而介导细胞凋亡、增强 IL-4R 的表达等作用。IL-2的产生或表达异常与多种疾病有密切关系。此外,可溶性 IL-2受体(sIL-2R)与膜受体竞争结合 IL-2,作为一种免疫抑制物,能降低机体的免疫力,见于多种疾病。

二、检测方法

目前应用最多的检测方法为 ELISA 法。

ELISA 法参考范围:(5.0 ± 1.5) ng/ml。

三、临床意义

(1) IL - 2 升高:见于肿瘤、心血管病、肝病等,移植后早期排斥反应可见 IL - 2 水平升高。

(2) IL - 2 降低:多见于免疫缺陷病,包括原发性免疫缺陷病和继发性免疫缺陷病。

(3) sIL - 2R 升高:多见于恶性肿瘤、免疫缺陷病、自身免疫病、病毒感染性疾病等。

四、临床思路(图 2 - 7)

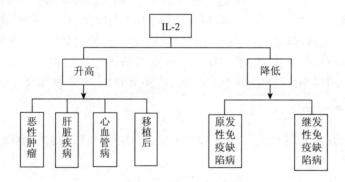

图 2 - 7 白细胞介素 2 检测的临床思路

● 白细胞介素 4

一、概述

白细胞介素 4(interleukin 4,IL - 4)由活化的 T 淋巴细胞及肥大细胞产生,目前证实 IL - 4 是一种多向性细胞因子,对 T 淋巴细胞、B 淋巴细胞、肥大细胞、巨噬细胞、造血细胞、胸腺细胞均具有免疫调节作用。

二、检测方法

ELISA 法参考范围:(0.78 ± 0.33) mg/ml。

三、临床意义

IL-4 升高多见于硬皮病、多发性硬化症、自身免疫性甲状腺炎、炎症性肠病、变态反应性疾病等。研究显示,IL-4 作为免疫调节剂用于治疗免疫缺陷病、淋巴瘤、慢性淋巴细胞白血病等有一定疗效。此外,有研究证实,抑制 IL-4 的产生可控制难治性哮喘的发病。

• 白细胞介素 6

一、概述

白细胞介素 6(interleukin 6,IL-6)是由 T 淋巴细胞、B 淋巴细胞及巨噬细胞等多种细胞产生,由 212 个氨基酸组成的多功能糖蛋白。主要调节多种细胞的生长与分化,具体功能表现为调节免疫应答、参与急性时相反应、刺激造血及参与机体的抗感染免疫反应。IL-6 水平异常可与多种疾病相关。此外,可溶性 IL-6受体(sIL-6R)具有增强 IL-6 的功能并保护 IL-6 不被体内的酶所降解。

二、检测方法

目前应用最多的检测方法为 ELISA 法,其次为流式细胞术、酶联免疫斑点试验等。

ELISA 法参考范围:(108.85 ± 41.48)pg/ml。

三、临床意义

IL-6 升高可见于多种疾病,如恶性肿瘤、白血病、淋巴瘤、心血管病、感染、类风湿关节炎、系统性红斑狼疮、急性胰腺炎、肝硬化、器官移植后急性排斥反应期等。吸烟患者 IL-6 往往较正常人低。

• 白细胞介素 8

一、概述

白细胞介素 8(interleukin 8,IL-8)于 1988 年被首次命名,又称为中性粒细胞因子,属于 CXC 趋化因子家族之一,是炎症反应的重要介质之一,在抗感染、抗肿瘤及调节免疫功能方面具有重要作用。IL-8 来源于多种细胞,其中单核细胞及内皮细胞是其主要来源。IL-8 对免疫细胞具有较强的趋化作用,通过测定 IL-8 水平对炎症性疾病的诊断、病情监测及预后判断等有一定的临床意义。

二、检测方法

ELISA 法参考范围：（0.323±0.060）ng/ml。

三、临床意义

IL-8 升高主要见于多种急慢性炎症反应，如肺炎、败血症引起的休克、急性脑膜炎球菌感染、类风湿关节炎等疾病，亦可见于某些恶性肿瘤，如胰腺癌患者血清 IL-8 明显升高，且对胰腺癌患者的预后有一定的提示作用。

● 白细胞介素 10

一、概述

白细胞介素 10（interleukin 10，IL-10）于 1989 年首次被发现，是一种多功能负性调节因子，后被命名为 IL-10。主要由 Th2 细胞、活化的 B 淋巴细胞、单核细胞及巨噬细胞产生，参与免疫细胞、炎症细胞、肿瘤细胞的功能调节，在自身免疫病、严重感染性疾病、肿瘤及器官移植免疫中发挥重要作用。

二、检测方法

ELISA 法参考范围：（38.6±10.6）μg/L。

三、临床意义

（1）IL-10 与自身免疫病：IL-10 主要是一种抗炎症的细胞因子，在免疫耐受和自身免疫性疾病中起重要作用。SLE 患者体内 IL-10 水平升高，IL-10 与 SLE 易感性和 SLE 细胞凋亡异常有关，IL-10 参与了 SLE 的发病过程。有研究发现 IL-10 在类风湿关节炎的发病中起着重要作用。

（2）IL-10 与肿瘤：多种肿瘤可见 IL-10 升高，如恶性黑色素瘤、卵巢癌、结直肠癌、肺癌、基底细胞癌等，IL-10 还可能与肿瘤的转移有关。

（3）IL-10 与炎症反应：IL-10 是一种抗炎性因子，具有抑制多种细胞产生促炎性细胞因子及抑制促炎性细胞因子活性的功能，与抗炎介质有协同作用。IL-10 升高可见于肾小球疾病、HIV 感染、溃疡性结肠炎、自身免疫性脑炎等。

（4）IL-10 与器官移植：IL-10 具有免疫抑制、抗炎作用，通过多种途径来抑制或缓解排斥反应,以达到延长移植器官存活时间的作用,IL-10 水平与移植器官的存活时间成正比。

• 干扰素

一、概述

干扰素(interferon,IFN)于 1957 年被发现,最初发现某一种病毒感染的细胞能产生一种物质可干扰另一种病毒的感染和复制,因此而得名。IFN-α、IFN-β 又称 I 型干扰素,IFN-γ 又称为 II 型干扰素。各种不同的 IFN 生物学活性基本相同,具有抗病毒、抗肿瘤和免疫调节等作用,其中 I 型干扰素的主要功能是抗病毒,II 型干扰素的主要功能是免疫调节。IFN 是目前最主要的抗病毒感染和抗肿瘤生物制品。

二、检测方法

ELISA 法为临床最常用检测方法,目前尚无统一参考范围。

三、临床意义

(1)IFN 升高:多见于自身免疫病中,如类风湿关节炎、硬皮病、活动性红斑狼疮患者血清中 IFN 明显上升;而非自身免疫病患者 IFN 水平往往变化不明显。因而 IFN 对区分自身免疫病与非自身免疫病有一定价值。

(2)IFN 降低:恶性实体瘤患者外周血 IFN 往往明显降低,细胞免疫缺陷患者 IFN 亦降低,如 AIDS 患者。

四、临床思路(图 2-8)

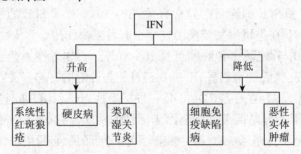

图 2-8　干扰素检测的临床思路

● 肿瘤坏死因子

一、概述

肿瘤坏死因子(tumor necrosis factors,TNF)于1975年由Garswell发现,因其能造成肿瘤组织坏死而得名。1985年Shalaby把单核-巨噬细胞产生的TNF命名为TNF-α,把T淋巴细胞产生的TNF命名为TNF-β,TNF-α又称恶病质素(cachectin),TNF-β又称淋巴毒素(lymphotoxin)。两类TNF基本的生物学活性相似,除具有杀伤肿瘤细胞外,还有免疫调节功能,参与发热和炎症的发生。TNF可用于病毒感染和肿瘤的治疗,TNF-α用于肿瘤和骨质疏松,TNF-β可用于多发性硬化症。

二、检测方法

ELISA法参考范围:(1.14±0.04)mg/ml。

三、临床意义

(1)TNF与肿瘤:许多肿瘤患者血清TNF明显增高,TNF主要通过直接杀伤作用导致肿瘤细胞坏死,或间接刺激单核-巨噬细胞增殖及损伤血管内皮细胞来杀伤肿瘤细胞。

(2)TNF与炎症反应:TNF升高见于革兰阴性菌感染产生内毒素导致的休克、肺炎、脑膜炎球菌感染、寄生虫感染、无症状HIV感染者、重症乙型肝炎、急性结肠坏死等。

(3)TNF与自身免疫病:类风湿关节炎患者的关节滑膜中含有大量的TNF,在此类疾病患者中,60%~70%在用抗TNF-α治疗后疾病症状得到缓解。

(4)TNF与移植后排斥反应:TNF的水平与器官移植后排斥反应的强度成正比。

(冯　璟　柏明见)

第四节 人类白细胞抗原分型和配型

一、概述

(一)生理与生化

白细胞膜上的抗原分为三类:第一类为红细胞血型抗原;第二类为白细胞本身特有的抗原;第三类为与其他组织细胞共有也是最强的同种抗原,即人类白细胞抗原(human leukocyte antigen,HLA)。

HLA 即人类主要组织相容性复合物(major histocompatibility complex, MHC),受控于 MHC 的基因簇,该基因簇位于人第六号染色体的短臂上。根据受控的基因位点不同,HLA 抗原共分为 Ⅰ 类、Ⅱ 类和 Ⅲ 类。其中,Ⅰ 类抗原包括 HLA－A、HLA－B、HLA－C;Ⅱ 类抗原包括 HLA－DR、HLA－DQ、HLA－DP 位点;Ⅲ 类抗原为 C4a、C4b、C2、Bf 等补体成分。

HLA 存在于细胞表面,可以结合来自细胞内或细胞外的肽,形成 HLA－肽复合物。抗原提呈细胞(antigen－presenting cell,APC)将该复合物提呈给 T 细胞,从而引起一系列免疫反应。

(二)HLA 的分型方法

1. 血清学分型方法 HLA 检测的血清学原理:淋巴细胞膜上存在 HLA 抗原,用已知的抗体与淋巴细胞混合、孵育,通过抗原抗体免疫反应而获得未知 HLA 抗原的信息。

HLA 细胞毒抗体属于 IgG 和 IgM 类型的免疫球蛋白,在补体存在的情况下,该抗体能够结合到带有相应抗原的活淋巴细胞表面的细胞膜上,并在膜上打洞;如淋巴细胞不带有相应的抗原,则不起作用,而还是活淋巴细胞。细胞膜被破坏的细胞称为死细胞,通过染色,染料能够进入死细胞而使之着色,活细胞不被着色,通过评估死细胞占全部细胞的百分比,可以反映出抗体和抗原反应的强度。

(1)微量淋巴细胞毒实验技术:当 HLA 特异性抗体(IgG 或 IgM)与淋巴细胞膜上相应的 HLA 抗原结合,激活补体,在补体作用下细胞膜的通透性被改变,导致细胞溶解。加用荧光染料后,染料可通过破损细胞膜进入细胞与 DNA 结合,显微镜下可见细胞被活性染料着色。通常,活细胞呈绿色,死细胞呈红色。但须注意,T 细胞仅表达 HLA Ⅰ 类分子,故如需检测 HLA Ⅱ 类抗原须应用

B 细胞。

(2)特异性标准抗血清试剂板:从胎盘中制备出各种特异性标准抗血清,并将它们按照合理的布局包被在 Terasaki 板中,可以检测 HLA 抗原。

2. HLA 细胞学分型方法　HLA - D 座位上的抗原采用细胞学分型方法检出,也称之为 LD 抗原。HLA - D 区的基因产物常用三种方法检测:混合淋巴细胞培养(mixed lymphocyte culture,MLC)技术;纯合细胞分型(homozygous typing cell,HTC)技术;预处理淋巴细胞分型方法(primed lymphocyte typing,PLT)。MLC 又分单向 MLC 和双向 MLC 方法。

(1)单向 MLC:是刺激细胞通过处理不再增殖,没经过处理的应答细胞能识别外来刺激细胞的 HLA - D 抗原,发生增殖,合成 DNA 原料必须有胸腺嘧啶核苷(TdR),因此测量用同位素^{3}H 标记的 TdR 被结合的情况,来测定细胞增殖强度,判定受检细胞的 HLA 型别。

(2)双向 MLC:是直接把遗传型不同且未经处理的两个个体的淋巴细胞混合培养,双方 HLA - D 抗原不相容,则相互刺激导致细胞被活化并产生增殖。在双向 MLC 中,两个淋巴细胞都有刺激能力和反应能力。

3. 分子生物学分型方法　在序列特异性引物(sequence specific primer,SSP)存在的条件下,用已知的一段 DNA 与从细胞核提取的 DNA 混合,通过 PCR 扩增技术可获得序列特异性寡核苷酸(sequence specific oligonucleotide,SSO)。目前 HLA - DNA 分型均以 PCR 技术为基础,主要包括 PCR/SSO、PCR/SSP、PCR/RFLP、PCR/SSCP、SBT 等,最常用的主要有三种:PCR/SSP、PCR/SSCP、PCR/SSO,此类方法可以提供更加快速、灵敏、精确的 HLA 分型结果。

(1)限制性片段长度多态性聚合酶链反应(polymerase chain reaction - restriction fragment length polymorphism,PCR - RFLP)分型法:HLA 特异等位基因内部存在多个核酸内切酶位点,由于不同的 HLA 特异等位基因之间存在着核苷酸的差异,当用相同的限制性核酸内切酶去消化这些特异性等位基因的差异位点时,会得到不同长度、不同数目的 DNA 片段,经电泳、溴乙啶染色、紫外照射成像后借助 HLA 分型程序或手工查表即可确定 HLA 基因型别。

(2)PCR/SSCP 分型法:聚合酶链反应单链构象多态性(polymerase chain reaction - single - strand conformation polymorphism,PCR/SSCP)是由 PCR 扩增特定的靶序列,经变性成为两条单链,然后在不含变性剂的中性聚丙烯酰胺凝胶中电泳。DNA 单链的迁移率除与其长短有关外,还取决于 DNA 单链所形成的构象。不同的单链构象不同,如果存在碱基差异,甚至是一个碱基的改变,也会表现为电泳的迁移率不同,据此可将不同型的 HLA 区分开,达到分型的目的。

(3)PCR/SSO 分型法:聚合酶链反应寡核苷酸探针杂交(polymerase chain reaction with sequence – specific oligonucleotide probe hybridization,PCR/SSO)是以 PCR 为基础,以位点间或组间特异引物扩增目的基因 DNA,其产物转移到固相支持体上,利用序列特异性核苷酸探针,通过 southern 杂交的方法进行扩增片段的分析鉴定。探针与 PCR 产物在一定条件下杂交具有高度的特异性,严格遵循碱基互补的原则。探针可采用放射性同位素标记,通过放射性自显影方法检测;也可用非放射性标记进行相应标记物检测。

(4)PCR/SSP 分型法:顺序特异引物聚合酶链反应技术(polymerase chain reaction with sequence – specific Primers,PCR/SSP)通过核苷酸碱基序列的多态性和已知的 DNA 序列,设计各种具有型特异性、组特异性或等位基因特异性的引物。引物的 3′-端和 5′-碱基根据多态性序列与其严格互补。因此,每一型别都具有特定的引物相对应。通过特定的 PCR 反应体系扩增各等位基因的型别特异性 DNA 片段,产生相对应的特异性扩增产物条带。如果是纯合子,产生一条与特异引物相对应的扩增带;如果是杂合子,则产生两条与特异引物对应的扩增带。其特异性可精确到分辨出一个碱基的差异。扩增产物仅需借助常规的琼脂糖凝胶电泳,即可根据是否存在特异性产物的电泳条带直接进行 HLA 基因分型。其特异性可精确到分辨出一个碱基的差异,是目前临床器官移植配型的常用方法之一。

HLA – DR 和 HLA – DQ 基因有很强的连锁不平衡,DR 位点相配的个体,通常 DQ 位点也相配。SSP 实验结果判定 HLA – DR 与 HLA – DQ 的关联见图2 –9。

(5)SBT 分型法:基于序列的 HLA 分型法(sequence – based HLA typing,SBT)用 PCR 扩增获得 DNA 片段,然后采用测序反应获得扩增片段的碱基序列。由于获得了扩增片断的全部碱基序列,故该方法是最可靠、最彻底的基因分型方法,它不仅能进行序列识别和分型,更有助于发现新的基因型,目前只有通过测序才可准确证实新发现的 HLA 等位基因。

(6)基因芯片:指将许多特定的寡核苷酸片段或基因片段作为探针,有规律地排列固定于支持物上,然后与待测的标记过的样本基因进行特异性杂交,通过激光共聚焦荧光检测系统对芯片进行扫描,并配以计算机系统对每一个探针上的荧光信号进行检测,从而反映 HLA 基因表达情况。

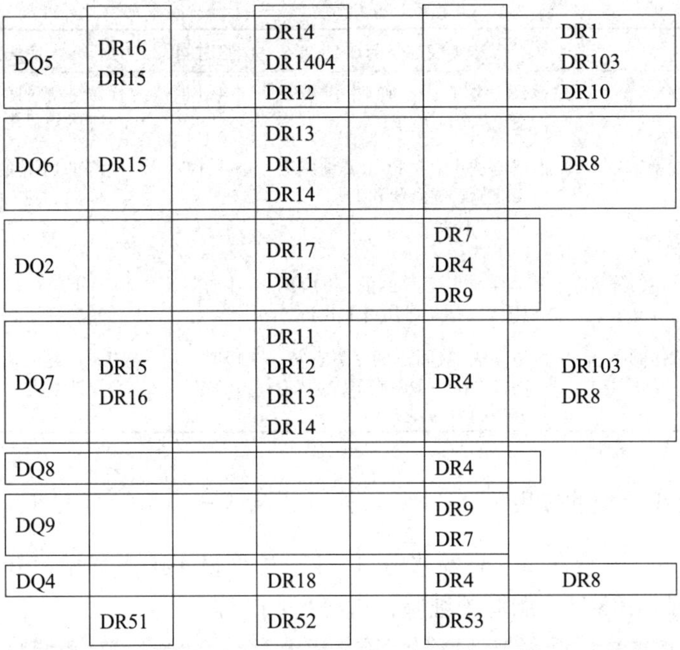

DQ5	DR16 DR15	DR14 DR1404 DR12		DR1 DR103 DR10
DQ6	DR15	DR13 DR11 DR14		DR8
DQ2		DR17 DR11	DR7 DR4 DR9	
DQ7	DR15 DR16	DR11 DR12 DR13 DR14	DR4	DR103 DR8
DQ8			DR4	
DQ9			DR9 DR7	
DQ4		DR18	DR4	DR8
	DR51	DR52	DR53	

图 2 – 9 SSP 实验结果判定 HLA – DR 与 HLA – DQ 的关联

(三) HLA 组织配型与交叉配型(表 2 – 3)

表 2 – 3 组织配型与交叉配型各方法的特点

方法	方法类型与参与成分	试验时间	应用
组织配型			
补体依赖的淋巴毒试验	血清学法(HLA 抗血清、补体、待测细胞)	3 小时	HLA Ⅰ、HLA Ⅱ类抗原鉴定
交叉配型			
PBL 交叉配型	血清学法(受者血清、供者细胞、补体、有或无 AHG)	3 小时	检测受者血清中已存在的抗供者抗体
TB 交叉配型	血清学法(纯化的供者 T 细胞或 B 细胞、受者血清、AHG)	3 ~ 6 小时	T 细胞:检测抗 HLA Ⅰ 类抗体;B 细胞:检测 HLA Ⅰ、HLA Ⅱ类抗体
MLC 实验	细胞学法(供者或受者细胞培养)	6 天	HLA Ⅱ类抗原相容性
CML 实验	细胞学法(受者细胞、供者刺激细胞作为靶细胞)	4 小时	抗供者 CTL 检测

续表

方法	方法类型与参与成分	试验时间	应用
FCC	血清学法(受者血清、供者细胞、荧光抗人 Ig)	3~4 小时	检测非常弱的和无细胞毒性的抗供者抗体
自身交叉配型	血清学法(受者 PBL、T 细胞和 B 细胞以及血清和 FCC)	3~4 小时	检测非特异的淋巴细胞抗体(自身抗体)
HLA 抗体筛选			
HLA Ⅰ类抗体的筛选	血清学法(受者血清、相应的 HLA 类型 T 细胞或 PBL)	3 小时	HLA Ⅰ类抗体检测,抗体特异性鉴定
HLA Ⅱ类抗体的筛选	血清学法(吸附过的受者血清用作 HLA – DR 或 HLA – DQ 分型的 B 细胞)	4 小时	HLA Ⅱ类抗体检测,抗体特异性鉴定

二、组织配型的应用

1. 造血干细胞移植 骨髓移植(BMT)、外周血干细胞移植(PBSCT)、脐血干细胞移植(CBSCT)、胎肝干细胞移植(FLSCT)等。

2. 器官移植 肝移植、肾移植、胸腔器官移植、胰腺移植、角膜移植等。

HLA 是引起同种异体组织器官移植排斥反应的主要抗原,器官移植能否成功取决于供体、受体间 HLA 的同源性,HLA 配型相同或相近个体之间的器官移植成功率高。

三、临床思路

1. HLA 具有遗传特性 带有 HLA – A 和 HLA – B 抗原的染色体,分别从父母遗传给下一代,一条来自父亲,一条来自母亲(图 2 – 10)。

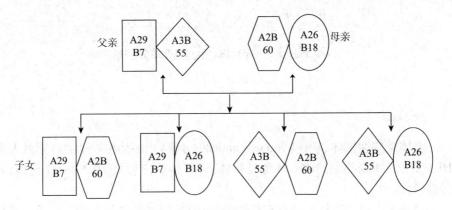

图 2 - 10　HLA 各位点的遗传

子代的二个单倍型分别来自亲代,同胞中有两种 HLA 基因型(表现型)

2. HLA 配型思路　见图 2 - 11。

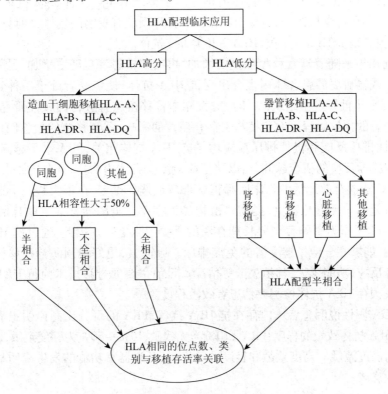

图 2 - 11　HLA 配型思路

第五节 群体反应性抗体

一、概述

群体反应性抗体(panel reactive antibody,PRA)是体内一种主要针对人类 HLA 抗原的 IgG 类型的体液性免疫抗体,即群体反应性抗 HLA - IgG 抗体,特异性较强。

由于人类白细胞抗原具有多样性,相应的抗体种类也是多种多样的。移植受者体内含有高水平循环抗 HLA 抗体称之为致敏。致敏的主要原因为术前输血、妊娠史、移植及其他疾病等所致。致敏不但与急性排斥有关,且与慢性排斥及长期存活率也有关。移植物体内预存的抗体既有 IgG 抗体、IgM 抗体和 IgA 抗体,也存在自身抗体,而对移植物存活和排斥反应有影响的抗体目前只有 IgG 抗体,主要是抗 HLA - Ⅰ类、HLA - Ⅱ类 IgG 抗体。

近几年来随着器官移植数量的增加,再次移植患者也随之增加,另外有过妊娠史或输血史的患者体内也会出现抗 HLA 抗体,使该受者处于一种致敏状态。2009 年世界卫生组织(WHO)对大样本肾移植患者进行回顾性研究,发现移植患者的预致敏程度对移植物生存有显著的影响,器官移植的超急性排斥反应、急性排斥反应和慢性排斥反应均与抗 HLA 抗体相关,PRA 水平越高,移植后发生排斥反应的机会越高,所以移植前检测受者体内的抗 HLA 抗体水平(测定 PRA)能够有效地帮助临床医师正确合理地选择供者,在很大程度上避免移植术后超排斥反应的发生,提高移植物的生存率。美国器官共享联合网(UNOS)将 PRA 作为影响移植肾长期存活的重要因素之一。因此,通过抗 HLA 抗体检测,能够充分地了解受者的免疫排斥基础因素,更好地预防治疗移植术后的排斥反应、功能延迟、移植失败等情况。目前主要通过移植术前行 HLA 交叉配型及预存 HLA 抗体检测评估患者致敏程度。

PRA 阳性说明患者体内存在抗 HLA 抗体;PRA 的百分比高说明患者血清中抗 HLA 抗体致敏的程度:PRA < 10% 为无致敏,10% ~ 50% 为轻度致敏,PRA > 50% 为高度致敏。高度致敏和轻度致敏患者,延迟器官功能的发生率明显高于无致敏患者。

二、检测方法

抗 HLA 抗体的筛选方法大致归纳为三大类。

1. 补体依赖性细胞毒方法（CDC） 在移植前，将受者血清与供体淋巴细胞膜表面相应抗原结合后激活补体，损伤细胞膜，导致细胞膜通透性增加，染料可通过破损细胞膜进入细胞内，使细胞染上颜色。根据着色的死细胞数目来计算百分率。

CDC 特点：①大于 10% 为阳性；②只能检测到补体结合的抗体；③IgM 对结果有干扰作用；④需要活的淋巴细胞；⑤不能确定阳性抗体的特异性。

2. 流式细胞仪分析方法 包括普通流式细胞仪方法（FCXM）和免疫磁珠流式细胞仪方法（flow PRA beads）两种。采用单克隆抗体，从 EB 病毒转染的细胞株中纯化 HLA 抗原，包括 HLA - Ⅰ、HLA - Ⅱ类抗原。抗原分别包被在数十个微颗粒免疫磁珠上，包被不同的 HLA 抗原的磁珠与受者血清相应的抗体结合，通过流式细胞仪检测受者血清 HLA 抗体的强度和特异性。它的特点是：①可同时确定是否存在抗 HLA - Ⅰ、HLA - Ⅱ类抗体及抗体水平，但不能分辨抗体的特异性；②敏感性及特异性大大提高；③检测时间快速，可在 1.5 小时内完成；④检测费用大大低于 ELISA 方法；⑤重复性好。

3. 酶联免疫吸附测定方法（ELISA） 包括 PRA - STAT 技术；莱姆德混合抗原板（Lambda antigen tray mix，LATM）和莱姆德抗原板（Lambda antigen tray，LAT）技术。ELISA 法既可测定补体结合的抗 HLA 抗体，也可测定非补体结合的抗 HLA 抗体，而且结果不受 IgM 的干扰和感染等因素的影响，同时完成定性与定量的分析。

（1）PRA - STAT 特点：①大于 10% 为阳性；②特异性检测可溶性抗 HLA - Ⅰ类 IgG 抗体，并分辨特异性；③试剂保存方便（常温）；④同时检测 HLA - Ⅱ类抗体有困难；⑤价格昂贵；⑥通用的酶联检测技术。

（2）LATM 特点：①同时检测特异性 HLA - Ⅰ类、HLA - Ⅱ类 IgG 抗体；②快速（3 小时）；③只能检测是否含有抗体，不能测定抗体水平，不能分辨抗体特异性；④经济实用，价格低廉。

（3）LAT 特点：①可同时检测特异性 HLA - Ⅰ类、HLA - Ⅱ类 IgG 抗体，确定抗体水平，自动分析抗体的特异性；②试剂运输保持方便（常温）；③大于 10% 为阳性；④采用 Terasaki 微板，检测需要专用酶标仪；⑤价格昂贵。

抗体的多少或强度通过 PRA 的百分比来表示。例如，检测的血清与整个抗原的 Panel 发生反应，PRA 等于 100%。如果与一半的抗原发生反应，PRA 等于50%。

三、临床意义

（一）PRA 水平对移植肾存活率的影响

移植肾受者预致敏状态对移植效果有显著影响。资料表明 PRA 水平在 10%～15%以及大于50%的移植受者与 PRA 水平小于10%的移植受者相比，其一年移植肾生存率分别低7%和10%，PRA 大于10%的受者移植肾功能延迟恢复的发生率明显高于 PRA 小于10%的受者。国内报道：当术前受者的 PRA 为阴性时，其术后短期内（4 周）的急性排斥发生率为7.2%，而 PRA 阳性者为35.6%，当 PRA 水平大于30%时，急性排斥率达到70.6%。PRA 大于50%受者的半寿期要短于 PRA 在0～10%受者的半寿期。在受者年龄及 HLA 配型程度相同的情况下，高 PRA 水平（>50%）对移植肾半寿期有显著的影响。

移植前 PRA 小于10%的患者，仅有6%发生超急排斥，16%发生移植后原发性无功能；移植前 PRA 在10%～80%之间的患者，16%发生超急排斥，24%发生移植后原发性无功能；移植前 PRA 大于80%的患者，30%发生超急排斥，41%发生移植后原发性无功能。检测移植后受者的 HLA 抗体至关重要，对移植后受者进行 HLA 抗体检测和术后监测，能够帮助临床医生鉴定肾移植后由供者特异性抗体（donor specific antibody，DSA）导致的移植物功能受损。因此，通过良好的 HLA 配型或避免受者已致敏的相关抗 HLA 抗体的供肾，可获得理想的移植效果。

（二）对肾移植后的排斥反应具有监测功能

肾移植数天至数周后，受者血清内可出现抗 HLA 抗体（IgG），由此产生的急性排斥反应属于体液介导的急性排斥反应（占急性排斥反应的10%），临床称为急性血管排斥反应。此种类型的急性排斥反应，治疗效果差，如果移植后早发现 PRA 水平有上升趋势提示患者将有可能发生急性排斥反应，应及早采取措施。

尽管有的患者出现了抗 HLA 抗体，但移植物仍存在，这时往往看到血清肌酐水平的增高，以提示肾功能损害，很有可能不久将丢失移植物。例如，某个细胞上具有 A2、A69、B18 和 B55 的抗原。如果患者血清中有其中任何一种抗体，如抗 A2 抗体，该细胞都会死亡。

四、临床思路(图2-12)

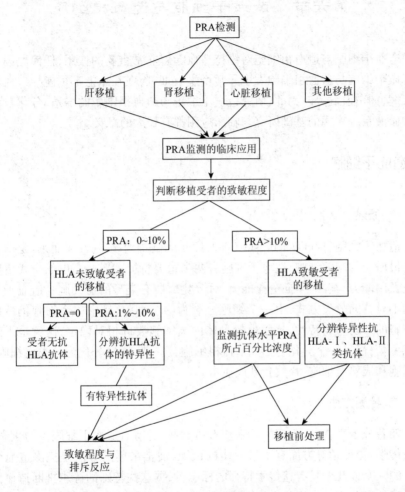

图2-12 **PRA检查临床思路**

（杨慧荣 王冰洁）

第六节　造血干细胞与造血祖细胞

造血干细胞与造血祖细胞对维持造血起着非常重要的作用,任何原因引起的造血干细胞与造血祖细胞发生异常增生或抑制,在临床上都可能导致血液系统疾病,如白血病等。因此,研究造血干细胞与造血祖细胞的增殖、分化及调控等对血液系统疾病的基础研究与临床应用都有较大的意义。

● 造血干细胞

一、概述

造血干细胞(hemopoietic stem cell,HSC)由胚胎干细胞发育而来,是所有血细胞最原始的起源细胞,造血干细胞有两个重要特征:其一,高度的自我更新或自我复制能力;其二,多向分化能力,可分化成所有类型的血细胞。造血干细胞采用不对称的分裂方式:由一个细胞分裂为两个细胞,其中一个细胞仍然保持干细胞的一切生物特性,从而保持身体内干细胞数量相对稳定,这就是干细胞自我更新;而另一个分化为早期造血祖细胞,进一步增殖分化为各类血细胞、前体细胞和成熟血细胞,释放到外周血中。

二、检测方法

随着分子生物学、免疫学等新技术的发展,目前对造血干细胞生物化学、细胞遗传学、免疫学等方面有了进一步的认识,通常采用的方法是检测造血干细胞上的一个或几个具有遗传学特征的标志,根据这些特殊的标志推断造血干细胞的特征和分化。常用的方法有流式细胞术等。

造血干细胞主要的阳性标志:CD34、CD133、CD14、CD45、Scal－1、KDR、c－kit 和 Thy－1。阴性标志:CD38、Lin、HLA－DR、LFA－1、CD45RA 和 CD71 等。

三、临床应用

造血干细胞应用中最重要的是进行造血干细胞移植治疗白血病,1957 年,美国华盛顿大学多纳尔·托玛斯发现正常人的骨髓移植到患者体内,可以治疗造血功能障碍。之后,这一技术很快得到全世界的认可,并已成为根治白血病等病的主要手段,目前造血干细胞可用于治疗其他疾病,如部分恶性肿瘤、部分遗传性疾病等 75 种致死性疾病。

● 造血祖细胞

造血祖细胞(hematopoietic progenitor cells,HPCs)是指由造血干细胞在一定的微环境和某些因素的调节下,增殖分化而来,造血祖细胞已失去多向分化能力,只能向一个或几个血细胞系定向增殖分化,故也称定向干细胞(committed stem cell)。

造血干细胞分化为几种不同的造血祖细胞,它们进而再分别分化为形态可辨认的各种幼稚血细胞,造血祖细胞的增殖能力有限,它们依靠造血干细胞的增殖来补充。造血祖细胞可用体外培养的细胞集落法测定。在不同的集落刺激因子(colony stimulating factor,CSF)作用下,可分别出现不同的血细胞集落,目前已确认的造血祖细胞有:①红细胞系造血祖细胞,必须在促红细胞生成素(erythropoietin,EPO)作用下才能形成红细胞集落,又称红细胞集落生成单位(CFU - E);②中性粒细胞 - 巨噬细胞系造血祖细胞,需在粒细胞生成素(granulopoietin)作用下形成该种细胞的集落,又称粒细胞 - 巨噬细胞系集落生成单位(CFU - GM);③巨核细胞系造血祖细胞,需在血小板生成素(thrombopoietin,TPO)作用下形成巨核细胞集落,又称巨核细胞系集落生成单位(CFU - M)。其他血细胞的造血祖细胞的存在,目前尚无确切实验结果。

(柏明见　王冰洁)

参考文献

1. Nicolel B,Mario R. A practical approach to multicolor flow cytometry for immunopheno typing. Journal of Immunological Methods,2000,243:77 - 97.

2. McCoy JJP,Overton WR. Quality in flow cytometry for diagnostic pathology:Ⅱ Aconspectus of reference ranges for lymphocyte immunopheno typing. Cytometry,1994,18:129.

3. Marshall A. Williams of Manual of Hematology. 8th Edition. New York:The McGraw Hill companies,2011.

4. 王建中. 临床流式细胞分析. 上海:上海科学技术出版社,2005.

5. 胡亚美,江载芳. 诸福棠实用儿科学. 第 7 版. 北京:人民卫生出版社,2002.

6. 叶应妩,王醒三,申子瑜. 全国临床检验操作规程. 第 3 版. 南京:东南大学出版社,2006.

7. 吴梓梁. 实用小儿内科学. 郑州:郑州大学出版社,2003.

8. Sims JE,Smith DE. The IL－1 family:regulators of immunity. Nature Reviews Immunology,2010,10:89－102.

9. Gabay C,Lamacchia C,Palmer G. IL－1 pathways in inflammation and human diseases. Nature Reviews Rheumatology, 2010,6:232－241.

10. Liao W,Lin JX,Wang L,et al. odulation of cytokine receptors by IL－2 broadly regulates differentiation into helper T cell lineages. Nature immunology, 2011,12(6):551－561.

11. Malek TR,Castro I. Interleukin－2 receptor signaling:at the interface between tolerance and immunity. Immunity, 2010,33(2):153－165.

12. Wechsler ME. Inhibiting Interleukin－4 and Interleukin－13 in Difficult－to－Control Asthma. N Engl J Med, 2013,368:2511－2513.

13. Maes T,Joos GF,Brusselle GG. Targeting interleukin－4 in asthma:lost in translation? American Journal of Respiratory Cell and Molecular Biology, 2012,47(3):261－270.

14. Chen Y,Shi M,Yu GZ,et al. Interleukin－8,a promising predictor for prognosis of pancreatic cancer. World J Gastroenterol, 2012,18(10):1123－1129.

15. Yee LJ,Tang J,Gibecn AW,et al. Intedeukin 10 polymorphisms as predictiors of sustained response in antiviral therapy for chronic hepatitis C infection. Hepatology,2001,33(3):708－720.

16. Saraiva M,O'Garra A. The regulation of IL－10 production by immune cells. Nature Reviews Immunology, 2010,10:170－181.

17. Moore KW,de Waal Malefyt R,Coffman RL,et al. Interleukin－10 and the interleukin－10 receptor. Annual review of Immunology, 2001,19:683－765.

18. 胡成进,公衍文. 检验结果临床解读. 第 2 版. 北京:人民军医出版社,2010.

19. Tennert K,Schneider L,Bischof G,et al. Elevated CD40 ligand silences α interferon production in an HIV－related immune reconstitution inflammatory syndrome. AIDS, 2013,27(2):297－299

20. Pascual V, Banchereau J. Tracking Interferon in Autoimmunity. Immunity, 2012,36(1):7－9.

21. Dixon WG,Hyrich KL,Watson KD,et al. Drug－specific risk of tuberculosis in patients with rheumatoid arthritis treated with anti－TNF therapy:results from the British Society for Rheumatology Biologics Register(BSRBR). Ann Rheum Dis, 2010,69:522－528.

22. Chu WM. Tumor necrosis factor. Cancer letters, 2012,328(2):222－225.

第三章

自身抗体检测

自身抗体(autoantibody)是机体产生针对自身组织、器官、细胞及细胞成分的抗体。自身抗体是自身免疫病(autoimmune disease,AID)的重要标志,几乎每种 AID 都伴有特征性的自身抗体,自身抗体的检测对相关 AID 的诊断、治疗的监测、预后的判断有重要的意义,近年来逐渐发现许多自身抗体在相关 AID 确诊前已经出现阳性,对 AID 的早期诊断有预测价值,进一步拓展了自身抗体在 AID 中的应用范围。自身抗体的种类很多,随着研究的进展,一些新的自身抗体不断被发现,目前实验室常规检测的自身抗体项目已经达到 100 多种。本章主要介绍与自身免疫病相关的自身抗体。

第一节 抗核抗体谱

● 抗核抗体

一、概述

抗核抗体(antinuclear antibody,ANA)是临床应用最多的自身免疫标志,目前对 ANA 的理解已不局限于细胞核成分,而是指抗核酸(nucleic acid)和核蛋白(nucleoprotein)抗体的总称。ANA 靶抗原分布由传统的细胞核扩展到现在的整个细胞,包括细胞核、细胞质、细胞骨架、细胞分裂周期蛋白等。因此,ANA 广义的定义是指抗细胞内所有抗原成分的自身抗体的总称。ANA 主要表现为 IgG 型,也可表现为 IgM、IgA 型,甚至 IgD 及 IgE 型。这些抗体对风湿性疾病,尤其是自身免疫病的诊断、鉴别诊断及临床治疗具有重要意义。目前根据细胞内靶抗原分子的理化特性和分布部位,可将 ANA 分为以下六大类,共同形成抗核抗体谱(antinuclear antibodies,ANAs),每一大类又因不同的抗原特性再分为许多亚类。

1. 抗 DNA(dsDNA 及 ssDNA)抗体。

2. 抗组蛋白(H1,H2A,H2B,H3,H4,H2A – H2B 复合物)抗体。

3. 抗 DNA 组蛋白复合物(核小体、DNP 等)抗体。

4. 抗非组蛋白抗体

(1)抗 ENA 抗体(抗 ENA(Sm,nRNP,SSA/Ro,SSB/La,rRNP,Scl – 70,Jo – 1,PCNA,RA33,Ku,Mi – 1,Mi – 2,PL – 7,PL – 12 等)抗体。

(2)抗着丝点(CENP – A,CENP – B,CENP – C,CENP – D,CENP – E,CENP – F)抗体。

5. 抗核仁(RNA – polymerase – 1,PM – Scl/PM – 1,NOR – 90,Th/To,U3nRNP/Fibrillarin,4 – 6 – S – RNA 等)抗体。

6. 抗其他细胞成分[高尔基体、中心体、纺锤体、线粒体、溶酶体、肌动蛋白(actin)、波形纤维蛋白(vimentin)、细胞角蛋白、核包膜]抗体。

二、检测方法

目前临床应用的 ANA 检测方法有间接免疫荧光法(indirect immunofluorescence,IIF)、酶联免疫吸附法(ELISA)、免疫印迹法(WB)等。由于 IIF 法不断改良(如底物的选择及其制备方法改良等),已成为当前应用最为广泛的方法,是自身免疫病最基本的筛选试验,目前多选择人喉癌上皮细胞(human epithelial cells,Hep – 2)作为抗原底物,其细胞核质丰富(图 3 – 1)。

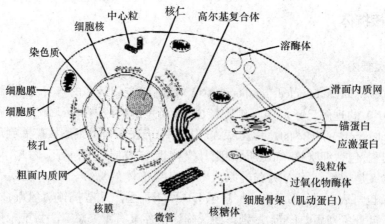

图 3 – 1 有丝分裂间期 Hep – 2 细胞结构示意图

IIF 检测 ANA,在荧光显微镜下可见形态各异的免疫荧光模型,根据不同的免疫荧光模型,可初步判断相应抗体性质的范围,为进一步检测特异性抗体提供了依据。临床上常见的免疫荧光模型有下述 7 种(表 3 - 1)。

表 3 - 1　IIF 法检测抗核抗体的免疫荧光模型

细胞核	细胞质	细胞骨架	细胞周期
均质型	核糖体型	肌动蛋白型	中心体型
核膜型	线粒体型	波形纤维蛋白型	纺锤体型
斑点型(粗、细)	高尔基体型	细胞角蛋白型	纺锤丝型
核仁型(多种)	溶酶体型	原肌球蛋白型	中间体型
着丝点型	颗粒型(粗、细)	纽带蛋白型	PCNA 型
核点型		结蛋白(桥粒)型	

(1)均质型(homogeneous pattern,H):又称弥散型。分裂间期细胞核质染色均匀一致,分裂期细胞染色质阳性。相应的靶抗原为双链 DNA(dsDNA)、单链 DNA(ssDNA)、染色质、拓扑异构酶(Scl - 70)、组蛋白、核小体。

(2)斑点型(speckled pattern,S):又称核颗粒型,核斑块型。分裂间期细胞核质染色呈斑点状、斑块状,核仁阴性,分裂期细胞染色质阴性。相应的靶抗原为 nRNP、Sm、PCNA、SSA/Ro、SSB/La、Ku、RNAP Ⅱ。

(3)核仁型(nucleolar pattern,N):分裂间期细胞核仁着染荧光,分裂期细胞染色质阴性。核仁型免疫荧光模型进一步分为三种模型:①核仁颗粒型,常与抗 U3nRNP/Fibrillarin 抗体、抗 RNA 多聚酶 I 抗体相关;②核仁均质型,常与抗 PM - Scl(PM - 1)抗体、抗 7 - 2 - RNP(To)抗体及抗 4 - 6 - RNA 抗体相关;③核仁点型(1～2 点),常与抗核仁形成中心(NOR)抗体有关。

(4)核膜型(membranous pattern,M):又称周边型(rim)。分裂间期荧光染色在核膜周围,分裂期细胞染色质阴性。此免疫荧光模型与抗 gp210 抗体、抗核板层素(laminin)抗体及抗核内膜抗体相关。

(5)着丝点型(centromere pattern):又称散在斑点型(discrete speckled pattern)。分裂间期细胞核内均匀散布大小较一致的着染荧光细颗粒(40～60 个),无核膜结构,分裂期细胞染色质着丝点密集排列。如分裂期细胞阳性,可判断抗着丝点抗体阳性。着丝点型主要对应的靶抗原为 CENP - A,CENP - B,CENP - C。

(6)核点型(nuclear dots pattern):核点型的特征是 3～20 个大小不同的点

状荧光(0.3~1μm),分布在整个核中,但核仁为阴性。相应的靶抗原为 Sp100、PML、SUMO。

(7)胞质型(cytoplasmic pattern):细胞胞质荧光染色阳性。又可分为线粒体型(胞质粗颗粒型)、核糖体型(胞质细颗粒型或均质型,有时可见核仁阳性)、Jo-1型(核颗粒、质颗粒型)、细颗粒型(PL-7、PL-12)等。

需要注意的是,在实际检测过程中,常有混合型免疫荧光模型出现,是指两种或两种以上混合免疫荧光模型,用不同稀释度血清检测或注意观察不同分裂期细胞的荧光染色特点,有助于区分所含的各种免疫荧光模型。

IIF 法为 ANA 检测的标准方法(基质为 Hep-2 和猴肝),推荐起始的稀释度为1:100,稀释因子为3.2,建议每份标本至少做两个稀释度:1:100 和1:1000。IIF 法检测结果报告的格式包括定性结果、免疫荧光模型、抗体滴度及所用检测系统的参考范围,检测流程见图3-2。

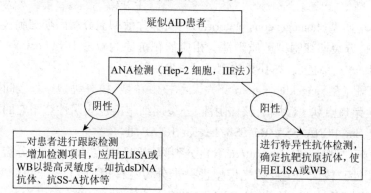

图3-2 ANA 的检测流程

参考范围:阴性,1:<100(IIF 法)。

关于 ANA 免疫荧光模型,应该注意的是,一种抗体可以出现不同的免疫荧光模型,不同的抗体也可以出现同样的免疫荧光模型。免疫荧光模型具有一定的提示作用,但大多数抗体的特异性不能仅根据免疫荧光模型来推断。

三、临床意义

临床上检测 ANA 的目的主要用于对 AID 的诊断及鉴别诊断,ANA 的滴度越高,怀疑 AID 的可能性越大,但在实际检测中发现,约5%的健康人群出现 ANA 阳性,但滴度往往较低。

引起 ANA 阳性的常见原因为风湿性疾病,这类患者的抗体滴度往往比非风湿性疾病要高、重复检查乃至终身均为阳性,但抗体滴度与病情程度并不相关。而非风湿性疾病的抗体滴度往往较低,与疾病活动密切相关,出现抗体的种类一般为单纯的 ANA,随着原发病病情的好转抗体可以转为阴性。

ANA 阳性可见于风湿性疾病和非风湿性疾病。

(1)风湿性疾病:风湿性疾病又称结缔组织病,这类疾病造成人体结缔组织损伤,因此一旦发病往往是全身多系统受累,常表现有关节肿痛,皮肤黏膜病变,口眼干燥,全身浆膜病变,心、肺、肝、肾、脑受损。实验室检查有血色素低、血小板减少、白细胞低、血沉增快,尿常规中可出现蛋白和白细胞,影像学检查可见肺部阴影、胸腔积液、心脏扩大、肝大、脾大等。抗核抗体结果阳性可以见于绝大部分风湿性疾病,如系统性红斑狼疮(SLE)、干燥综合征(SS)、多发性肌炎(PM)、皮肌炎(DM)、硬皮病(PSS)、原发性胆汁性肝硬化(PBC)、系统性血管炎、类风湿关节炎(RA)等。抗核抗体阳性率情况见表 3 – 2。

表 3 – 2   抗核抗体(ANA)阳性率

疾病	阳性率/%
风湿性疾病	
系统性红斑狼疮	
活动期	95 ~ 100
非活动期	80 ~ 100
药物诱导的红斑狼疮	95 ~ 100
混合性结缔组织病	95 ~ 100
系统性硬化症	70 ~ 90
干燥综合征	60 ~ 80
多发性肌炎/皮肌炎	40 ~ 60
类风湿关节炎	30 ~ 50
非风湿性疾病	
慢性活动性肝炎	10 ~ 20
慢性淋巴性甲状腺炎	10 ~ 20
健康人群	5 – 10

注:底物为 Hep – 2 细胞片;滴度 1∶ >100 为阳性。

(2)非风湿性疾病:非风湿性疾病中引起 ANA 阳性的常见原因有感染,其中包括细菌、病毒、结核的感染。其次为肝病,如各种肝炎、药物性肝损伤、肝硬化等。另外血液病中的溶血性贫血、白血病也可出现 ANA 阳性。感染引起的ANA 阳性一般滴度均较低,体内一般都能找到感染灶,经抗感染药物治疗病情大都好转,重复化验可转成阴性。肝炎患者检验各种病毒抗原及抗体即可判断,药物性肝损伤往往都有慢性病且长期使用对肝有毒性的药物史,酒精性肝炎或肝硬化往往都有长时间大量饮酒的病史。

总之,当遇到一个 ANA 阳性的患者首先要分清是风湿病还是非风湿性疾病,要仔细询问病史、细致地查体并进行必要的辅助检查。

四、临床思路(图3-3)

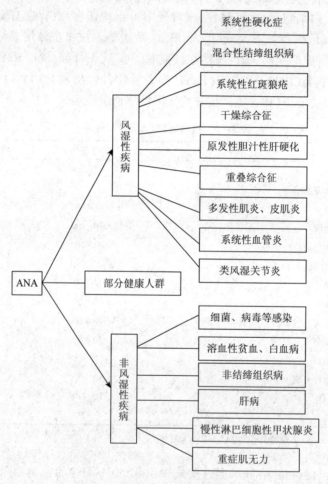

图3-3 抗核抗体检测的临床思路

● 抗 DNA 抗体

一、概述

1957 年 Ceppelini 等首次报道了系统性红斑狼疮(SLE)患者的血清成分可与脱氧核糖核酸(DNA)发生反应,现已有多种方法来定性和定量检测抗 DNA 抗体,其靶抗原可以是双链 DNA(dsDNA)或单链 DNA(ssDNA)。在 SLE 患者的血清中抗 dsDNA 抗体和抗 ssDNA 抗体很常见。抗 ssDNA 抗体的靶抗原为核糖及脱氧核糖,反应位点基本上是来自嘌呤及嘧啶碱基区,该抗体在多种疾病患者中及健康人血清中存在,对 SLE 特异性较小,临床应用价值不大;抗 dsDNA 抗体的靶抗原为双碱基对的 DNA 双螺旋结构,反应位点位于 DNA(外周区)脱氧核糖磷酸框架上,该抗体对诊断 SLE 有较高的特异性,且与 SLE 的活动相平行,并可作为治疗的监测指标,此外,抗 dsDNA 抗体阳性的 SLE 患者较阴性患者发生肾炎的危险性高 12 倍。下面主要介绍抗 dsDNA 抗体。

二、检测方法

目前检测抗 dsDNA 抗体的方法包括 ELISA 法、IIF 法和放射免疫法(Farr 法)。其中用绿蝇短膜虫(crithidia lucilia,CL)作为抗原基质进行的 IIF 法特异性与敏感性均较好,因为这些血鞭毛虫属的原虫的动基体含有天然的纯 dsDNA,而不含有其他细胞核抗原的生物特性,故特异性较好。ELISA 敏感性最高,但特异性最低。放射免疫法中 Farr 法诊断的准确性最高。

不同检测方法差异的主要影响因素有:①dsDNA 抗原的特异性、稳定性。ELISA、Farr 法中使用人工纯化抗原,其纯度(抗原特异性)可直接影响检测结果,如果含有 ssDNA、组蛋白等其他核抗原成分,将引起假阳性结果,而抗 ssDNA 抗体、抗组蛋白抗体缺乏疾病特异性,可出现在多种风湿性疾病中,进而影响检测方法的特异性。同时 dsDNA 抗原在纯化包被等生化处理过程中,易造成部分 DNA 内部位点人为暴露,变性解链,变成 ssDNA,因此抗原稳定性可影响检测结果特异性。IIF 法中,应用的 dsDNA 抗原为天然纯 dsDNA、未经人工处理,抗原较 ELISA 法更具特异性。②抗 dsDNA 抗体亲和力。低亲和力抗 dsDNA 抗体除存在于 SLE 外,也存在于其他风湿性疾病中,对 SLE 诊断价值低。高亲和力抗 dsDNA 抗体对 SLE 诊断有较高特异性。各种检测方法对高低两种亲和力的抗 dsDNA 抗体检测适应性不同(图 3 - 4,表 3 - 3),低亲和力抗 dsDNA

抗体适应于 ELISA 检测,高亲和力抗 dsDNA 抗体适应于 Farr 法及 IIF 法检测。

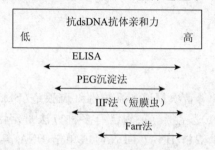

图 3 - 4　抗 dsDNA 抗体亲和力及测定方法

表 3 - 3　几种检测抗 dsDNA 抗体方法阳性率比较

	IIF 法/%	Farr 法/%	ELISA/%
SLE	47	62	64
SLE 活动期	94	68	–
SLE 非活动期	5	29	–
其他结缔组织病	3	20	8
非结缔组织病	2	13	12
健康人群	0	7	0

为筛查患者是否有抗 dsDNA 抗体,应首先应用敏感性较高的方法,如 ELISA,再用特异性高的方法确认抗 dsDNA 抗体的存在。但在 SLE 确诊患者的随访中,可用任何方法进行抗 dsDNA 抗体的定量检测。

参考范围:阴性(滴度 1：<10,IIF 法)

阴性(<100IU/ml,ELISA)

三、临床意义

(一)抗 dsDNA 抗体在 SLE 中的诊断价值

抗 dsDNA 抗体主要见于 SLE,是 SLE 高度特异性抗体,被列为 SLE 诊断标准之一。在未治疗的 SLE 患者中,抗 dsDNA 抗体对 SLE 诊断的特异性为 90%,敏感性为 70%。有时其他结缔组织病患者抗 dsDNA 抗体也可阳性,如干燥综合征、药物性狼疮、混合性结缔组织病等,但阳性率低,一般低于 10%,抗体效价也较低,且此类患者一般认为是与 SLE 合并的重叠综合征。

(二)抗 dsDNA 抗体在监测 SLE 病情活动性中的价值

活动期 SLE(肾型或非肾型)抗 dsDNA 抗体的阳性率为 80% ~ 100%;非活

动期 SLE 的阳性率低于 30%。临床上可用作 SLE 活动性评分指标,血清抗 ds-DNA 抗体呈高升水平,同时伴血清补体下降时,提示 SLE 活动的可能性大。SLE 缓解期其血清抗 dsDNA 抗体水平降低甚至转阴。因此,抗 dsDNA 抗体常被作为 SLE 活动的指标,可用于监测 SLE 病情变化、药物治疗效果等。

抗 dsDNA 抗体能够通过胎盘进入胎儿体内引起新生儿狼疮综合征,然而患儿的一些症状如皮肤红斑、脾大等均是暂时性的,随着体内抗 dsDNA 抗体消失而恢复。抗 dsDNA 抗体与新生儿先天性心脏传导阻滞无关。

(三)器官受累

在一些 SLE 患者中,DNA 大分子可存在于循环中或黏附于多种器官的微血管结构,这些循环或器官原位抗原型 DNA 均可与循环自身抗体发生反应,形成抗原抗体复合物,激活炎症系统(如补体途径),并在一些器官(如肾脏、关节、脑组织)引起免疫复合物介导的疾病,导致组织损伤。临床表现为肾小球肾炎、关节炎、精神神经症状及多部位血管炎等。SLE 患者血清抗 dsDNA 抗体呈高水平,同时伴低补体时,常提示发生狼疮性肾炎(lupus nephritis,LN)的可能性大,LN 与高亲和力的抗 dsDNA 抗体密切相关。SLE 中枢神经系统损害可能与低亲和力的抗 dsDNA 抗体相关。

四、临床思路(图 3 –5)

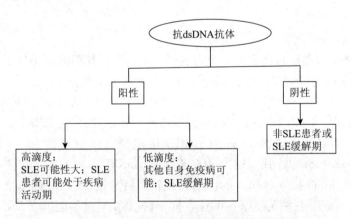

图 3 –5 抗 dsDNA 抗体检测的临床思路

● 抗可提取性核抗原抗体

一、概述

可提取性核抗原(extractable nuclear antigen,ENA)是指可溶于盐溶液(生理盐水或磷酸缓冲液)而被提取的核物质中一类抗原的总称,此抗原不含组蛋白,大多数属于酸性蛋白,由许多小分子的 RNA 和多肽组成,对 RNA 酶敏感,目前认为属于小核糖核蛋白(small nuclear ribonucleo proteins,snRNPs)家族。目前已知抗 ENA 抗体种类较多,其靶抗原主要包括 Sm、rRNP、SSA、SSB、Jo - 1、Scl - 70 等共同形成抗 ENA 抗体谱,不同的抗 ENA 抗体在各种结缔组织病中的阳性率有明显差异,有些自身抗体属某些疾病的标记性抗体或特异性抗体,对自身免疫病的诊断与鉴别诊断具有极为重要的意义。

二、检测方法

检测抗 ENA 抗体谱的方法较多,临床检测常用的方法是免疫印迹法(WB)或 ELISA 法。

参考范围:阴性。

三、临床意义

(一)抗 Sm 抗体

抗 Sm 抗体是以首例发现的患者名(Smith)命名,其靶抗原是位于细胞核内一组由核蛋白与 RNA 所构成的分子颗粒上,被称为小核糖体蛋白(small nuclear ribonucleo proteins,snRNP),由于这组 snRNP 中尿嘧啶(uridine)含量丰富,故被称为 UsnRNP。UsnRNP 在细胞内通过形成剪切体,参与信使 RNA(mRNA)的成熟过程。UsnRNP 中能被抗 Sm 抗体识别的组蛋白组分被称为 Sm 共同核心(common core),Sm 共同核心主要存在于除 U3 snRNP 以外的 U1、U2、U4/6 和 U5 snRNP 中。抗 Sm 抗体对 SLE 的诊断具有较高特异性,是 SLE 的血清标记性抗体,在 SLE 中的阳性率为 20% ~40%。抗 Sm 抗体阴性并不能排除 SLE 诊断。抗 Sm 抗体检测对早期、不典型的 SLE 或经治疗缓解后 SLE 回顾性诊断有很大帮助。

(二)抗 rRNP 抗体

抗 rRNP 抗体(anti - ribosome RNP antibody)又称抗核糖体抗体(anti - ribosome antibody),其靶抗原为细胞质中 60s 核糖体大亚基上 P_0(38000)、P_1(19000)和 P_2(17000)3 个磷酸化蛋白,富含丙氨酸。核糖体最初产生于核仁,

以后转送释放到胞质中,由此构成了抗 rRNP 抗体的特征性免疫荧光模型(胞浆和核仁荧光模型)。抗 rRNP 抗体为 SLE 的血清高度特异性抗体,阳性率在10% ~40%。SLE 患者出现抗 rRNP 抗体与中枢神经系统、肝脏或肾脏受累相关。抗 rRNP 抗体常在 SLE 活动期中存在,有时不会随病情的缓解立即消失,可持续 1~2 年后才转为阴性。抗 rRNP 抗体更多出现在有严重精神病表现,特别是抑郁症的狼疮患者中。

(三)抗 SS-A 抗体与抗 SS-B 抗体

抗 SS-A 抗体又称抗 Ro 抗体,其靶抗原属于小分子细胞质核糖核蛋白(scRNP),由细胞质 Y 族 hYRNAs 包括 hY1、hY2、hY3、hY4、hY5,80~112 个碱基对不等。SS-A 抗原在促使 RNA 翻译活性分子的过程中起作用,可参与转录的调控过程,该抗原主要位于细胞核,在细胞质中也可发现。

抗 SS-B 抗体又称抗 La 抗体,其靶抗原属于小分子细胞核核糖核蛋白(snRNP),其 RNA 由 RNA 聚合酶Ⅲ转录,组成分子量为 48kD 的磷酸化蛋白。SS-B 抗原可作为 RNA 聚合酶Ⅲ转录的终止因子,该抗原主要位于细胞核,仅10%的抗原发现于细胞质。

抗 SS-A 抗体主要见于原发性干燥综合征,阳性率 40% ~95%,抗 SS-A 抗体也可见于系统性红斑狼疮(20% ~60%)、类风湿关节炎(3% ~10%)、原发性胆汁性肝硬化(20%)等。抗 SS-A 抗体能直接参与组织的病理损害,特别是皮肤的损害。IgG 型抗 SS-A 抗体可通过胎盘进入胎儿体内,引起新生儿狼疮综合征,抗体阳性率大于 90%,与胎儿的心脏传导系统结合,造成胎儿先天性心脏传导阻滞。此外,抗 SS-A 抗体还与干燥综合征、系统性红斑狼疮肾脏、关节损害相关,与补体 C2/C4 缺乏密切相关。抗 SS-A 抗体两种组蛋白(52kD 和 60kD)抗体均可见于干燥综合征及系统性红斑狼疮,但仅出现抗 52kD 抗体更多见于干燥综合征患者,而仅出现抗 60kD 抗体更多见于系统性红斑狼疮。

抗 SS-B 抗体对诊断干燥综合征具有高度特异性,是干燥综合征的血清特异性抗体,原发性干燥综合征阳性率为 65% ~85%。抗 SS-A 抗体和抗 SS-B 抗体常常同时出现,抗 SS-B 抗体较抗 SS-A 抗体诊断干燥综合征更为特异。抗SS-B 抗体仅在少数系统性红斑狼疮患者中出现,阳性率为 10% ~15%,且大多为系统性红斑狼疮合并干燥综合征(继发性干燥综合征)。同抗 SS-A 抗体一样,抗 SS-B 抗体亦可引起新生儿狼疮综合征(NLE),可造成先天性心脏传导阻滞。在其他自身免疫病中如出现抗 SS-B 抗体,患者常伴有继发性干燥综合征,唾液腺、唇腺活检可见有大量淋巴细胞浸润。干燥综合征中的抗 SS-A 抗体和抗 SS-B 抗体除用于临床疾病的诊断与鉴别诊断外,还可作为干燥综合征的预后参考。

（四）抗 RNP（U1RNP）抗体

抗 RNP 抗体又称抗核糖核蛋白（nuclear ribonucleoprotein，nRNP）抗体，其靶抗原位于 UsnRNP 蛋白质分子颗粒上，除 Sm 共同核心外其他 UsnRNP 的另一类蛋白质组分。目前已发现有抗 U1RNP 抗体、抗 U2RNP 抗体、抗 U4/6RNP 抗体、抗 U5RNP 抗体、抗 U7RNP 抗体及抗 U11RNP 抗体等。由于抗 U1RNP 抗体对混合性结缔组织病（MCTD）的诊断及鉴别诊断具有重要临床意义，而其他抗 RNP 抗体阳性率较低，临床主要以检测抗 U1RNP 抗体为主。抗 U1RNP 抗体的抗原决定簇位于与 U1RNP 相连接的蛋白多肽上。

抗 U1RNP 抗体在 MCTD 患者中阳性率最高，几乎见于所有的 MCTD 患者，阳性率大于 95%。出现高效价（滴度）的抗 nRNP 抗体（尤其是抗 70kD U1RNP 抗体），且无其他特异性的抗核抗体，是诊断 MCTD 的重要血清学依据。抗 RNP 抗体可在多种风湿病中出现，并不具有诊断特异性。其他结缔组织病中阳性率分别为：系统性红斑狼疮 30%~40%，干燥综合征 14%，进行性系统性硬化病（12%），多发性肌炎/皮肌炎（PM/DM）15%。

（五）抗 Jo-1 抗体

抗 Jo-1 抗体以首先发现的患者名（John）命名，其靶抗原为组氨酰 tRNA 合成酶，是一种细胞质磷酸蛋白，在胞质中以小分子核糖核蛋白（scRNP）形式出现，属于氨酰 tRNA 合成酶家族的一员。迄今为止，人们在多发性肌炎/皮肌炎患者中共发现了五种抗氨酰 tRNA 合成酶抗体：抗组氨酰、甘氨酰、丙氨酰、苏氨酰和亮氨酰 tRNA 合成酶抗体。其中 75% 抗氨酰 tRNA 合成酶抗体阳性患者为抗 Jo-1 抗体阳性，所以临床常规检测抗氨酰 tRNA 合成酶抗体以抗 Jo-1 抗体为主。

抗 Jo-1 抗体为 PM/DM 的血清标记性抗体，在 PM/DM 中的阳性率为 20%~30%，且多数患者伴有间质性肺部疾病（ILD）和多关节炎或关节痛等。在合并肺间质病的 PM/DM 患者中，抗 Jo-1 抗体的阳性率高达 60%。抗 Jo-1 抗体对肌炎的诊断具有较高特异性（>95%），抗体的效价与疾病的活动性相关，与患者的肌酸激酶水平及肌炎活动的临床指标有关。抗 Jo-1 抗体阳性的肌炎患者与抗体阴性患者相比，前者发病年龄相对较轻、病情进展快、疗效差、肌力和酶完全恢复的可能性小、药物减量或停药易复发。

（六）抗 PL-7 抗体与抗 PL-12 抗体

抗 PL-7 抗体即抗苏氨酰 tRNA 合成酶抗体，肌炎患者中阳性率为 3%~4%。抗 PL-12 抗体即抗丙氨酰 tRNA 合成酶抗体，阳性率为 3%，在非肌炎患者中抗 PL-7 和 PL-12 抗体均属罕见，两者与抗 Jo-1 抗体相关的疾患为同一亚类肌炎。

（七）抗 Scl - 70 抗体

抗 Scl - 70 抗体的靶抗原是 DNA 拓扑异构酶 I，存在于核质与核仁中，在核仁中的浓度尤其高，参与超螺旋 DNA 的解旋，使 DNA 能形成复制与转录所需的拓扑结构，是细胞内具有重要生物功能的关键蛋白。

抗 Scl - 70 抗体被视为系统性硬化症（systemic sclerosis，SSc）的血清特异性抗体。抗 Scl - 70 抗体对诊断 SSc 的特异性为 100%，敏感性为 40%。该抗体阳性与弥漫性皮肤病变、近端皮肤累及、肺间质纤维化、心脏受累、肾脏受累、并发肿瘤及神经系统受累密切相关，被视为预后不良的指标。

（八）抗 Ku 抗体

1981 年 Mimori 等在 1 例多发性肌炎/皮肌炎重叠综合征患者血清中发现了抗 Ku 抗体，并以该患者的名字命名。抗 Ku 抗体又称抗 P70/P80 抗体，其靶抗原是位于间期细胞的细胞核和核仁内，直接与 DNA 结合的 70kD 和 80kD 的蛋白二聚体，可能与转录激活、DNA 复制、细胞增殖、DNA 螺旋酶的活性及细胞信号的释放密切相关。

关于抗 Ku 抗体与 PM/SSc 关系报道各国尚不一致。日本学者报道，抗 Ku 抗体与 PM/SSc 重叠综合征患者显著相关，常有较高滴度，阳性率为 30%，特异性为 99%，被认为是 PM/SSc 重叠综合征的特异性抗体，且抗 Ku 抗体阳性的 PM/SSc 重叠综合征患者预后较好。但欧美研究并未发现两者之间存在显著相关性。欧美报道，抗 Ku 抗体在 SLE 患者中阳性率为 19%，在 SSc 患者中阳性率为 15%，而 PM/SSc 重叠综合征患者为阴性，且该抗体阳性与否和 SLE 或 SSc 患者临床症状无关。此外抗 Ku 抗体亦在其他自身免疫病（如 SS、MCTD 等）患者中出现，阳性率为 5% ~15%。

（九）抗 PCNA 抗体

抗增殖细胞核抗原（proliferating cell nuclear antigen，PCNA）抗体于 1978 年首次报道，该自身抗体是检查细胞的 DNA 合成开始 48 小时的 S 期细胞核出现特异复制的 DNA 的抗体，故称作抗增殖细胞核抗原抗体，PCNA 是分子量为 36kD 的 DNA 聚合酶副蛋白。虽然该抗体在 SLE 患者血清中阳性率只有 3% ~5%，但是 SLE 的特异性抗体，具有诊断价值。其他自身免疫病往往为阴性。有文献报道，抗 PCNA 抗体与 SLE 活动性及与 SLE 的弥漫增殖性肾小球肾炎相关。

（十）抗 Mi - 2 抗体

1976 年 Reichlin 和 Mattioli 在一位叫"Mi"的 DM 患者血清中发现的自身抗体，命名为抗 Mi 抗体，在免疫沉淀试验中，Mi 血清形成两条沉淀线。1980 年，Mishiku 等将它们命名为抗 Mi - 1 抗体和抗 Mi - 2 抗体，抗 Mi - 1 抗体不存在于肌炎患者中,对诊断自身免疫病意义不大。

抗 Mi – 2 抗体的靶抗原位于细胞核核质内,是分子量 34～240kD 的 8 种核蛋白质复合物,不含核酸成分,主要通过染色体重组来对细胞增殖进行调控。抗 Mi – 2 抗体几乎仅见于炎性肌病患者血清中,尤其与 DM 高度相关,是 DM 的特异性抗体。

(十一)抗 PM – Scl 抗体

抗 PM – Scl 抗体多见于多发性肌炎和系统性硬化症患者而得名,之后研究发现,其更多见于多发性肌炎和系统性硬化症相重叠的患者中,故称为抗 PM – Scl 抗体,其靶抗原主要位于核仁的颗粒部分,是由 11～16 种蛋白多肽组成的复合物,分子量为 20～110kD。抗 PM – Scl 抗体在多发性肌炎和系统性硬化症相重叠且无 SLE 特征的患者中阳性率为 25%。抗 PM – Scl 抗体也可单独在 PM 患者中出现,阳性率为 8%,系统性硬化症患者中阳性率为 2%～5%。抗 PM – Scl 抗体阳性的系统性硬化症患者常合并肌炎,即使临床症状不明显,也可见到肌酶升高。抗 PM – Scl 抗体阳性的患者更容易发生严重的肌肉、肾脏损害。

四、临床思路(图 3 – 6)

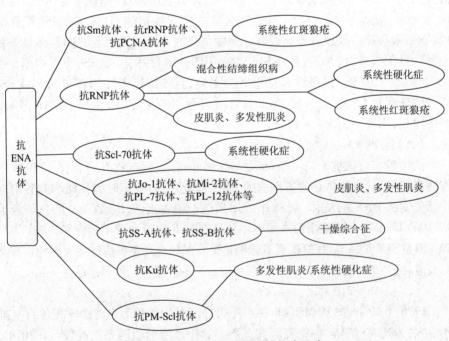

图 3 – 6　抗 ENA 抗体检测的临床思路

● 抗组蛋白抗体

一、概述

组蛋白（histone）是一组与 DNA 结合的含大量阳性电荷氨基酸（富含赖氨酸与精氨酸）的小分子蛋白,无种属特异性及器官特异性,在真核细胞中与 DNA 形成核小体。组蛋白可分为五种:H1、H2A、H2B、H3、H4。这五种组蛋白亚单位及其复合物都有各自相对应的抗体。抗组蛋白抗体（anti – histone antibody, AHA）于 1960 年首次发现,其阳性可见于多种疾病,主要出现在系统性红斑狼疮、药物诱导性狼疮及其他自身免疫病中,亦可见于某些神经性和感染性疾病。

二、检测方法

AHA 在以 Hep – 2 细胞为基质的 IIF 检测中,为核均质型,但抗 dsDNA 抗体、抗核小体抗体也产生同样的免疫荧光模型,因此需进行补充检测,免疫印迹法（WB）及 ELISA 是常用的简便、敏感的方法。

参考范围:阴性（WB）。

三、临床意义

AHA 目前仅认为是在 AID 患者中观察到的一种血清学异常,与抗核小体抗体不同,AHA 在疾病中不发挥作用。例如,AHA 在 SLE 患者中阳性率为 30% ~80% ,药物性狼疮患者的阳性率大于 90% ,原发性胆汁性肝硬化患者的阳性率为 40% ~60% ,系统性硬化症患者的阳性率为 30% ,80% 的 Felty 综合征患者 AHA 亦可呈阳性。

AHA 阳性的 SLE 患者临床上伴有肾炎者多见,中枢神经系统受累者则较少见。有文献报道 AHA 与 SLE 疾病活动性存在一定意义的相关性,活动期 SLE 患者中 AHA 阳性率较高,可达 90% ,但也有文献报道仅部分 AHA 阳性的 SLE 患者与活动性相关。SLE 患者中 AHA 主要以抗 H2A – H2B – DNA 复合物抗体、抗 H1 抗体和抗 H2B 抗体为主。

AHA 在药物性狼疮患者中阳性率较高,如仅有 AHA 抗体而不伴有其他 ANA 抗体（抗 ssDNA 抗体除外）,则强烈支持药物性狼疮的诊断。IgG 型 AHA 更有利于药物性狼疮的诊断。不同药物可诱导出针对不同组蛋白亚单位的抗体,如肼屈嗪诱导的药物性狼疮,以抗 H1 抗体和抗 H3 – H4 抗体为主;普鲁卡因胺诱发的药物性狼疮,主要为抗 H2A – H2B – DNA 复合物抗体。临床发现,有服药史、AHA 阳性而无临床症状患者,其血清中主要有 IgM 性 AHA,且不限于抗组蛋白某一亚单位抗体;而出现临床狼疮症状的患者,则以 IgG 型抗 H2A – H2B – DNA 复合物抗体为主。

四、临床思路(图 3 – 7)

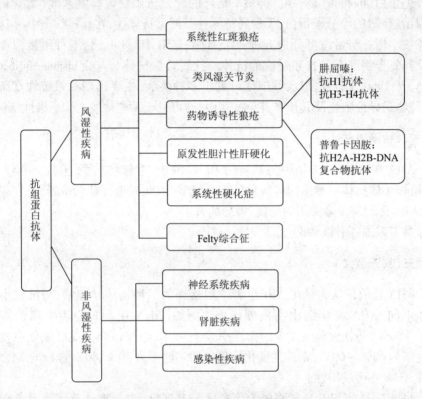

图 3 – 7 抗组蛋白抗体检测的临床思路

● 抗核小体抗体

一、概述

核小体(nucleosome)是真核生物细胞染色质的基本单位,含有成对出现的 4 种核心组蛋白 H2A、H2B、H3 和 H4,形成组蛋白八聚体,146 个双螺旋 DNA 碱基对环绕其两周,存在于细胞核中。近年研究表明,核小体是 SLE 的主要自身抗原,可能与 SLE 发病及病理变化直接相关。SLE 患者细胞凋亡异常导致的核小体过度释放,可能是本病免疫异常的主要诱发环节之一。首先核小体会成为多克隆 B 细胞的活化剂,这可能与 SLE 疾病的起始阶段有关。但更重要的是,核小体是 SLE 患者辅助性 T 细胞识别的自身抗原,不仅引起同源 B 细胞产生核小体特异性自身抗体,而且可引起抗 DNA 抗体和抗组蛋白抗体的形成。抗核小体抗体(anti - nucleosome antibodies,AnuA)在 SLE 中出现较早,对 SLE 诊断的敏感性及特异性均较好,在 SLE 中有较好的应用价值。

二、检测方法

ELISA 是检测 AnuA 的主要方法。
参考范围:阴性。

三、临床意义

临床研究表明,除了传统的致病性抗 dsDNA 抗体及其抗原抗体复合物外,核小体和组蛋白成分的自身抗体及其抗原抗体复合物在 SLE 的发病机制中可能起关键作用,尤其在肾小球肾炎(狼疮肾)致病机制方面意义重大。核小体的组蛋白成分(氨基末端带强阳性电荷)可促进免疫复合物与肾小球基底膜阴离子位点的结合,既作为植入抗原使原位免疫复合物得以形成,也可使含有核小体特异性抗体的循环免疫复合物得以沉积。上述两种情况均可使肾小球基底膜的通透性增加,且产生炎性免疫应答反应。

AnuA 在 SLE 诊断中敏感性为 58% ~71%,特异性可达 97% ~99%。AnuA 多见于活动性狼疮,特别是狼疮肾,与抗 dsDNA 抗体和抗 Sm 抗体等 SLE 的其他特异性抗体同时检测,可显著提高 SLE 临床诊断的敏感性及特异性。

● 抗着丝点抗体

一、概述

1980 年 Moroi 等应用 IIF 法首先在系统性硬化症患者血清中发现抗着丝点抗体(anti - centromere antibody,ACA)。着丝点是真核细胞染色体中姐妹染色单体紧密连接在一起的主要位点,着丝点表面的三层结构称为"着丝粒",通常有 4 种着丝点相关蛋白(CENP - A,CENP - B,CENP - C,CENP - D)可被人自身免疫血清识别,称为着丝点相关蛋白(CENPs)。抗着丝点抗体(ACA)主要是针对 CENPs 的自身抗体,主要的靶抗原为着丝点蛋白 B,其能与含有各种着丝点抗体的血清发生反应。ACA 主要见于女性为主的皮肤局限型硬化症患者中,亦可见于其他结缔组织病,但阳性率较低。

二、检测方法

目前检测 ACA 常用的方法有 IIF 法、ELISA 及免疫印迹法。应用分裂细胞染色体为抗原基质的 IIF 法,检测 ACA 效果较佳,是目前检测 ACA 常用方法;ELISA 法检测 ACA,多以提纯或重组的着丝点蛋白 B(CENP – B)为包被抗原,检测抗主要靶抗原着丝点蛋白 B 抗体;免疫印迹法以经提取 Hep – 2 细胞全细胞抗原为靶抗原,可同时检测多种 ACA 亚型抗体,如抗 CENP – A 抗体、抗 CENP – B 抗体、抗 CENP – C 抗体等。

三、临床意义

ACA 在系统性硬化症(SSc)患者中总的阳性率为 20% ~ 35%,最常见于皮肤局限型 SSc 患者,弥散型 SSc 中 ACA 阳性少见。ACA 对 SSc 高度特异,特异性为 90.0% ~ 99.9%。研究显示,ACA 水平与疾病活动性不相关,ACA 阳性的 SSc 患者死亡率低于 ACA 阴性的 SSc 患者,ACA 阳性往往是患者预后较好的一个指标。

ACA 阳性也可见于其他 AID,如类风湿关节炎(RA)、SLE、SS、PBC 等,但阳性率较低,通常 <5%。还有研究报道 ACA 与雷诺现象有密切关系。原发性雷诺现象患者(无 SSc)中,ACA 阳性率约 25%,抗体阳性患者易发展为局限型 SSc。

● 抗核仁抗体

一、概述

核仁是一个由蛋白质和核糖体组成的独特球形结构,主要功能是产生核糖体。抗核仁抗体(ANoAs)可与许多核仁结构反应,实际针对核糖体转录中的每个功能性步骤。ANoAs 所识别的不同核仁结构已在 SSc 患者血清中得到确认:1983 年发现抗 Th/To – RNP 抗体,1985 年发现抗 U3 – RNP 抗体,1987 年发现抗 RNA 多聚酶Ⅰ抗体(抗 RNAPⅠ抗体),1993 年发现抗 RNAPⅡ和 RNAPⅢ

抗体。

抗 Th/To – RNP 抗体靶抗原位于核仁的小核糖核蛋白颗粒（snoRNP）中,由 RNaseP 和 RNaseMRP 分子组成的分子量为 40kD 的蛋白质,主要参与 tRNA 前体的加工以及线粒体 DNA 复制。抗 U3 – RNP 抗体又称抗原纤维蛋白抗体,其靶抗原为核仁中的原纤维蛋白,是一种位于核仁密集原纤维丝蛋白结构上的与 U3RNA 结合的分子量为 34kD 的碱性蛋白,是参与核糖体 RNP 前体成熟过程的核糖核蛋白粒子 U3 – snRNP 的组成成分。抗 RNA 多聚酶抗体的靶抗原为真核生物的 RNA 多聚酶,包括 3 组合成酶（Ⅰ、Ⅱ、Ⅲ）,两个高分子多肽以及多个蛋白亚单位。RNA 多聚酶Ⅰ位于核仁,可合成 rRNA;RNA 多聚酶Ⅱ位于核仁,可合成 mRNA;RNA 多聚酶Ⅲ位于核质。

二、检测方法

IIF 法为常规检测方法,主要分为三种免疫荧光模型:①颗粒型,与针对 RNA 聚合酶的反应有关;②均质型,主要为抗 PM – Scl 抗体和抗 Th/To 抗体;③块状型,在间期细胞中可观察到,与抗 snoRNPs 抗体有关。

三、临床意义

（1）抗 Th/To 抗体为 SSc 特异性抗体,阳性率为 5% ~10% ,与 ACA 阳性的 SSc 患者临床症状相似,预后良好。此外,抗 Th/To 抗体还偶见于 PM/SSc 重叠综合征中,阳性率为 3% 。

（2）抗 RNAPⅠ抗体和抗 RNAPⅢ抗体为 SSc 特异性抗体,阳性率为 5% ~ 33% 。抗体阳性者常伴有严重的内脏受累,特别是肺脏和肾脏,如快速进行性肺纤维化、严重肺动脉高压、肾衰竭等,预后不良。抗 RNAPⅡ抗体在 SSc 中阳性率为 5% ~20% ,还可见于 SLE、混合性结缔组织病（MCTD）和重叠综合征等。

（3）抗 U3 – RNP 抗体为 SSc 特异性抗体,阳性率为 5% ~10% ,主要见于关节炎和肺纤维化症状的弥漫性硬皮病等患者中,该抗体阳性常与肌肉、肺脏和心脏受损相关联,且男性患者的发生率（33%）高于女性患者（14%）,黑色人种发生率高。该抗体还偶见于肝癌等疾病患者。

也有研究指出,ANoAs 与 AID 的初步诊断没有临床意义,且抗体滴度的波动与疾病严重程度无相关性。

第二节　抗中性粒细胞胞浆抗体

一、概述

抗中性粒细胞胞浆抗体(anti - neutrophil cytoplasmic antibodies, ANCA)是指与中性粒细胞及单核细胞胞浆成分发生反应的抗体。当中性粒细胞受抗原刺激后,胞浆中的 α - 颗粒释放蛋白酶 -3、髓过氧化物酶等物质,刺激机体而产生 ANCA。

IIF 法是 ANCA 经典的检测方法,阳性免疫荧光模型分为三种:胞质型 ANCA(cytoplasmic ANCA, cANCA)、核周型 ANCA(perinuclear ANCA, pANCA)及不典型 ANCA(atypical ANCA, xANCA)。cANCA 靶抗原主要是蛋白酶 -3(PR3),cANCA 阳性主要见于 Wegener 肉芽肿(WG)患者中(阳性率占 80%,且与病程、严重性和活动性有关),是 WG 的特异性抗体,cANCA 阳性也可见于少数显微镜下多动脉炎(MPA)、Churg - Strauss 综合征(CSS)、结节性多动脉炎(PAN)、少数巨细胞动脉炎、过敏性紫癜、白细胞破碎性皮肤性血管炎和白塞综合征。pANCA 靶抗原主要为髓过氧化物酶(MPO),pANCA 阳性主要见于特发性坏死性新月体性肾小球肾炎(NCGN)、MPA,也可见于 CSS、PAN、SLE、RA、SS、SSc。xANCA 代表了 pANCA 和 cANCA 的混合物,阳性见于溃疡性结肠炎、自身免疫性肝病和慢性炎症性疾病等。

二、检测方法

(一)检测方法

1. ANCA 总抗体的检测　IIF 法是检测 ANCA 的参考方法或者标准方法,至今也是最常用的经典方法。IIF 是区分 cANCA、pANCA 和 xANCA 的基础,有较高的敏感性,可半定量,但 IIF 法测定的是总 ANCA,不能准确区分靶抗原,需特异性的检测方法作为补充,检测流程图见图 3 - 8。IIF 法检测 ANCA 最常用的底物是乙醇固定的中性粒细胞,乙醇属于非交联性固定剂,可以增加细胞膜的通透性,ANCA 特异性靶抗原物质可从中性粒细胞胞质嗜天青颗粒中释放出来。在荧光显微镜下可观察到中性粒细胞胞质位置有亮绿色荧光染色,则为 ANCA 阳性,由于多种免疫性疾病患者存在 ANA,用 IIF 法检测 ANCA 时,会产生干扰实验结果的判断。为避免干扰现象,采用了四基质联合的检测即:乙醇固定的中性粒细胞、甲醛固定的中性粒细胞、Hep -2 细胞、猴肝细胞。ANCA 荧光模型及表现见表 3 -4。

表 3 −4　ANCA 荧光模型及表现

免疫荧光模型		荧光表现			
		乙醇固定的中性粒细胞	甲醛固定的中性粒细胞	Hep−2 细胞	猴肝细胞
ANA 阴性	cANCA 阳性	胞质呈现弥散的细颗粒荧光,胞质荧光清晰勾勒出核的轮廓,分叶核之间荧光增强	胞质呈现弥散的细颗粒荧光,胞质荧光清晰勾勒出核的轮廓,分叶核之间荧光增强	阴性	肝细胞本身无荧光。仅肝血窦中性粒细胞出现荧光
	pANCA 阳性　甲醛耐受 pANCA	呈现核周胞质平滑丝状带荧光。荧光阳性的胞质主要集中在分叶核周围,形成环状或不规则的块状	胞质呈现弥散的细颗粒荧光,胞质荧光清晰勾勒出核的轮廓,分叶核之间荧光增强	阴性	肝细胞本身无荧光。仅肝血窦中性粒细胞出现荧光
	甲醛敏感 pANCA	呈现核周胞质平滑丝状带荧光。荧光阳性的胞质主要集中在分叶核周围,形成环状或不规则的块状	阴性	阴性	肝细胞本身无荧光。仅肝血窦中性粒细胞出现荧光
ANA 阳性	ANCA 阴性	细胞核阳性,荧光强度增强	阴性	细胞核呈现荧光表现,如 ANA 所述	肝细胞核阳性。肝血窦中性粒细胞未见荧光
	甲醛耐受 pANCA 阳性	细胞核阳性,荧光强度增强	荧光表现如 cANCA 阳性,乙醇、甲醛固定粒细胞所述	细胞核呈现荧光表现,如 ANA 所述	肝细胞和肝血窦中性粒细胞均有荧光
	甲醛敏感 pANCA 阳性	细胞核阳性,荧光强度增强	阴性	细胞核呈现荧光表现,如 ANA 所述	肝细胞和肝血窦中性粒细胞均有荧光

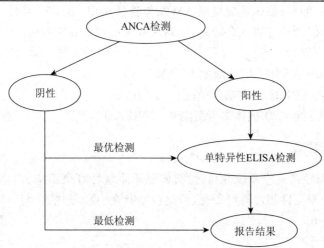

图 3 −8　ANCA 检测的临床思路

2. ANCA 抗靶抗原抗体检测　IIF 法仅能检测出 ANCA 的不同免疫荧光模型,但不能确定抗特异性靶抗原抗体,在临床中,一般建议同时做 IIF 初筛和确认实验(ELISA 或 WB),以提高 ANCA 的临床应用价值,不单独做初筛或确认实验,以免降低对疾病诊断的特异性。目前常用 ELISA 检测抗特异性靶抗原抗体,临床上常规检测的是抗 PR3 抗体和抗 MPO 抗体,常见的靶抗原见表 3 - 5。

表 3 - 5　ANCA 常见的靶抗原

嗜天青颗粒	特异性颗粒	胞质	核板层
蛋白酶 3(PR3)	乳铁蛋白(LF)	α - 烯醇酶(α - enolase)	核质成分(lamina)
髓过氧化物酶(MPO)	溶菌酶(LYS)	催化酶(catalase)	
杀菌/通透性增强蛋白(BPI)		肌动蛋白(actin)	
人白细胞弹性蛋白(HLE)			
组织蛋白酶 G(CG)			
溶菌酶(LYS)			
天青杀素(AZU)			
防御素(DEF)			
β - 葡萄糖醛酸酶 (β - glucuronidase)			
人溶酶体相关膜蛋白 2 (H - LAMP 2)			

需要注意的是:临床常规检测 ANCA 单独使用 IIF 法或特异性 ELISA 是不完善的,应提倡两种方法联合应用,提高 ANCA 应用的临床价值。

(二)参考范围

IIF 法:ANCA 阴性(抗体滴度 1∶<10)。

ELISA 法:抗 PR3 抗体参考范围 0 ~20RU/ml。

ELISA 法:抗 MPO 抗体参考范围 0 ~20RU/ml。

三、临床意义

ANCA 阳性常见于系统性血管炎,偶见于系统性红斑狼疮、白塞综合征、类风湿关节炎、原发性胆汁性肝硬化、溃疡性结肠炎、克罗恩病。与 ANCA 相关的疾病见表 3 -6。

表 3－6　与 ANCA 自身抗体谱相关的疾病

相关疾病	IIF 荧光染色模型	特异性靶抗原抗体
原发性系统性小血管炎		
韦格纳肉芽肿（WG）	cANCA,pANCA(少见)	PR3(85%),MPO(10%)
显微型多动脉炎（MPA）	cANCA,pANCA	PR3(45%),MPO(45%)
坏死性新月体肾小球肾炎（NCGN）	pANCA,cANCA(少见)	PR3(25%),MPO(65%)
变应性肉芽肿性血管炎（CSS）	pANCA,cANCA(少见)	PR3(10%),MPO(60%)
结节性多动脉炎（PAN）	ANCA(低阳性率)	PR3(5%),MPO(15%)
抗肾小球基底膜疾病（抗 GBM 病）	pANCA	MPO(30%)
炎症性肠病		
溃疡性结肠炎（UC）(60%~80%)	pANCA,aANCA	BPI,LF,CG,LYS,其他
克罗恩病（Crohn's 病）(10%~20%)	pANCA,aANCA	BPI,LF,CG,LYS,其他
自身免疫性肝病		
原发性硬化性胆管炎（PSC）(70%~88%)	pANCA,aANCA	BPI,LF,CG,其他
原发性胆汁性肝硬化（PBC）(3%~18%)	pANCA,aANCA	BPI,LF,CG,LYS,HEL,其他
自身免疫性肝炎（AIH）	pANCA,aANCA	BPI,LF,CG,LYS,HEL,其他
结缔组织病		
系统性红斑狼疮（SLE）	pANCA	LF,CG,HEL,MPO(少见)
类风湿关节炎（RA）	pANCA,aANCA	LF,CG,HEL,MPO(少见)
Felty 综合征	pANCA,aANCA	LF,CG,HEL,MPO(少见)
药物性 ANCA 阳性血管炎		
药物性狼疮（DIL）	pANCA	MPO(常见),LF,HEL
甲状腺功能亢进（PTU 治疗）	pANCA,aANCA	MPO,LF,HEL,BPI,其他
呼吸系统炎性疾病		
囊性纤维化（CF）	aANCA,pANCA	BPI(91%)
原发性支气管扩张症	aANCA,pANCA	BPI,其他
原发性支气管扩张	aANCA,pANCA	BPI,其他
感染性疾病		
细菌（心内膜炎、呼吸道感染）	aANCA,pANCA	BPI,CG,其他
病毒（HIV 感染）	aANCA,pANCA	不明
真菌（着色真菌病）	aANCA	不明
原虫（急性疟疾、侵袭性阿米巴感染）	aANCA,pANCA	CG,PR3

第三节 抗磷脂抗体

一、概述

抗磷脂抗体(anti – phospholipid antibodies,APLA)是一组能与多种含有磷脂结构的抗原物质发生反应的抗体,其靶抗原是带负电荷的磷脂或带负电荷磷脂与蛋白的复合物,主要包括狼疮抗凝物(lupus anticoagulants,LA)、抗 β_2 – 糖蛋白 I 抗体(anti – β_2 – glycoprotein I antibodies,抗 β_2 – GP I 抗体)、抗心磷脂抗体(anticardiolipin antibodies,ACLA)及抗磷脂酰丝氨酸抗体等。APLA 在 SLE 患者中的阳性率约为 33% ～44%,APLA 阳性往往提示抗磷脂综合征(anti – phospholipid syndrome,APS)的出现,即血小板减少,血栓形成及习惯性流产。

(一)狼疮抗凝物

狼疮抗凝物(lupus anticoagulants,LA)是一种针对带负电荷磷脂的自身抗体,是 APLA 中的一种,常见于 SLE 等自身免疫病患者,因 1952 年 Conley 和 Hartman 首先在 SLE 患者中被检出,故命名为狼疮抗凝物质,LA 在 SLE 的阳性率为 30% 。LA 作用的靶抗原可能是内皮细胞、血小板膜上的类磷脂蛋白复合物,抗原特异性范围较广,包括循环中某些蛋白质 – 磷脂复合物的蛋白成分,如蛋白 C、蛋白 S、血栓调节素、高分子激肽原。LA 的抗凝原理:狼疮抗凝物质干扰多种凝血因子活性和不同阶段的凝血反应,表现为凝血时间的延长,如活化部分凝血活酶时间(activated partial thromboplastin time,APTT);抑制血管内皮细胞释放 β – GP I ;影响前微血管增渗素的产生,减少纤维蛋白的分解作用;也可使血浆蛋白 C、蛋白 S 和抗凝血酶Ⅲ(antithrombinⅢ,AT – Ⅲ)活性获得性缺陷,抑制 V α 因子下调,阻止活化蛋白 C – 蛋白 S – V α 复合体形成,从而促进凝血作用。

(二)抗 β_2 – 糖蛋白 I 抗体

β_2 – GP I 是一种磷脂结合蛋白,Schultzed 等于 1961 年首先报道,直到 20 世纪 90 年代才认识到 β_2 – GP I 是一种为抗磷脂抗体与抗原结合所必需的血浆蛋白,并且只有当 β_2 – GP I 与心磷脂小泡、心磷脂包被的滴定板或高结合力的阴离子表面结合时才能形成抗 β_2 – GP I 抗体识别的结合表位。目前认为 β_2 – GP I 是与 APLA 关系最为密切的靶抗原。β_2 – GP I 主要在肝脏合成,妊娠期胎盘也能合成,血中浓度为 $200\mu g/ml$,分子量为 50kD,是由 326 个氨基酸残基组成的单一多肽链。β_2 – GP I 为天然的抗凝物质,它可以与带负离子的磷脂表面结合,与内源性凝血因子竞争结合到带负电荷的血管表面,或通过抑制血小板的聚集起到抗凝血的作用。抗 β_2 – GP I 抗体在自身免疫介导的血栓形成的发病中起着重要作用,测定抗 β_2 – GP I 抗体为正确的评价血栓形成的风险或 APS 的诊断补充了相关的血清学信息。抗 β_2 – GP I 抗体在血栓形成和 APS 中比 ACLA 更为特异。

（三）抗心磷脂抗体

抗心磷脂抗体(anticardiolipin antibodies,ACLA)是一种以血小板和内皮细胞膜上带负电荷的心磷脂作为靶抗原的自身抗体,1941 年从牛的心肌中分离出来的一种具有抗原性的磷脂,并加以命名。心磷脂为二磷酸甘油结构,无生物种属特异性,其天然组分中含有四条高度不饱和的酰基链,极易氧化或集合。ACLA 常见于 SLE,在 SLE 的阳性率为 72% ,同时见于其他自身免疫病,如 APS,在正常人中,亦有 10% 的阳性率。

（四）抗磷脂酰丝氨酸抗体

通常是识别位于血小板、内皮细胞膜外侧磷脂酰丝氨酸的自身抗体。磷脂酰丝氨酸是一类带负电荷磷脂,由两个脂肪酸、甘油分子、磷酸和羟基丝氨酸形成的三碳甘油基团组成,是细胞膜的组成成分,参与凝血级联反应,在血凝块形成过程起一定作用。磷脂酰丝氨酸与抗磷脂酰丝氨酸抗体结合时需要 β_2 – GP I 辅助。

二、检测方法

1. LA 目前主要用狼疮抗凝物比值(SLC – R)来显示实验结果。

SLC – R = 狼疮抗凝物质筛选试验检测值(SLC – S)/确诊试验检测值(SLC – C)

参考范围:0.8 ~ 1.2。

2. 抗 β_2 – GP I 抗体 常用 ELISA 检测,不但能够定量检测抗 β_2 – GP I 抗体,而且能够测定抗 β_2 – GP I 抗体亚型,一般认为 IgG 型抗 β_2 – GP I 抗体比 IgM 型更特异。参考范围:阴性(ELISA)。

3. ACLA 目前常用 ELISA 定量检测,或对抗体的滴度进行检测,还可在包被心磷脂同一板上,通过比较加或不加 β_2 – GP I 两微孔间的结合活性,区别 β_2 – GP I 依赖与不依赖的 ACLA。但 ACLA 的检测面临标准化的困难,这可能是由于靶抗原多源性的问题所致。ACLA 主要分为 IgA、IgM、IgG 三种类型,其中 IgG 型 ACLA 与血栓形成关系最为密切。参考范围:阴性(ELISA)。

4. 抗磷脂酰丝氨酸抗体 目前检测方法主要是 ELISA。参考范围:阴性。

三、临床意义

1. LA 持续存在与 APS 发生有关,被认为是不明原因的习惯性流产、死胎、胎儿发育迟缓、动静脉栓塞及某些自身免疫病的危险信号。约40%的 SLE 患者 LA 阳性,长期服用氯丙嗪的患者可检测到 LA 的存在。

2. 抗 β_2 - GP I 抗体是抗磷脂抗体阳性 APS 患者的主要自身抗体,对于 APS 的诊断有重要价值。

3. ACLA 的特异性、同种型、滴度水平及抗体的持续时间均与临床疾病密切相关。除了原发性 SLE 患者外,在自身免疫病、感染性疾病、恶性肿瘤、药物诱导性疾病可检测出 ACLA,甚至一些健康人体内都可检测出 ACLA,只是出现在健康人群的 ACLA 一般为低滴度、IgM 型,往往为一过性阳性,持续监测过程中往往转为阴性,并且与栓塞发生无关。与感染相关的 ACLA 比较,自身免疫性 ACLA 滴度较高,通常是 IgG 型,以 IgG2、IgG4 常见,有较高的亲和力。目前公认与 ACLA 有关疾病有:各种静脉栓塞、动脉栓塞、习惯性流产、血小板减少症和溶血性贫血等多种疾病。现在认为 ACLA 是卒中的一种重要危险因素,在年轻的中风患者中 ACLA 阳性患者高达18%。ACLA 还多见于 SLE 伴中枢神经系统病变的患者,此外,一些其他神经系统疾病如神经梅毒、多发性硬化症、吉兰 - 巴雷综合征等患者也可检测到 ACLA。

4. APS 患者血清中,ACLA 和抗磷脂酰丝氨酸抗体同时阳性患者占75%,ACLA 单阳性为14%,抗磷脂酰丝氨酸抗体单阳性为11%,并且表现为 IgG、IgM、IgA 型抗体。抗磷脂酰丝氨酸抗体单阳性 APS 患者的临床特征类似于 ACLA、LA 阳性患者,如习惯性流产、血栓栓塞等。

四、临床思路

在临床中,应掌握 APLA 的实验室检测适应证,主要包括以下几个方面。

(1)所有 SLE 患者。

(2)50 岁以下中风人群或外周动脉闭塞患者。

(3)自发性静脉血栓形成及反复发作者。

(4)无其他危险因素的年龄较大的动脉闭塞患者。

(5)原因不明的血小板减少者。

(6)3 次以上连续流产的女性。

第四节　抗瓜氨酸化蛋白抗体

瓜氨酸为人体内非编码氨基酸,在肽酰精氨酸脱亚胺酶(PAD)的催化下,使蛋白中的精氨酸转化为瓜氨酸。PAD可在钙离子存在的情况下对一些组织蛋白进行翻译后修饰,将多肽链中精氨酸的氨基催化成羰基,从而使精氨酸转化成瓜氨酸,该过程称为瓜氨酸化(表3-7)。瓜氨酸化在许多生理过程中发挥作用,如参与了髓鞘和上皮的正常发育过程。同时,人们发现瓜氨酸化也参与了许多自身免疫病的发病,如类风湿关节炎和多发性硬化症等。

研究等认为抗瓜氨酸化蛋白抗体产生可能与细胞凋亡产物不能有效清除有关。在细胞凋亡过程中可以发生细胞蛋白的瓜氨酸化。蛋白瓜氨酸化后使蛋白所带电荷减少,蛋白变不稳定或失去分子内和分子间的相互作用,这样蛋白容易被蛋白水解酶裂解。在病理情况下,凋亡的蛋白片段不能被有效清除,这些蛋白就会提呈给免疫系统,产生抗瓜氨酸化蛋白抗体,导致自身免疫病。尤其是近几年抗环瓜氨酸抗体在RA临床诊断中的应用,显示了很强的疾病特异性,所以瓜氨酸化在RA的发病中所起的作用引起人们越来越多的重视。

表3-7　瓜氨酸化作用的规律

一级结构	规律	二级结构	规律
N－Arg－Glu－C	缓慢瓜氨酸化,达10%的效率	α螺旋	很难瓜氨酸化
N－Arg－Asp－C	迅速瓜氨酸化,达100%的效率	β转角	最易被瓜氨酸化的区域
Arg close to N－terminus	几乎不能被瓜氨酸化	无规则卷曲	迅速瓜氨酸化达95%的效率
N－Arg－Arg－C	接近于羧基端几乎不能瓜氨酸化	β片层	无资料依据
N－Pro－Arg－Pro－C	不能瓜氨酸化		

注:N—氨基端,C—羧基端。

所以,抗瓜氨酸化蛋白抗体是一类针对有瓜氨酸化表位的自身抗体的总称,组成抗瓜氨酸化蛋白抗体谱,见表3-8。下面介绍临床常规检测的抗瓜氨酸化蛋白抗体。

表 3 −8　抗瓜氨酸化蛋白抗体在 RA 中的阳性率和特异性

名称	阳性率/%	特异性/%
抗 CCP 抗体	47 ~82	96
抗 MCV 抗体	70 ~82	95
ACF	56 ~67	93
APF	48 ~66	92
AKA	44 ~73	90
抗 RA33 抗体	30 ~35	90
AFA	47 ~69	93
抗 Sa 抗体	20 ~47	99

● 抗环瓜氨酸肽抗体

一、概述

抗环瓜氨酸肽抗体(anti − circum citrulline peptide antibodies, anti − CCP) 是以环状聚丝蛋白的多肽片段为抗原的自身抗体,以 IgG 型抗体为主,是由 RA 患者 B 淋巴细胞分泌的特异性较高的抗体,对 RA 诊断具有很好的敏感性和特异性,且抗 CCP 抗体阳性的 RA 患者骨破坏较抗 CCP 抗体阴性者严重。目前已被纳入 RA 的诊断标准中,称为 RA 诊断的新指标,对 RA 诊断的敏感性及特异性均超过 RF。

二、检测方法

检测方法:ELISA。
参考范围:阴性。

三、临床意义

(1)抗 CCP 抗体对 RA 患者诊断的特异性为 96% ,而敏感性为 47% ~ 82% ,而且阳性患者更容易发生关节损害。对于其他自身免疫病(如 SS、SLE、银屑病关节炎、丙型肝炎) 合并 RA 的患者检测抗 CCP 抗体有助于早期诊断和治疗。

(2)抗 CCP 抗体的出现时间明显早于 RA 的确诊时间,抗 CCP 抗体对 RA

的早期诊断有重要意义,便于早期治疗,控制病情发展。

● 抗突变型环瓜氨酸波形蛋白抗体

波形蛋白(vimentim,原称 Sa 抗原)是细胞骨架蛋白之一,在凋亡的巨噬细胞内被瓜氨酸化,修饰残基暴露引起自身免疫反应,产生抗突变型环瓜氨酸波形蛋白抗体(anti – mutated citrullinated vimentin antibodies,anti – MCV)。目前主要采用 ELISA 测定血清内抗 MCV 抗体。抗 MCV 抗体对 RA 诊断的敏感性与特异性分别为 70% ~82% 和 95% ,与抗 CCP 抗体相比,敏感性与特异性尚可,但抗 MCV 抗体滴度与 RA 患者病情无明显相关性。

● 抗瓜氨酸化纤维蛋白原抗体

纤维蛋白原是体内存在的一种天然蛋白,研究表明,瓜氨酸化的纤维蛋白 α 链和 β 链存在于滑膜内,且 RA 患者体内存在针对瓜氨酸化纤维蛋白原的自身抗体,这说明瓜氨酸化的纤维蛋白在 RA 的发病机制中可能发挥重要作用。

Nielen 等对 379 例早期关节炎患者的研究显示抗瓜氨酸化纤维蛋白原抗体(antibodies to citrullinated human fibrinogen,ACF)在对 RA 的早期诊断方面与抗 CCP 抗体高度一致,具有较高的敏感性和特异性,且在 RF 阴性的 RA 患者中应用价值较大。还有研究显示,ACF 和抗 CCP 抗体同样与 RA 的进展相关。目前多采用 ELISA 检测,参考范围:阴性。

● 抗瓜氨酸化 II 型胶原抗体(anti – citrullinated collagen type II,抗 cit – C II)

II 型胶原(collagen type II)作为关节特异的自身抗原与 RA 的发病机制相关。50% ~88% 的 RA 患者血清及关节滑液中可检测到抗 cit – C II 抗体,而在其他自身免疫病中少见。抗 cit – C II 抗体与 RA 患者病情的进展和严重性相关,见于 RA 患者发病早期,可用于 RA 的早期诊断。目前多采用 ELISA 检测,参考范围:阴性。

• 抗核周因子抗体

一、概述

抗核周因子抗体(antiperinuclear factor, APF)的靶抗原存在于颊黏膜上皮细胞核周胞质内,是上皮细胞的中等纤维结合蛋白或其前体,它是一种不溶性蛋白质。APF 于 1964 年由 IIF 法首先检测出来,其抗体主要为 IgG,也含有 IgM 及 IgA 成分。APF 在 RA 的诊疗中有较好的应用价值。

二、检测方法

检测方法:IIF 法。
参考范围:阴性。

三、临床意义

(1) APF 对 RA 诊断的敏感性是 48% ~66%,特异性是 92%,在其他结缔组织病中 APF 多为阴性。在青少年 RA 患者中,APF 敏感性和特异性分别为 34%、90%。

(2) APF 可出现在 RA 早期,在早期 RF 阴性的 RA 患者中的阳性率为 53.3%,甚至在发病之前就出现阳性,对 RA 的诊断有预测价值。

(3) APF 能够反映 RA 的病情变化及疾病严重程度。APF 与 RA 病情活动性呈正相关,能够反映 RA 患者的病情变化。与 APF 阴性 RA 患者比,APF 阳性 RA 患者病情重、关节功能损害重,并发关节外症状多以及关节骨组织病变发展快。

(4) APF 阳性、RF 阴性的 RA 患者往往预后较差。因此,APF 对 RA 患者的预后判断有重要意义。

• 抗角蛋白抗体

一、概述

抗角蛋白抗体(anti – keratin antibodies, AKA),1979 年 Young 等发现 RA 血清中有一种能与鼠食管角质层反应的抗体,并对 RA 具有特异性,命名为 AKA。

但随后证实,细胞角质蛋白并不是 AKA 的靶抗原,在人类表皮,已证实丝集蛋白(filaggrin)是 AKA 的靶抗原。AKA 的 IgG 亚型表现为个体差异性,在 AKA 阳性的血清中,IgG1 亚型占 87%,IgG4 亚型占 35%。IgG1 或 IgG1 与 IgG4 在很大程度上是占优势的。AKA 可以在 RA 发病以前若干年出现,所以有早期诊断价值。

二、检测方法

检测方法:IIF 法。
参考范围:阴性。

三、临床意义

(1)AKA 对 RA 诊断的特异性为 90%,敏感性为 44%～73%,AKA 阳性少见于其他自身免疫病。由于 AKA 对 RA 诊断的敏感性相对较低,因此,AKA 阴性并不能排除 RA 的诊断。

(2)AKA 的出现可先于 RA 的临床表现,有时可提前几年时间,对 RA 的诊断有预测价值。

(3)AKA 也是 RA 潜在的预后指标,AKA 的滴度高低与疾病活动和(或)严重程度相关。

● 抗 RA33 抗体

一、概述

1989 年 Hassfeld 等首次报道抗 RA33 抗体,因该抗体是诊断 RA 较为特异的抗体,而且与分子量 33kD 的核酸蛋白发生反应,因此定名为抗 RA33 抗体。其靶抗原为 33kD 的核酸结合蛋白,与 hnRNP 中的 A2 蛋白一致,抗原来源于 HeLa 细胞或 Ehrlich 细胞。1992 年 Hassfeld 在检测抗 RA33 抗体的同时,发现部分 RA 患者同时存在针对 36kD 核酸蛋白的抗体,且后者与抗原分子量同为 36kD 的抗增殖细胞核抗原抗体(抗 PCNA 抗体)无关。抗 RA33 抗体与抗 RA36 抗体常同时出现,在免疫印迹检测时如同时存在 33kD、36kD 处形成两条特征性条带,对诊断 RA 具有特异性。在 RA 早期可出现抗 RA33 抗体阳性。

二、检测方法

检测方法：免疫印迹法。
参考范围：阴性。

三、临床意义

（1）抗 RA33 抗体阳性主要见于 RA、SLE 和 MCTD 患者，少见于其他结缔组织病患者。抗 RA33 抗体约见于 30% ~35% 的 RA 患者，20% ~25% 的 SLE 患者，35% ~40% 的 MCTD 患者。

（2）抗 RA33 抗体对 RA 诊断的特异性较高，约为 90% 左右，在早期 RA 的敏感性约为 28% ，对 RA 的早期诊断有重要意义。抗 RA33 抗体可用于 RA 的鉴别诊断，抗 RA33 抗体在其他关节炎（如骨关节炎、反应性关节炎、银屑病关节炎等）几乎均为阴性。

需要注意的是，抗 RA33 抗体与疾病的活动性和分期无关，疾病缓解后抗体仍为阳性。

● 抗聚丝蛋白抗体

一、概述

抗聚丝蛋白抗体（anti - filaggrin antibody, AFA）于 1993 年首次发现，Simon 等首次采用从人表皮细胞提取的聚角蛋白微丝蛋白（filaggrin）用于检测 RA 患者的血清，应用免疫印迹法在 75% 的 RA 患者中检测到 AFA。

二、检测方法

检测方法：免疫印迹法或 ELISA 法。
参考范围：阴性。

三、临床意义

AFA 对 RA 诊断的特异性较高，对 RA 诊断的阳性预测值及阴性预测值均优于 APF 及 AKA。AFA 检测有助于 RA 的早期诊断，但与疾病的活动及病情的严重程度无相关性。

● 抗 Sa 抗体

一、概述

抗 Sa 抗体是 1994 年发现的另一种对 RA 特异的自身抗体,Sa 抗原是一种与核酸无关的非酰基化多肽,存在于人类脾、胎盘和关节滑膜中,可能为人体组织的正常组成成分。抗 Sa 抗体的靶抗原为瓜氨酸化的波状蛋白,为 IgG 型。

二、检测方法

检测方法:蛋白印迹法或 ELISA 法。
参考范围:阴性。

三、临床意义

抗 Sa 抗体系统对 RA 的敏感性 20% ~ 47%,特异性达 99%,但在 RA 早期患者中的阳性率仅为 23.5%。抗 Sa 抗体水平与 RA 患者疾病严重程度及骨破坏有相关性。在关节破坏的 RA 患者中,此抗体的阳性率可达 68%,在 RF 阴性的 RA 患者中,此抗体的阳性率为 27%。

第五节　其他自身抗体

● 类风湿因子

一、概述

类风湿因子(rheumatoid factor,RF)是最早发现的自身抗体,是一种以变性 IgG 为靶抗原的自身抗体,与人或动物变性 IgG 分子的 Fc 片段发生抗原抗体反应,无种属特异性,RF 表现为 IgG、IgA、IgM、IgE 型。健康人群 RF 阳性率为 2% ~ 5%,随着年龄的增长可呈增高趋势,但这些人中以后患类风湿关节炎(rheumatoid arthritis,RA)的概率极小,因此一般认为,RF 检测结果只具有参考价值,而无特异性诊断价值,应结合临床病情和其他指标综合分析。

RF 致病机制:由于病原体感染等原因刺激机体产生 IgG 类抗体,此类抗体与其相应抗原结合时,可能发生结构变异,成为变性 IgG,变性 IgG 作为自身抗原被机体识别为异物,产生多种 RF。80% 的 RF 为 IgM 型,20% 为 IgG 型,IgM 型 RF 在血液循环中通常是五聚体,IgM 型 RF 与自身变性 IgG 的 Fc 段结合形成抗原抗体复合物,能够激活补体系统,并与各种巨噬细胞表面的 Fc 受体结合,促进吞噬功能及溶酶体的释放,产生炎症等一系列免疫应答反应。

二、检测方法

检测方法:包括胶乳颗粒凝集试验、速率散射比浊法、ELISA。其中速率散射比浊法检测 RF 准确、快速,能够定量分析,准确性及敏感性均高于其他两种方法。

参考范围:速率散射比浊法:0 ~ 20IU/ml;ELISA:阴性。

三、临床意义

(1)RF 对 RA 患者的诊断及预后判断具有一定的临床意义。RF 在 RA 中阳性率为 52% ~ 92%,是诊断 RA 的重要血清学指标之一,RF 滴度越高,对 RA 的诊断特异性越高。持续高滴度的 RF,常提示 RA 的疾病活动,且骨侵蚀发生率越高,RF 滴度转阴或下降,常提示病情缓解或药物治疗有效。但 RA 阴性并不能完全除外 RA,有部分 RF 阴性的 RA 患者关节滑膜炎轻微,极少发展为关节外类风湿疾病。

(2)RF 升高并非为 RA 的特异性改变,还可见于许多自身免疫病、感染性疾病及非感染性疾病(表 3 - 9)。

(3)不同型别 RF 的临床意义为①IgM 型 RF:RA 患者血清中 IgM 型 RF 越高,同时伴有严重的关节功能障碍,提示预后较差;②IgG 型 RF:RA 患者血清中 IgG 型 RF 的出现与滑膜炎、血管炎和关节症状密切相关;③IgA 型 RF:IgA 型 RF 是 RA 活动的指标之一,与关节炎的症状严重程度及骨质破坏有明显的相关性;④IgE 型 RF:在关节液及胸腔积液中高于同一患者血清中的水平。

表 3 - 9　不同疾病 RF 阳性率

疾病	RF 阳性率/%	疾病	RF 阳性率/%
类风湿关节炎	52 ~ 92	慢性活动性肝炎	15 ~ 70
系统性红斑狼疮	15 ~ 35	亚急性细菌性心内膜炎	25 ~ 65

续表

疾病	RF 阳性率/%	疾病	RF 阳性率/%
干燥综合征	75 ~ 95	细菌(如分枝杆菌)感染	5 ~ 60
系统性硬化症	20 ~ 30	寄生虫感染(如锥虫)	20 ~ 90
Wegener 肉芽肿	5 ~ 20	病毒(如 EBV、HIV)感染	15 ~ 65
结节性多动脉炎	5 ~ 20	肿瘤放疗、化疗后	5 ~ 25
慢性结节病	5 ~ 30		

四、临床思路(图 3 – 9)

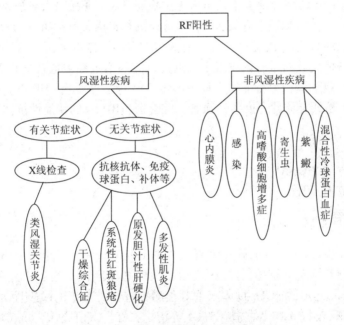

图 3 – 9　类风湿因子检测的临床思路

• 抗 C1q 抗体

一、概述

C1q 是补体 C1 的第一组分的第一个反应亚基,在补体经典激活途径中起重要作用,同时还参与介导单核巨噬细胞系统清除感染因素、凋亡产物及免疫复合物。是维持体内循环免疫复合物的正常清除,防止组织免疫性损伤的关键环节之一,当血清中出现抗 C1q 抗体时,必然会影响 C1q 的生理功能。抗 C1q 抗体是一种针对 C1q 胶原样区的 IgG 型自身抗体,使免疫复合物清除障碍,凋亡的细胞清除缓慢,刺激机体免疫系统产生更多抗体,是导致疾病活动的因素。

1971 年最早在系统性红斑狼疮和低补体血症患者血清中检测到与 C1q 结合的免疫球蛋白单体。1978 年证实在低补体血症的荨麻疹性血管炎综合征中会出现由免疫球蛋白单体 IgG 介导的 C1q 沉淀。20 世纪 70 年代末至 80 年代初,在 SLE 患者血清中发现了能与固相的 C1q 结合的单体 IgG,且 SLE 的临床活动性主要和能与固相 C1q 结合的 IgG 有关而不与液相 C1q 结合的 IgG。这种 IgG 单体与 C1q 的结合现象还见于增生性狼疮肾炎。狼疮肾炎的发病可能与循环免疫复合物的沉积损伤有关,抗 C1q 抗体沉积造成肾脏损害并与肾小球内存在的其他已结合 C1q 的免疫复合物有关,抗 C1q 抗体放大了致病性补体活化效应。该抗体尤其与带有内皮膜下免疫性沉淀的增生性狼疮肾炎相关,还可多见于以内皮膜下沉积为特征的 I 型膜型增生性肾小球肾炎(MPGN)。此外,抗 C1q 抗体也是低补体性荨麻疹样血管炎综合征(HUVS)的特征性抗体。

二、检测方法

检测方法:ELISA。
参考范围:阴性。

三、临床意义

研究表明,3% ~5% 的健康人群可检测到抗 C1q 抗体,30% ~48% 的 SLE 患者可检测到抗 C1q 抗体,且与 SLE 活动性相关。近年来,对狼疮肾炎(尤其是增殖型)研究显示,抗 C1q 抗体水平对预测狼疮肾炎发生的敏感性为 81%、特异性为 71%,较抗 dsDNA 抗体 C3、C4 等指标更好。有研究认为抗 C1q 抗体与狼疮肾炎复发密切相关,在 SLE 出现肾损伤前或肾病复发前,就能够检测到抗 C1q 抗体,可作为监测狼疮肾炎活动性的重要实验室指标。并且血清抗 C1q 抗体滴度的升高与狼疮性肾炎的病情严重程度及病情活动性相关。还有研究表明,约有 73% 的 I 型 MPGN 患者、40% ~45% 的 II 型 MPGN 患者(内皮膜下和上皮下均有电子致密物沉积)和 III 型 MPGN(上皮下有电子致密物沉积)患者体内有抗 C1q 抗体。其他诸如膜性肾小球肾炎、局灶性肾小球硬化和微小病变性肾小球肾炎等患者体内都能发现抗 C1q 抗体,但 IgA 肾病患者体内却未曾发现抗 C1q 抗体。

此外,在类风湿关节炎、血管炎等其他自身免疫病患者体内也可检测到抗 C1q 抗体。

四、临床思路(图 3 – 10)

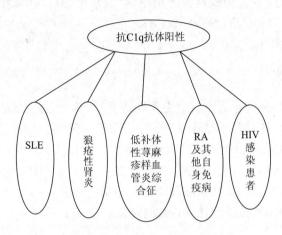

图 3 – 10 抗 C1q 抗体检测的临床思路

● 抗肾小球基底膜抗体

一、概述

肾小球基底膜(glomerular basement membrane,GBM)是由肾小球毛细血管内外透明层及中间致密层构成的网状结构,以糖蛋白为主体。抗 GBM 抗体就是血清中会"攻击"基底膜的一种抗体。抗 GBM 病最早于 1919 年首次报道,但直到 1967 年抗 GBM 抗体才被识别。其特点是患者外周血中检测到抗 GBM 抗体,或者该抗体沉积于肾和(或)肺的基底膜。该病既可以肺和肾同时受累表现为 Goodpasture 综合征,也可肾和肺单独受累表现为肾小球肾炎和肺出血。抗 GBM 抗体靶抗原为 Ⅳ 型胶原 α3 链非胶原结构域(NC1),只有针对此抗原表位的抗体才和疾病相关,因此,在大部分伴有微量血尿的不明原因肾衰竭病例尤其是肾衰竭进展迅速的情况下,检测抗 GBM 抗体有一定的提示作用。

二、检测方法

检测方法:IIF 法和 ELISA 法。IIF 法中抗 GBM 抗体阳性者,表现为锐利的、连续线性的荧光,应与阳性对照免疫荧光模型完全一致。由于 IIF 法难于区分非特异性荧光与真正的线性荧光模型,且低水平的抗 GBM 抗体用此法难以测到,此时应用 ELISA 法检测效果较好。

参考范围:阴性。

三、临床意义

抗 GBM 抗体阳性患者占自身免疫性肾炎的 5%,在抗 GBM 病中有 80% 的阳性检出率,新月体性肾小球肾炎患者中有 20% ~70% 的阳性检出率。

抗 GBM 抗体是抗 GBM 病诊断的必要条件,同时抗 GBM 抗体滴度的变化可以指导抗 GBM 病患者的的治疗:如血浆置换治疗过程中需定期监测抗 GBM 抗体变化,直至血清抗 GBM 抗体转阴为止。病情稳定 6 ~12 个月的抗 GBM 病患者,如血清抗 GBM 抗体阴性,可考虑肾移植。

● 抗肾炎因子抗体

一、概述

1969 年第一次在膜增生性肾小球肾炎(MPGN)患者血清中发现肾炎因子,把患者和健康人群的血清混合后,这种因子能够导致 C3 的消耗,因此又被称为 C3 肾炎因子(C3 nephritic factor,C3NeF),C3NeF 是旁路活化途径 C3 转化酶(C3bBb)的一种自身抗体,C3NeF 与 C3b 或 C3b – C3bBb 结合,可以使 C3bBb 稳定,半衰期延长近 10 倍,免遭 C3b – INA 和 B1H 的灭活,从而导致旁路途径持续活化。

二、检测方法

检测方法:免疫电泳法,交叉免疫电泳法,C3 溶血活性测定,免疫固定电泳以及绵羊红细胞溶血法等。

参考范围:阴性。

三、临床意义

(1)在Ⅱ型 MPGN 患者中检出率高达 80%,肾小球肾炎患者中出现 C3NeF 提示诊断 MPGN,最常见于Ⅱ型 MPGN 患者,亦见于其他两型Ⅱ型 MPGN 患者,但需经肾活检来证实。

(2)C3NeF 的水平和 MPGN 严重性之间没有明确的联系,在部分脂肪营养障碍的患者中,C3NeF 水平和低补体血症先于 MPGN 很多年出现。

● 抗 α-胞衬蛋白抗体

一、概述

α-胞衬蛋白(α-fodrin)是干燥综合征(SS)患者涎腺组织中的一种特异性自身抗原,分子量为 120kD,可从 NFs/sld 鼠模型的腮腺组织中纯化。纯化的抗原在体外可刺激 T 淋巴细胞增殖并产生 IL-2、INF-α 等细胞因子。抗 α-胞衬蛋白抗体(anti-α-fodrin antibodies)

主要见于干燥综合征患者,其他自身免疫病患者一般为阴性。

二、检测方法

检测方法:ELISA。
参考范围:阴性。

三、临床意义

抗 α-胞衬蛋白抗体对于原发性干燥综合征或继发性干燥综合征的诊断有一定临床意义,但敏感性与特异性并不理想。抗 α-胞衬蛋白抗体与干燥综合征的临床表现无明显联系。目前并没有关于抗 α-胞衬蛋白抗体诊断预后价值的有效研究。

四、临床思路(图3-11)

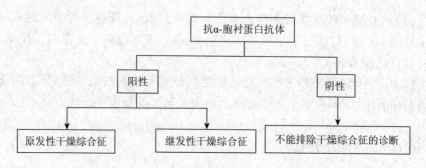

图3-11 抗α-胞衬蛋白抗体检测的临床思路

• 抗心肌抗体

一、概述

抗心肌抗体(anti-myocardial antibodies)是一种自身抗体,当心肌受炎症、缺氧、缺血及手术等因素引起损害时,可释放出心肌抗原,机体产生一类针对心肌某一特定抗原决定簇的自身抗体,其具有器官特异性,但无种属特异性。研究表明,抗心肌抗体存在于病毒性心肌炎(VMC)和扩张型心肌病(DCM)患者体内,目前的研究表明抗心肌抗体可能在DCM发病机制中起到一定的作用,但是很难确定心脏自身抗原在疾病发生中的作用,在目前研究确定的自身抗原中,有明显的证据显示心肌球蛋白链和β_1肾上腺素能受体为靶抗原。用心肌球蛋白链和β_1肾上腺素能受体免疫实验动物可诱导心脏疾病,从而有利地证明了这些抗原在心脏自身免疫中的作用。

二、检测方法

检测方法:IIF法,抗心肌抗体有三种荧光类型:①肌纤维膜-肌纤维膜下型。多见于急性风湿热、心肌梗死后综合征;②肌纤维间型;③肌浆型。多属于非特异性炎症反应。

参考范围:阴性。

三、临床意义

由于抗原未纯化,方法的非特异反应高,用间接免疫荧光法测得的抗心肌抗体主要见于心肌炎、风湿性心脏病、心肌梗死后综合征、心脏术后综合征、亚急性细菌性心内膜炎、冠心病、急性肝炎、慢性活动性肝炎、克山病等。其中病毒性心肌炎患者抗心肌抗体滴度高且持续时间长,经激素治疗后可转阴。抗心肌抗体对特发性扩张型心肌病诊断的敏感性和特异性分别为96%和81%。

抗心肌抗体分为嗜异性和特异性两种。前者见于风湿性心脏病、急性肝炎和慢性活动性肝炎患者,属于非特异性抗体;后者见于心肌炎等患者,对心肌炎的诊断有一定参考价值。

四、临床思路(图3－12)

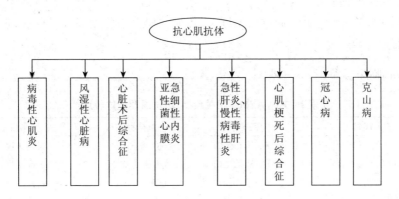

图3－12　抗心肌抗体检测的临床思路

● 抗平滑肌抗体

一、概述

抗平滑肌抗体(anti－smooth muscle antibodies,ASMA)是自身免疫性肝炎(AIH)患者血清中的标志性抗体,尤其是Ⅰ型AIH。ASMA是非组织特异性抗体,能够与细胞骨架成分(微丝、微管、中间体丝)的不同蛋白(肌动蛋白、微管蛋白、波形蛋白、骨架蛋白、细胞角蛋白)反应。其中F－肌动蛋白特异性ASMA是AIH的重要标志性自身抗体,AIH急性期患者有90%出现ASMA阳性,而原

发性胆汁性肝硬化 - 自身免疫性肝炎(AIH - PBC)重叠综合征患者有 20% 出现阳性,并且 ASMA 的滴度高。而波形蛋白、结合蛋白和微管蛋白特异性 ASMA 为低滴度、IgM 类抗体。

二、检测方法

检测方法:IIF 法。
参考范围:阴性(1：<100)。

三、临床意义

(1)ASMA 在 AIH 中的阳性率达 90% 以上,高滴度的 ASMA(1：>1000)对诊断 AIH 的特异性接近 100%。抗体主要为 IgG 型。ASMA 与 AIH 患者的病情活动、预后等不相关。

(2)ASMA 也可见于慢性丙型肝炎、传染性单核细胞增多症等疾病,但抗体滴度往往较低。

四、临床思路(表 3 - 10)

表 3 - 10　ASMA 相关疾病、靶抗原及抗体特点

相关疾病	靶抗原	抗体种类	抗体滴度
AIH	F - 肌动蛋白	IgG 为主	高滴度
AIH - PBC 重叠综合征	F - 肌动蛋白	IgG 和 IgM 为主	高滴度
酒精性肝硬化	G - 肌动蛋白	IgM	高滴度
病毒性肝炎	波形蛋白	IgM	高滴度
SLE,RA,SS	波形蛋白	IgM	高滴度
炎症性肠病	波形蛋白	IgM	高滴度
白塞综合征	波形蛋白	IgM	高滴度
心肌炎	结合蛋白	IgM	高滴度
传染性单核细胞增多症	微管蛋白	IgM	高滴度

● 抗肝/肾微粒体抗体

一、概述

1973 年 Rizzetto 首次用间接免疫荧光技术在一些慢性肝炎患者中发现抗

肝/肾微粒体抗体(anti – liver/kidney microsomal antibodies, anti – LKM),这些抗体能与肝细胞质、近端肾小管起反应。随后鉴定出抗 LKM 抗体有 3 种亚型,抗 LKM – 1 抗体是 Ⅱ 型自身免疫性肝炎的血清学标志,抗 LKM – 2 抗体只出现于由替尼酸引起的药物诱导性肝炎,因此抗 LKM – 1 抗体必须与抗 LKM – 2 抗体相区别开来。抗 LKM – 3 抗体主要出现于一些慢性丁型肝炎。抗 LKM – 1 抗体的靶抗原是细胞色素 P450 Ⅱ D6,抗 LKM – 2 抗体的靶抗原是 P450 Ⅱ Ca,抗 LKM – 3 抗体的靶抗原是 2UDP 葡萄糖醛转移酶的一个表位(表 3 – 11)。

表 3 – 11　肝病中微粒体主要自身抗原

自身抗体	主要自身抗原	分子量/kD	相关疾病
抗 LKM – 1 抗体	P450 Ⅱ D6	50	自身免疫性肝炎
抗 LKM – 2 抗体	P450 Ⅱ Ca	50	药物诱导性肝炎
抗 LKM – 3 抗体	UGT1	55	慢性丁型肝炎

二、检测方法

检测方法:IIF 法。
参考范围:阴性。

三、临床意义

1. 抗 LKM – 1 抗体　为 AIH – Ⅱ 型血清特异性抗体,敏感性为90%。慢性丙型肝炎患者中2% ~10%也可检测到抗 LKM – 1 抗体。AIH 中抗 LKM – 1 抗体阳性患者,较多具有典型的自身免疫现象,大多为青年女性,自身抗体滴度较高,血清免疫球蛋白显著增高,病情比较严重,对激素治疗反应好,欧美地区多见;丙型肝炎病毒(HCV)感染伴有抗 LKM – 1 抗体阳性患者,大多年龄较大,女性并不多见,自身抗体滴度较低,血清免疫球蛋白不高,病情为慢性肝炎表现,对干扰素治疗有反应,地中海地区多见。

2. 抗 LKM – 2 抗体　仅见于应用药物替尼酸治疗后诱发的肝炎患者。由于该药物已停用,故抗 LKM – 2 抗体已不存在。

3. 抗 LKM – 3 抗体　见于10% ~15%慢性丁型肝炎患者,大约有10%的 AIH – Ⅱ 型患者既有抗 LKM – 1 抗体,也有抗 LKM – 3 抗体。抗 LKM – 3 抗体在 AIH – Ⅱ 型患者中滴度较高,而在丁型肝炎患者中滴度较低。

• 抗肝细胞溶质抗原 I 型抗体

一、概述

抗肝细胞溶质抗原 I 型抗体(anti-liver cytosol antibody type I, anti-LC1)于1981年首次在一名患有慢性活动性肝炎和抗胰岛细胞抗体阳性1型糖尿病的9岁女童患者血清中发现。以 IIF 法检测该份血清显示肝组织呈强阳性,与抗 LKM-1 抗体的结果相似,但不同的是在田鼠肾组织上却为阴性。此后,用免疫扩散试验完善 IIF 结果,证明14例Ⅱ型自身免疫性肝炎的抗 LKM-1 抗体阳性结果掩盖了抗 LC1 抗体。自1993年以来,抗 LC1 抗体进一步被 Lenzi、Han 及其他一些人证实。

肝细胞溶质 I 型抗原(LC1)是一种位于肝细胞胞浆亚细胞成分的器官特异性分子。IIF 显示抗 LC1 抗体在肝组织呈强阳性,在田鼠的其他27种器官组织均为阴性,免疫扩散试验亦是相似结果。有研究表明 FTCD(formiminotransferase cyclodeaminase)和精氨酸琥珀酸裂解酶是该抗体靶抗原。

二、检测方法

目前检测抗 LC-1 抗体方法有 IIF、蛋白印迹法、ELISA、双相免疫扩散法等。

应用 IIF 法检测抗 LC1 抗体,其典型免疫荧光模型应符合两条标准:①仅肝细胞呈均匀的胞质荧光,而肾组织完全为阴性;②中央静脉周围的肝细胞荧光强度较弱。

三、临床意义

1. Ⅱ型 AIH 在 Martini 第十次报道抗 LC1 抗体时,就将抗 LC-1 抗体作为Ⅱ型 AIH 的第2个血清标志物。

2. 其他 AIH 同样亦有文献报道在 ASMA 阳性的 AIH 和自身免疫性胆管炎的患者血清中出现抗 LC1 抗体。Martini 和 Lenzi 分别检测100例、30例Ⅰ型 AIH 患者未发现抗 LC1 抗体。6%的抗 LKM-1 抗体或抗 LC1 抗体阳性Ⅱ型 AIH 患者血清为 ASMA 阳性,其滴度1:≥160,无肌动蛋白活性。ASMA 阳性预测价值要低于抗 LKM-1 抗体或抗 LC1 抗体。

3. 丙型肝炎 部分报道抗 LC1 抗体见于慢性丙型肝炎患者,研究调查显示 374 名患者中,16 例抗 LKM-1 抗体阳性(4%),1 例抗 LC1 抗体阳性(0.3%)。抗 LKM-1/抗 LC1 抗体阳性的丙型肝炎患者对免疫抑制剂治疗无效,而干扰素治疗却有效。这些患者属于Ⅱ型 AIH。

4. 抗 LC1 抗体与疾病活动程度关系　抗 LC1 抗体滴度与疾病活动程度、血中转氨酶、免疫球蛋白水平明显相关,高效价的抗 LC1 抗体只能在活动度高的患者中检测到。与抗 LKM-1 抗体相反,抗 LC1 抗体对肾上腺皮质激素和硫唑嘌呤的疗效没有预测意义。

● 抗可溶性肝抗原抗体

一、概述

可溶性肝抗原(SLA)是肝细胞质中一种可溶性蛋白抗原,分子量 50kD,在胰腺、肺、肾中也有表达。正常人淋巴细胞表达极少,但在激活状态下高表达,但目前 SLA 蛋白具体生理功能尚不明,推测是一种参与代谢的酶类。1987 年Manns M 等首次发现抗可溶性肝抗原抗体(抗 SLA 抗体)并认为该抗体是 AIH特异性自身抗体。此后,研究证明抗 SLA 抗体与抗肝/胰抗体为同一种自身抗体,对Ⅲ型自身免疫性肝炎具有高度特异性。

二、检测方法

目前检测抗 SLA 抗体方法有 ELISA、免疫印迹法等。
参考范围:阴性。

三、临床意义

抗 SLA 抗体对Ⅲ型 AIH 具有高度特异性,其阳性率占自身免疫性肝炎的11%~32.5%,至今尚未发现在其他疾病或健康人群中存在抗 SLA 抗体。因此,该抗体对于自身免疫性肝炎的诊断和鉴别诊断均具有重要价值。且研究表明抗 SLA 抗体阳性患者对免疫抑制疗法效果好,但易复发。

● 抗 gp210 抗体

抗 gp210 抗体的靶抗原是位于核孔复合物上分子量为 210kD 的跨膜糖蛋白,所识别的表位是 gp210 羧基末端上的 15 个氨基酸残基。目前常用以 gp210抗原决定簇的重组蛋白或合成多肽作为抗原,应用免疫印迹法或 ELISA 法检测抗 gp210 抗体。

抗 gp210 抗体被一致认为是原发性胆汁性肝硬化(PBC)的高度特异性抗体,诊断 PBC 的特异性可达 96% ~ 99%,敏感性为 10% ~ 41%。对于临床、生化和组织学表现疑诊 PBC 而线粒体抗体(AMA)阴性患者,或 AMA 阳性而临床症状不典型、存在重叠综合征的患者,抗 gp210 抗体检测有重要价值。抗 gp210 抗体与 PBC 患者肝外临床表现具有一定相关性,抗体阳性较抗体阴性患者发生关节炎的概率增高。抗 gp210 抗体的存在及其抗体滴度一般不随患者诊断时间及临床过程而变化,但抗体阳性与阴性患者的预后有显著性差异,抗体阳性提示患者预后不良,抗 gp210 抗体可作为 PBC 患者的预后指标。

• 抗 Sp100 抗体

抗 Sp100 抗体又称抗多核点抗体,其靶抗原为分子量 100kD 的可溶性酸性磷酸化核蛋白(Sp100 蛋白),临床上常用检测抗 Sp100 抗体方法为 IIF 法,免疫荧光模型多表现为分裂间期细胞核核质 6 个以上大小不等且分散的圆点状荧光染色,有丝分裂期细胞浓缩的染色体区为阴性。其他检测方法包括免疫印迹法和 ELISA 法等。

抗 Sp100 抗体在 PBC 中的特异性较好,可达 97%,敏感性为 10% ~ 30%,而其他肝病患者中均为阴性。该抗体亦可少见于风湿病患者中,如 SSc(7%)、SLE(2%)、MCTD 及重叠综合征等患者中,但阳性率低,且阳性患者多与 PBC 密切相关,多在临床出现肝损伤之前。抗 Sp100 抗体在 AMA 阴性 PBC 患者中阳性率(60%)显著高于 AMA 阳性者(20%),该抗体对 AMA 阴性的 PBC 患者诊断具有重要意义。

• 抗线粒体抗体

一、概述

抗线粒体抗体(anti - mitochondrial antibodies,AMA)由 Maokey 等于 1958 年首次在原发性胆汁性肝硬化(primary biliary cirrhosis,PBC)患者血清中发现,随后证实,95% 的 PBC 患者 AMA 阳性。以后的研究发现,AMA 也见于其他自身免疫病患者。AMA 的靶抗原是线粒体膜上的多种蛋白,成分复杂,现知有 M1 ~ M9 九种成分。M1 为线粒体外膜的心磷脂;M2 是 PBC 患者血清中 AMA 反应的主要成分,其本质是线粒体内膜上的丙酮酸脱氢酶和 α - 酮酸脱氢酶的复合体;M3 的本质尚不清楚;M4 为亚硫酸氧化酶;M5 是一种 65kD 蛋白;M6、M7、M8 的性质不明;M9 是一种糖原磷酸化酶。

AMA 靶抗原有以下几种。

1. 2 - 氧酸脱氢酶复合体(2 - OADC)的 E2 亚单位 丙酮酸脱氢酶复合体 E2 亚单位(PDC - E2)、2 - 酮戊二酸脱氢酶复合体 E2 亚单位(OGDC - E2)、二氧酸脱氢酶复合体 E2 亚单位(BCOADC - E2)。

2. 丙酮酸脱氢酶复合体 二氢硫辛酰胺脱氢酶结合蛋白(E3BP)、丙酮酸脱氢酶复合体 E1a 亚单位(PDC - E1a)。

二、检测方法

检测方法:IIF 法,免疫印迹法(亚型)。

参考范围:阴性。

三、临床意义

血清 AMA 被认为是 PBC 诊断最特异的标志物,是目前国际上被广泛接受的 PBC 三个诊断标准之一。该抗体的出现可早于临床发病前数年。AMA 亚型与疾病相关性见表 3 - 12。

由于抗 M1 抗体即抗心磷脂抗体,目前不列入抗线粒抗体中。

1. 抗 M2 抗体(AMA - M2) 见于 90% 以上的 PBC 患者,常用作该病的重要实验室诊断指标,但与 PBC 的病期、疾病严重程度、治疗效果均无相关性。除 PBC 外,AMA - M2 也见于慢性活动性肝炎(CAH)、HBsAg 阴性的肝病以及吡唑酮系列药物诱发的假红斑狼疮综合征患者。

2. 抗 M4 抗体(AMA - M4) 也见于 PBC 患者;抗 M9 抗体(AMA - M9)见于 PBC 早期;抗 M5 抗体(AMA - M5)见于 SLE、自身免疫性溶血性贫血;抗 M6 抗体(AMA - M6)见于异丙烟肼诱导的肝炎;抗 M7 抗体(AMA - M7)出现于一些原因不明的心肌病患者。

由于线粒体抗原成分复杂,对很多抗原的性质尚不了解,而 PBC 患者几乎都出现高滴度的 AMA - M2,因此,目前 AMA - M2 测定主要用于 PBC 的诊断。

表 3 – 12　AMA 亚型抗体种类及其疾病相关性

AMA 亚型	靶抗原	临床相关疾病	阳性率/%
AMA – M1	心磷脂	梅毒(活动期指征)	100
	SLE	50	
	SSc、SS、RA、MCTD	5 ~ 15	
	血栓形成、习惯性流产	常见	
AMA – M2	2 – 酮酸脱氢酶复合物	PBC(高滴度)	96
	其他慢性肝病(低滴度)	30	
	SSc(低滴度)	7 ~ 25	
AMA – M3	未知(线粒体外膜)	DIL、假红斑狼疮综合征	100
AMA – M4	亚硫酸氧化酶	PBC(常伴 M2 阳性,活动期、晚期 PBC)	55
AMA – M5	心磷脂氧化酶	非特异性胶原病(CTD)	少见
AMA – M6	未知(线粒体外膜)	药物性肝炎(异丙烟肼引起)	100
AMA – M7	脱氨酸脱氢酶	急性心肌炎	60
		心肌病	30
AMA – M8	未知(线粒体外膜)	PBC(常伴 M2 阳性、活动期、晚期 PBC)	55
AMA – M9	糖原磷酸化酶	PBC – M2 阴性患者(早期 PBC)	82
		PBC – M2 阳性患者(轻型 PBC)	37 ~ 44
		慢性活动性 AIH	10
		急性和慢性病毒性肝炎	3

四、临床思路(图 3 – 13)

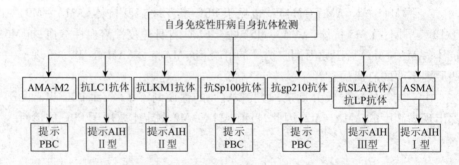

图 3 – 13　自身免疫性肝病自身抗体检测的临床思路

● 抗肌内膜抗体

一、概述

抗肌内膜抗体(anti – endomysial antibody,AEmA)直接针对基底膜下方的平滑肌,与此处的自身组织形成抗原 – 抗体复合物沉积于此处,可以被以猴食管为底物的间接免疫荧光试验发现。AEmA 主要见于乳糜泻(celiac disease,CD)患者及疱疹性皮炎患者,其中乳糜泻患者主要见于欧洲人,亚洲人中患此病者较少,因此在亚洲人中检出率较低。近年来,国际上已推荐对怀疑乳糜泻患者首选 AEmA 测定。临床上以 IgA 型 AEmA 较多见,且意义较大。

二、检测方法

检测方法:IIF 法。
参考范围:阴性。

三、临床意义

(1)乳糜泻患者中68% ~100% 可见 IgA 型 AEmA 阳性。当乳糜泻严重,出现严重的肠绒毛萎缩者 IgA 型 AEmA 阳性率可上升至 100% ,AEmA 的表达与肠道损伤的程度呈正相关,并且会随着肠道病变逐渐改善,滴度亦逐渐降至正常。IgA 型 AEmA 对诊断乳糜泻患者的特异性较高,可达 99.7% ~100% 。
(2)疱疹性皮炎患者 IgA 型 AEmA 阳性率为 70% ~80% 。

四、临床思路(图 3 – 14)

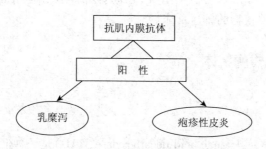

图 3 – 14　抗肌内膜抗体检测的临床思路

• 抗胰岛细胞抗体

一、概述

抗胰岛细胞抗体(anti – pancreatic islet cells antibodies,ICA)是针对胰岛细胞胞质成分的多种抗原的混合抗体,是胰岛素依赖型糖尿病(IDDM)预测中应用最早的免疫学标志,ICA 阳性预示 β 细胞的自身免疫损害,并且与将来成为临床期胰岛素依赖型糖尿病有关,高滴度的 ICA 预测性更强。

二、检测方法

检测方法:IIF 法和 ELISA。由于测定 ICA 可识别多种胰岛细胞的抗原,因此,ICA 诊断(IDDM)的敏感性高于抗谷氨酸脱羧酶(GAD)抗体、抗胰岛素抗体和抗其他单一抗原的抗体,但特异性往往低于上述指标。

参考范围:阴性。

三、临床意义

(1)诊断 IDDM,IDDM 患者检出率达 60% ~ 70%,常在临床发病前期即可测出。在新诊断的 IDDM 中阳性率为 90%,随着病程延长,阳性率逐渐降低,诊断后 2 ~ 5 年阳性率降至 20%。

(2)作为糖尿病的分型指标,IDDM 患者发病时的阳性率为 60% ~ 70%,而非胰岛素依赖型糖尿病(NIDDM)患者发病时的阳性率约为 10%。

(3)判断 NIDDM 转归,临床发病表现为 NIDDM 的患者,ICA 阳性预示可能会发展为 IDDM。

(4)作为胰腺移植术后监测指标,在同种异体胰腺移植后,患者血中出现ICA 者易发生对移植物的排斥反应。

• 抗谷氨酸脱羧酶抗体

一、概述

谷氨酸脱羧酶(glutamic acid decarboxylase,GAD)是一种催化谷氨酸脱羧生成 γ - 氨基丁酸的酶,由分泌 γ - 氨基丁酸的神经细胞以及一些非神经组织(如胰岛 β 细胞等)酶合成的。抗谷氨酸脱羧酶抗体(glutamic acid decarboxylase antibodies，GADA）可于胰岛素依赖型糖尿病确诊前数年甚至十余年出现阳性，是胰岛素依赖型糖尿病最早出现的自身抗体。目前认为 GAD 是破坏胰岛细胞，引起胰岛素依赖型糖尿病的关键抗原，并且极可能是胰岛素依赖型糖尿病自身免疫的始动靶抗原。GADA 可作为胰岛素依赖型糖尿病预测的指标，在初发胰岛素依赖型糖尿病患者中，GADA 的检出率很高，而非胰岛素依赖型糖尿病患者和健康人群中检出率很低（1% ~ 2%）。因此，GADA 可作为普查手段，筛查胰岛素依赖型糖尿病的高危人群和个体。GADA 还可以作为成人迟发性自身免疫性糖尿病（LADA）预测和早期诊断指标，此类患者常可出现 GADA 的高水平，并且保持稳定。与 ICA 和抗胰岛素抗体（insulin autoantibodies，IAA）相比，GADA 与 LADA 关系更密切，可以将 LADA 与非胰岛素依赖型糖尿病区别开来，为正确分型提供确切的指标，从而更好地指导治疗。

二、检测方法

检测方法：放射免疫法和 ELISA。
参考范围：阴性。

三、临床意义

（1）诊断胰岛素依赖型糖尿病，胰岛素依赖型糖尿病患者检出率达 70% ~ 90%，常在临床发病前期即可测出，是胰岛素依赖型糖尿病最早出现的自身抗体。

（2）作为糖尿病的分型指标，胰岛素依赖型糖尿病患者发病时的阳性率较高，而 NIDDM 患者发病时的阳性率较低。

（3）GADA 可作为普查手段，筛查胰岛素依赖型糖尿病的高危人群。

（4）GADA 还可以作为 LADA 预测和早期诊断指标。

● 抗胰岛素抗体

一、概述

胰岛素分子是一条由 51 个氨基酸残基组成的肽链，A 链和 B 链通过二硫键连接。人和猪的胰岛素仅在 B 链第 30 位氨基酸有差异。

胰岛素特异性自身抗体是 1984 年 Wilkin 等首次在多发性自身免疫病的患者血清中发现的，抗胰岛素抗体（insulin autoantibodies，IAA）与胰岛素变异体结合的部位与 1 型糖尿病相关。值得注意的是，IAA 是指未经胰岛素治疗的糖尿病患者体内结合胰岛素的抗体,区别于绝大多数用外源性胰岛素治疗患者的抗胰岛素抗体。

二、检测方法

IAA 检测目前可用放射免疫或 ELISA 等方法。

参考范围:阴性。

三、临床意义

由于新诊断的糖尿病患者 IAA 的阳性率较低,因而有人认为 IAA 的诊断价值不大。但重要的是 IAA 的滴度、检出率与年龄成反比,IAA 在成人型糖尿病中检出率仅 4%,但在不足 4 岁发病的幼年型患者中几乎 100% 检出。虽然 IAA 滴度在糖尿病前期可作为疾病发作的标志,但还不清楚 IAA 滴度是否能预计所有年龄段的糖尿病发病时间。

除了 1 型糖尿病外,多发性自身免疫病或其他器官特异性免疫病患者,在服用含硫醇类药物如甲巯咪唑和青霉胺后可检出 IAA。

四、临床思路(图 3-15)

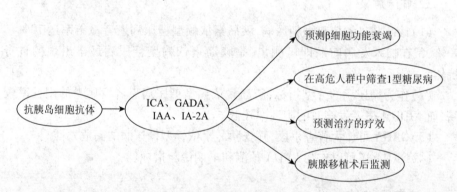

图 3-15　抗胰岛细胞抗体检测的临床思路

● 抗甲状腺球蛋白抗体

一、概述

抗甲状腺球蛋白(thyroglobulin,Tg)抗体,于 1958 年在对自身免疫性甲状腺炎患者进行血清学研究时发现。抗 Tg 抗体的靶抗原甲状腺球蛋白是一种由甲状腺上皮细胞合成和分泌的可溶性的碘化糖蛋白,分子量660kD,由2748个氨基酸组成,是三碘甲腺原氨酸(triiodothyronine,T3)、四碘甲腺原氨酸(tetraiodo-thyronine,T4)的生物合成前体,主要是以胶体形式贮存于甲状腺滤泡腔中,健康人群血清中含量极微(10~40ng/ml)。抗Tg抗体是人的各种自身抗体中最典型的器官特异性抗体,以IgG型为主,IgA型占20%,IgM型占5%。在有抗Tg抗体活性的IgG的四种亚类中,桥本甲状腺炎患者中主要为IgG2型,而在毒性弥漫性甲状腺肿(Graves病)、非毒性甲状腺肿、分化型甲状腺癌患者中主要为IgG4。抗体亚型可能反映了与特异性疾病相关的Th细胞亚型。

二、检测方法

检测方法:IIF法和ELISA。
参考范围:阴性。

三、临床意义

1. 自身免疫性甲状腺病 桥本甲状腺炎患者抗Tg抗体阳性率为36%~100%;Graves病患者抗Tg抗体阳性率为50%~98%;原发性黏液性水肿患者抗Tg抗体阳性率为72%。

2. 自身免疫性内分泌病 糖尿病阳性率为20%;原发性慢性肾上腺皮质功能减退症阳性率为28%;恶性贫血阳性率为27%。

3. 其他疾病 甲状腺癌阳性率为13%~65%;非毒性甲状腺肿阳性率为8%。在甲状腺癌患者行甲状腺切除手术后,通过测量血清中Tg水平对患者进行随访,如果出现Tg浓度升高,则提示肿瘤复发或者转移,如果Tg抗体水平降低或者消失,提示抗体主要由位于甲状腺内B淋巴细胞产生,或者体内存在Tg是抗体产生所必需的,或者手术时释放的大量抗原诱导了甲状腺特异性的自活化淋巴细胞的凋亡。

4. 健康女性 随着年龄的增长,抗Tg抗体阳性检出率增加,40岁以上可达18%。

四、临床思路(图 3 – 16)

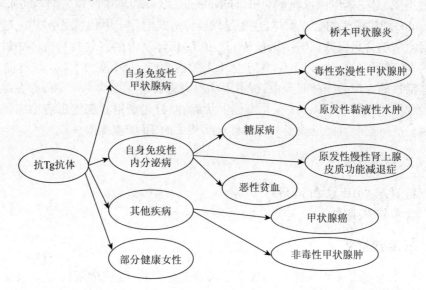

图 3 – 16 抗甲状腺球蛋白抗体检测的临床思路

● 抗甲状腺过氧化物酶抗体

一、概述

1958 年首次报道桥本甲状腺炎患者血清中存在抗甲状腺微粒体自身抗体,后发现针对甲状腺微粒体自身抗体的靶抗原是甲状腺过氧化物酶(thyroperoxidase,TPO),现称为抗甲状腺过氧化物酶抗体(抗 TPO 抗体)。抗 TPO 抗体的出现晚于抗 Tg 抗体,可作为活动性甲状腺炎的一个指标。抗 TPO 抗体主要是 IgG 型和低水平的 IgA 型。

二、检测方法

检测方法:IIF 法、ELISA 和化学发光免疫法。
参考范围:阴性。

三、临床意义

抗 TPO 抗体与自身免疫性甲状腺疾病的发生、发展密切相关,可通过细胞介导和抗体依赖的细胞毒作用使甲状腺激素分泌不足造成自身免疫相关的甲状腺功能低下,作为自身免疫性甲状腺疾病的诊断和监测指标,抗 TPO 抗体的主要临床应用为:诊断桥本甲状腺炎和自身免疫性甲状腺功能亢进;毒性弥漫性甲状腺肿(Graves 病);监测治疗效果;检测家族甲状腺疾病的发病可能;预测孕妇产后甲状腺功能障碍的发生。

检测抗 TPO 抗体有助于解决临床诊断出现的难题,高 TSH 水平同时伴随正常水平的游离 T4(FT4),若抗 TPO 抗体升高,应考虑亚临床甲状腺功能减退和早期慢性淋巴细胞性甲状腺炎。低水平的抗 TPO 抗体在无症状患者中占 10%,预示易患甲状腺自身免疫性疾病;85% 甲状腺功能亢进和甲状腺功能减退患者表现高水平的抗 TPO 抗体,因此在大多数甲状腺自身免疫病的诊断中,抗 TPO 抗体、抗 Tg 抗体联合检测具有更高的临床价值。

此外,产后甲状腺炎、萎缩性甲状腺炎、部分结节性甲状腺肿、恶性贫血、非胰岛素依赖型糖尿病患者,抗 TPO 抗体可为阳性;某些自身免疫病如类风湿关节炎、系统性红斑狼疮可见抗 TPO 抗体升高。部分正常人抗 TPO 抗体也可阳性,但滴度往往较低。

四、临床思路(图 3−17)

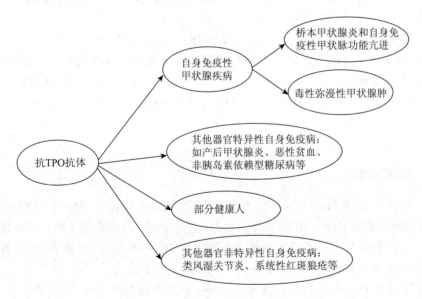

图 3−17　抗 TPO 抗体检测的临床思路

• 抗促甲状腺激素受体抗体

一、概述

抗促甲状腺激素受体抗体(thyrotropin receptor antibodies,TRAb)是一组多克隆抗体,作用于 TSH 受体的不同结合点,产生不同的生物学效应。TRAb 可分为刺激型和阻断型两类。刺激型抗体中有一类与 TSH 受体(TSH－R)结合后,促进甲状腺素合成和释放入血,甲状腺细胞也受刺激增生,称为抗甲状腺刺激性抗体(thyroid stimulating antibodies,TSAb),为 Graves 病的主要自身抗体;另一类抗体与 TSH－R 结合后,仅促进甲状腺细胞肿大,但不引起激素的合成和释放,与 TSH－R 结合后,阻断和抑制甲状腺功能,称抗甲状腺功能抑制抗体和抗甲状腺刺激阻断性抗体。

二、检测方法

(1)体外测定法:检测基本原理为 TRAb 与 TSH 竞争性结合 TSH－R,所以又称为 TSH 结合抑制免疫球蛋白,即检测放射标记 TSH 与其受体结合的抑制性。

(2)生物学测定法:检测基本原理为 TSAb 作用于 TSH－R,模仿 TSH 样的作用,被激活的 TSH 受体在甲状腺内通过腺苷环化酶－环磷酸腺苷(cAMP)和(或)磷脂酰肌醇－Ca^{2+} 两个级联反应途径而产生生物学效应,使 T3、T4 合成、分泌增加而导致甲状腺功能亢进。利用这个原理,可以通过检测 cAMP 的产生来间接检测 TRAb。

(3)参考范围:0～1.75IU/L。

三、临床意义

血清 TRAb 阳性在 Graves 病患者中的阳性率最高,在自身免疫性甲状腺炎患者中的阳性率为 10%～20%,在非自身免疫性甲状腺疾病及健康人群中较少见。

1. 诊断 Graves 病的重要指标　未治疗的 Graves 病患者,血清 TRAb 阳性检出率可达 80%～100%,对 Graves 病早期诊断有重要意义。

2. 检测 Graves 病的治疗效果　Graves 病患者在治疗过程中,若治疗有效,其血清 TRAb 逐渐减低,甚至转阴。

3. 抗甲状腺药物治疗后复发的预测　抗甲状腺药物治疗后血清 TRAb 阳

性患者的复发率高。如果 TRAb 持续阳性,一旦停药,则容易复发。

4. TRAb 在 Graves 病妊娠中的应用 Graves 病患者在妊娠期间 TRAb 常减低,在分娩后 TRAb 活性常增加,导致产后 Graves 病。[131] I 或甲状腺手术治疗的 Graves 病妊娠患者应该在妊娠早期检测 TRAb 以评估胎儿甲状腺功能亢进的危险,如果数值增高,应强制性监测甲状腺功能亢进症状。

四、临床思路(图 3-18)

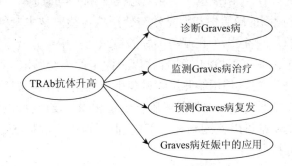

图 3-18 抗促甲状腺激素受体抗体检测的临床思路

• 抗小肠杯状细胞抗体

一、概述

抗小肠杯状细胞抗体(anti-intestinal goblet cell antibodies, IGA)是一种组织特异性的自身抗体,靶抗原是小肠杯状细胞产生的黏蛋白以及这些细胞中的其他胞质抗原,能引起小肠杯状细胞中胞质或膜的阳性着色。杯状细胞是一种分布在结膜、小肠和呼吸道上皮的柱状嗜碱性细胞,在小肠黏膜中它们是一组产生结肠黏膜蛋白。结肠黏膜蛋白在管腔中形成一个黏蛋白层,它对于肠道润滑以及调节水和电解质的吸收很重要。另外,它还参与保护黏膜免于受到由于物理和化学等方面原因以及潜在的病原体侵入带来的损伤。

二、检测方法

检测方法:IIF 法,阳性可见小肠黏膜上皮层杯状细胞胞浆呈致密的、边缘不清的云雾状荧光。

参考范围:阴性。

三、临床意义

IGA 与炎症性肠病的发生呈强相关,几乎是溃疡性结肠炎(UC)患者中唯一能检测到的抗体,它的阳性率根据使用抗体确认方法的不同而不同。IGA 对 UC 诊断特异性较高,敏感性为 28% ~ 39%,联合检测 pANCA,约 76% 的 UC 患者能被确诊。此外,IGA 阳性也见于克罗恩病(Crohn's disease,CD)患者。

IGA 对 UC 诊断的敏感性和特异性与使用抗体检测技术紧密相关,特别是抗原基质的来源及制备,因为在制备不好的组织切片中会有背景荧光或非特异性荧光的干扰。目前 IGA 检测方法推荐以未固定的人胎肠(O 型血)作为抗原基质的间接免疫荧光法,使用胎儿组织避免由于细菌和食物抗原引起的非特异性反应。从十二指肠到直肠的杯状细胞显示了相同的反应,所以使用肠的所有片段作为抗原基质都可以检测到杯状细胞,但其他组织的杯状细胞如胃黏膜、气管等没有相同抗原。

• 抗胰腺腺泡抗体

一、概述

抗胰腺腺泡抗体(pancreatic acini antibodies,PAb)靶抗原可能是胰腺腺泡胞质中的微粒体,与 CD 相关,但阳性率较低,有研究显示,华人 CD 患者中 PAb 的阳性率高于白人。

二、检测方法

检测方法:IIF 法。
参考范围:阴性。

三、临床意义

高滴度的 PAb 主要见于 CD 患者,阳性率为 39%,抗体类型主要为 IgG 型和 IgA 型。PAb 阳性的 CD 患者较 PAb 阴性的 CD 患者更易发生胰腺外分泌功能损害。若将 PAb 与 pANCA 联合检测,诊断 CD 的准确性由 39% 提高到 43%。
胰腺炎患者可出现 PAb 阳性,但滴度往往较低。

● 抗酿酒酵母抗体

一、概述

抗酿酒酵母抗体(anti – saccharomyces cerevisiae antibodies, ASCA)主要针对酿酒酵母菌细胞壁甘露聚糖的血清反应性抗体。主要见于 CD 患者,约 70% CD 患者出现 ASCA 阳性,有研究显示,ASCA 在 CD 疾病发生之前或早期疾病发展过程中就存在。

二、检测方法

检测方法:IIF 法。
参考范围:阴性。

三、临床意义

有研究表明,ASCA 与 CD 严重程度相关,疾病进展过程中 ASCA 水平升高提示其可能推动了 CD 的疾病进程。联合检测 ASCA 和 PAb 可使 CD 的检出率提高到 80%。

有研究显示,约 50% 的 PBC 患者出现 ASCA 阳性,主要为 IgA 型。

● 抗胃壁细胞抗体

一、概述

抗胃壁细胞抗体(anti – parietal cell antibodies, PCA)由 Taylor 等首次于恶性贫血患者血清中发现,其靶抗原定位于壁细胞胞内的 H^+/K^+ ATP 酶,而 H^+/K^+ ATP 酶作为质子泵,负责胃酸的分泌。PCA 有器官特异性,不与胃以外的其他脏器反应,但无种属特异性,故可用大鼠或兔的胃壁细胞作抗原。PCA 主要为 IgG 型和 IgA 型,血清中以 IgG 型为主,胃液中则以 IgA 型多见。

二、检测方法

检测方法:IIF 法。
参考范围:阴性。

三、临床意义

PCA 阳性见于 80%～100%恶性贫血患者,恶性贫血为 A 型萎缩性胃炎的晚期并发症,因此对诊断恶性贫血有重要的意义,临床应用中应结合抗内因子抗体的检测结果对恶性贫血做出诊断。非特异性组织型胃炎中 PCA 少见,因此,PCA 可用于区分 A 型萎缩性胃炎与其他非特异性组织型胃炎。

有些恶性贫血患者中 PCA 为阴性,可能原因有:①少年恶性贫血的发生早于自身抗体的产生;②免疫反应限于细胞反应,而不为抗体反应;③由于壁细胞自身抗原被排除,因而自身免疫反应耗竭;④不正确的诊断;⑤自身抗体直接针对的高度敏感性表位尚未被认识。

自身免疫性内分泌病患者(如甲状腺功能亢进、淋巴细胞性甲状腺炎、胰岛素依赖型糖尿病)PCA 的阳性率在 20%～30%。

四、临床解读思路(图 3 – 19)

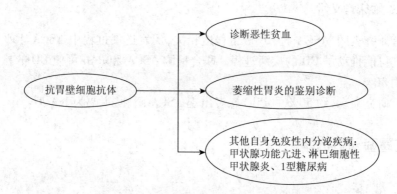

图 3 – 19　抗胃壁细胞抗体检测的临床思路

• 抗内因子抗体

一、概述

内因子(inner factor,IF)是由胃壁细胞分泌的一种分子量为 60kD 的糖蛋白,基础分泌量为每小时 125～7000ng,有种属特异性,不耐热,易被蛋白分解酶灭活,但与维生素 B_{12} 结合后对蛋白分解酶产生抵抗。IF 主要功能是与维生素

B_{12}结合形成复合物,在 Ca^{2+} 作用下,IF 与维生素 B_{12} 复合物与肠黏膜上皮细胞表面的受体结合而被吸收。抗内因子抗体(anti – inner factor antibody, IFA)是针对 IF 的一种自身抗体,使 IF 分泌不足导致维生素 B_{12} 不能充分的吸收,出现恶性贫血。

二、检测方法

检测方法:IIF 法。
参考范围:阴性。

三、临床意义

IFA 阳性主要见于恶性贫血患者,IFA 分为封闭型和结合型两类,封闭型抗体抑制 IF 与维生素 B_{12} 复合物的形成,在恶性贫血患者中检出率为 65% ~ 75% ;结合型抗体不抑制 IF 与维生素 B_{12} 复合物的形成,恶性贫血患者中检出率约为 30% ,常与封闭型抗体同时存在。血清中 IFA 为 IgG 型,胃液中常为 IgA 型,有些恶性贫血患者可能在胃液中检测出 IFA 而血清中测不出。健康人群阳性率 <1% ,糖尿病、甲状腺功能亢进症、慢性甲状腺炎、缺铁性贫血等检出率甚低。

四、临床思路(图 3 – 20)

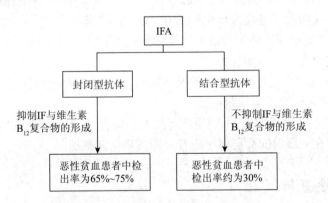

图 3 – 20　抗内因子抗体检测的临床思路

• 抗肾上腺皮质细胞抗体

一、概述

抗肾上腺皮质细胞抗体(anti – adrenocortical antibody, AAA)靶抗原是主要有以下三种:①21 – 羟化酶,该抗原被认为是肾上腺组织特异性蛋白;②细胞色素 P450 侧链分解酶,该抗原存在于肾上腺、性腺及胎盘;③17 – α – 羟化酶,该抗原存在于肾上腺和性腺。此抗体主要为 IgG 型。目前在特发性阿狄森病患者应用较多。

二、检测方法

检测方法:IIF 法。
参考范围:阴性。

三、临床意义

(1)特发性阿狄森病患者 AAA 阳性率为 44.4% ~74.3%,结核性阿狄森病患者阳性率仅为 0~40%,因此,AAA 测定可用于上述两种疾病的鉴别诊断。

(2)特发性甲状腺功能减退症患者检出率为 28%,慢性淋巴性甲状腺炎为 4.2%,甲状腺功能亢进症为 0.6%,健康人群为 0.1%。

(3)肾上腺皮质抗体常与抗类固醇细胞抗体同时出现,因此,原发性阿狄森病患者常同时有性腺功能衰竭。

(4)90% 以上的自身免疫性多腺体综合征 I 型患者出现抗肾上腺皮质抗体,80% 同时有抗类固醇细胞抗体。

需要注意的是,血清中 AAA 阳性者,不一定伴有肾上腺皮质功能减退症,但部分患者在一段时间后可以出现肾上腺皮质功能减退。

• 抗白细胞抗体

一、概述

抗白细胞抗体(anti – leukocyte antibody, ALA)是由 B 细胞所产生,在抗原刺激下,由抗原提呈细胞,提交给 B 细胞,其再分化为浆细胞,产生对抗原的特异性抗体。健康人血清一般不与同型白细胞凝集,某些疾病时血清中出现白细胞凝集素,可与同型白细胞发生凝集,表示体内存在抗白细胞抗体。

二、检测方法

检测方法:IIF 法。

参考范围:阴性。

三、临床意义

阵发性睡眠性血红蛋白尿(PNH)患者 ALA 阳性率较高,其次是再生障碍性贫血(AA),急性或慢性粒细胞白血病亦可呈阳性反应。ALA 阳性者,多数有粒细胞减少现象,因此,在查找白细胞减少病因时有一定意义。

● 抗红细胞抗体

一、概述

抗红细胞抗体(anti – red blood cell autoantibody)于 1904 年由 Donath 和 Landsteiner 首次报道,是人体内第一个被阐明的自身抗体,现称为抗 Donath – Landsteiner(DL)抗体,该抗体能引起自身免疫性溶血性贫血。红细胞有多个位点可被自身抗体识别,抗红细胞抗体对红细胞的抗原表位识别率很高,其中结构蛋白、血型蛋白和碳水化合物都是相应的自身抗原。

抗红细胞抗体共分为三类:WAs、冷凝集素抗体(CAs)及 DL 抗体。①温抗体(WAs)的靶抗原几乎包括所有血型系统,其中以 Rh 系统抗原为主。大多数 WAs 属于 IgG 型,偶尔也会同时存在 IgA 型和 IgM 型。IgG 亚型中,以 IgG1 型为主。WAs 引起的自身免疫性溶血性贫血是一种多克隆性自身免疫应答。② CAs 的靶抗原,依据血清学和免疫化学基础分成三类:H 抗原和 J 抗原,Pr 和 Sa 抗原,Sia – 11 和 Sia – b1、Sia – 1b1 抗原。CAs 是高度限制性异种性抗体,大多是 IgM 型,少数是 IgG 型,IgA 型则更少。CAs 中 k 型轻链占优势。③DL 抗体所识别的是血型 P 系统的 P 抗原。抗体属于 IgG 型。

抗 RBC 抗体识别并结合到 RBC 表面抗原,是 RBC 发生细胞溶解或在血管外网状内皮系统与带有 Fc 受体的细胞结合而迅速离开血液循环。抗 RBC 抗体不止与溶血性贫血有关,并且是溶血性贫血的发病原因。

二、检测方法

目前检测方法有直接或间接抗人球蛋白试验(Coombs 试验)、流式细胞术等。值得注意的是 WAs 最佳反应温度是 37℃,CAs 为 0℃。

三、临床意义

抗红细胞抗体同自身免疫性溶血性贫血联系密切,可为自发性、原发性或继发于其他疾病。继发性自身免疫性溶血性贫血大多出现多克隆温抗体自身免疫应答。而 CAs、DL 抗体诱导的自身免疫性溶血性贫血发病机制目前尚不清楚。CAs 和 DL 抗体造成的红细胞破坏,可引起阵发性寒冷性血红蛋白尿(PCH);广泛性感染与 WAs 诱导相关,WAs 在病毒感染,尤其是小儿病毒感染患者中,常可检测到;50% ~80% 的支原体肺炎、30% ~50% 的 EB 病毒感染患者血清中可出现 CAs。

• 抗人球蛋白试验

一、概述

抗人球蛋白试验(Coombs 试验)是检测血液中不完全抗体的一种方法。该试验最初于 1945 年由英国的免疫学家 Coombs 等人发明,故得名。不完全抗体中 50% 以上是 IgG 型,其次为 IgA 型、IgM 型和 C3d 型,因此本试验应分别选择各型抗体同时测定。Coombs 试验分为直接试验和间接试验,直接试验的目的是检测红细胞表面的不完全抗体,间接试验是检测血清中游离的不完全抗体。

二、检测方法

1. 直接试验 用抗人球蛋白血清与患者红细胞进行凝集反应,阳性(出现凝集)表明待测红细胞膜上存在不完全抗体。若用单价抗血清,则可以鉴别不完全抗体属于 IgG、IgA、IgM 型抗体或是否含有补体(C3)成分。

2. 间接试验 首先用 Rh(D)阳性 O 型的正常人红细胞与待测血清反应,制备致敏红细胞。然后用抗人球蛋白血清与致敏红细胞进行凝集反应,阳性则表明待测血清中存在游离的不完全抗体。

三、临床意义

1. 自身免疫性溶血性贫血　直接试验多为阳性,间接试验多为阴性。抗体的表型可将不完全抗体分为①抗 IgG 抗体及抗 C3 抗体均为阳性,约占自身免疫性溶血性贫血的 67%;②抗 IgG 抗体阳性,抗 C3 抗体阴性,约占 20%;③抗 C3 抗体阳性,抗 IgG 抗体阴性,约占 13%。

2. 药物诱发的免疫性溶血性贫血　α-甲基多巴型直接和间接试验均阳性;青霉素型直接试验阳性,间接试验阴性;

3. 冷凝集素综合征　直接试验阳性,间接试验阴性。

4. 新生儿同种免疫性溶血　Rh 血型不合者,直接和间接试验均为阳性;ABO 血型不合者,直接和间接试验多为阴性或弱阳性。

5. 其他　在传染性单核细胞增多症、类风湿关节炎、系统性红斑狼疮、淋巴瘤、慢性淋巴细胞增殖性疾病时直接试验也可阳性。

四、临床思路(图 3-21)

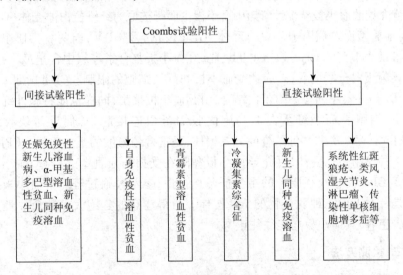

图 3-21　Coombs 试验检测的临床思路

● 抗血小板抗体

一、概述

1951 年,Harriton 把自身免疫血小板减少症患者血浆输给健康自愿者,1~3 小时内血小板总数立即下降。自此标志性实验以后对免疫介导的血小板减少性紫癜的理解发生了巨大变化,开始了对血小板自身抗原和血小板自身抗体致病性的研究。1944 年抗血小板抗体被认为是引起免疫介导的血小板减少性紫癜的主要原因。

血小板表面抗原主要是糖蛋白(glycoproteins,GPs),可触发机体自身免疫反应,产生抗血小板抗体(platelet autoantibodies),从而导致自身免疫介导的血小板减少(如特发性、药物介导的及同种免疫性血小板减少)。血小板表面抗原可分两类,其中一些同种抗原与其他细胞共享,其他则是血小板特异性抗原。在共享抗原中 HLA – Ⅰ类抗原、ABH 抗原、Lewis、I 及 P 抗原是主要抗原。在自身免疫介导的血小板减少性紫癜中血小板主要靶抗原为纤维蛋白原受体(GPⅡb/Ⅲa)、血管型血友病因子(vWF)受体(GPⅠb/Ⅸ)及 GPⅤ,前两者为血小板表面含量最为丰富的 GPs。① GPⅡb/Ⅲa 在血小板整合素家族中含量最丰富,是几种黏附蛋白分子的受体,表达受血小板和巨核细胞的限制。GPⅡb/Ⅲa 通过 Arg – Gly – Asp 序列与黏附蛋白结合,引起血小板聚集,同样也能将胞外纤维蛋白基质、细胞表面纤维蛋白原与胞内收缩蛋白连接起来,促进血块收缩。② GPⅠb/Ⅸ是一类非共价结合的异三聚体,是富含赖氨酸的蛋白家族。GPⅠb/Ⅸ亦是一种黏附蛋白受体,可介导血小板黏附在受损的血管壁上,启动血小板活化。③ GPⅤ是血小板膜上的主要糖基化蛋白,参与凝血过程。抗血小板抗体主要是针对上面三种复合物的 IgG 抗体。值得注意的是绝大多数免疫性血小板减少患者,其血小板功能往往正常。

二、检测方法

检测方法:流式细胞术或免疫印迹法。
参考范围:阴性。

三、临床意义

抗血小板抗体阳性主要见于特发性血小板减少性紫癜(idiopathic thrombocytopenic purpura,ITP)、药物介导的血小板减少、输血后血小板减少及新生儿同种免疫性血小板减少(neonatal alloimmune thrombocytopenia,NAT),有时可导致血小板假性减少。

四、临床思路(图3-22)

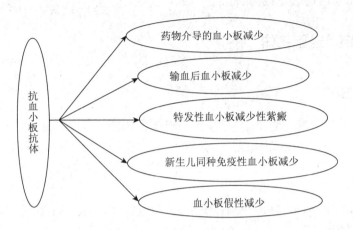

图3-22　抗血小板抗体检测的临床思路

药物介导的血小板减少

输血后血小板减少

特发性血小板减少性紫癜

新生儿同种免疫性血小板减少

血小板假性减少

抗血小板抗体

● 抗乙酰胆碱受体抗体

一、概述

抗乙酰胆碱受体抗体(anti-acetylcholine receptor antibody,AchRA)是针对运动肌细胞上乙酰胆碱受体的一种自身抗体,它可以结合到运动肌细胞的乙酰胆碱受体上,破坏运动终板,使神经-肌肉间的信号传递发生障碍,致运动无力。AchRA是重症肌无力的主要的致病因子之一。

二、检测方法

检测方法:ELISA。
参考范围:<0.2nmol/L。

三、临床意义

AchRA可结合到骨骼肌细胞的乙酰胆碱受体上,引起重症肌无力。重症肌无力患者AchRA阳性率为45%~80%,无胸腺瘤患者为10%~80%,合并胸腺瘤者高达70%~100%,其敏感性和特异性均较高;仅有眼肌症状患者,抗体滴度较低。

AchRA 也可见于多发性肌炎、皮肌炎、类风湿关节炎、SLE、慢性淋巴细胞性甲状腺炎、恶性贫血、阿狄森病等。

• 抗神经节苷脂抗体

一、概述

神经组织中富含鞘糖脂,神经节苷脂是含鞘糖脂的唾液酸,由一条长链的脂肪族胺与1~5个己糖相连。若鞘糖脂的己糖核心含有与半乳糖残基相连的唾液酸分子,则称为神经节苷脂,包括 GM1、GM2、GM3、GD1a、GD1b、GT1b、GQ1b 等,在神经节苷脂命名中,G 代表神经节,M、D、T、Q 分别代表唾液酸的数目(分别是1、2、3、4),而阿拉伯数字和字母则代表的是神经节在薄层色谱分析中迁移的顺序。

自从在多点运动神经病患者血清中发现抗 GM1 神经节苷脂 IgM 后,有关抗 GM1 抗体和其他运动神经元综合征的关系研究得以深入。抗神经节苷脂抗体则是针对这一大家族鞘糖脂上的糖基表位产生的,目前已证实超过20种不同神经节苷脂和相关糖脂的抗体与一系列临床确诊的急慢性周围神经病相关。另外在吉兰-巴雷综合征中也发现抗神经节苷脂抗体的存在,目前已受到广泛关注。

二、检测方法

抗神经节苷脂抗体最好在血清中检测,但也可在血浆中检测,脑脊液中也存在少量抗神经节苷脂抗体,但目前尚缺乏抗体鞘内合成的证据,所以脑脊液检测抗体并不优于血清。目前 ELISA 是主要的筛选方法,薄层色谱分析(thin layer chromatogram,TLC)技术为检测的金标准。

三、临床意义

临床上诊断周围神经病变主要依靠的是病史、查体及相关电生理检查,而不能完全依靠抗神经节苷脂抗体检测。抗神经节苷脂抗体检测主要应用于以下方面:①用来证实周围神经病变的诊断,如多灶性运动神经病(MMN)、急性运动轴索性神经病(AMAN)等;②对已经诊断的疾病进行亚类分析;③用于排除或鉴别几种可能的诊断。

伴脱髓鞘神经传导阻滞的 MMN 患者中,约50%存在抗 GM1 神经节苷脂抗体。慢性炎症脱髓鞘多神经元疾病(CIDP)中,20%的患者可存在抗 GM1 抗体。50%吉兰 – 巴雷综合征患者可出现多种抗神经节苷脂和抗糖脂抗体。

• 抗精子抗体

一、概述

抗精子抗体(anti – sperm antibody,AsAb)是一个复杂的病理产物,男女均可罹患,其确切原因尚未完全明了。男性的精子、精液,对女性来说皆属特异性抗原,正常情况下女性生殖道内有降解精子抗原的酶系统,不引起对精子抗原的免疫反应,当这种酶缺陷时,射入阴道内的精子抗原被吸收,诱发局部或全身的免疫应答,致使女性机体产生相应的抗精子抗体,阻碍精子与卵子结合,而致不孕。男性体内的血睾屏障能够使精子与自身免疫系统隔离,当此屏障受损时,精子或可溶性抗原溢出,可导致机体产生抗精子抗体,造成男性不育。

二、检测方法

检测方法:IIF 法、补体依赖试验、精子制动试验或 ELISA。
参考范围:阴性。

三、临床意义

AsAb 在血液和淋巴液中主要是 IgG 型,精液、阴道和宫颈黏膜分泌物中主要为分泌型 IgA,AsAb 偶有 IgM 型和 IgE 型。由免疫原因所致的不孕不育占不孕夫妇的20%～25%。通常原因不明的不孕不育者血清 AsAb 阳性检出率在10%～30%,尤其是梗阻性无精症患者,AsAb 阳性率可高达60%。低滴度的 AsAb 可能短期延迟怀孕,高滴度的 AsAb 可在较长时间内明显影响怀孕。

需要注意的是,AsAb 及滴度升高是造成免疫不孕不育重要但不是唯一的原因,因此判断是否由于 AsAb 导致不孕不育时要慎重,必须同时做男性精液量、精子数及精子活动度,女性做月经周期等检测,还要排除其他感染及器质性病变。

• 抗子宫内膜抗体

一、概述

抗子宫内膜抗体(anti – endometrium antibody, AEA),是以子宫内膜为靶抗原并引起一系列免疫反应的自身抗体。正常情况下子宫内膜不诱发机体产生自身免疫应答反应,刮宫手术及某种病理情况下,月经通过输卵管逆流均可导致子宫内膜异位症,引起自身免疫病理反应,产生 AEA,此抗体常会加重疾病进程,并干扰生育功能。

二、检测方法

检测方法:ELISA。
参考范围:阴性。

三、临床意义

AEA 的检测,主要作为子宫内膜异位症、习惯性流产的辅助诊断和实验研究的指标。人工流产刮宫时,胚囊也可能作为抗原刺激机体产生抗体,便会导致不孕、停孕或流产。

子宫内膜异位症 Ⅰ 期、Ⅱ 期患者 AEA 检出率高达 60% ~86% ,而在合并不孕的 Ⅰ 期患者中,阳性率可达 90% 。在不明原因的不孕中,AEA 阳性率达 73.9% 。AEA 也可见于其他疾病,如盆腔炎。

• 抗桥粒抗体

一、概述

桥粒(desmosome)是分子量为 130kD 及 160kD 的糖蛋白,抗桥粒抗体是天疱疮的特异性标志抗体,又称为天疱疮抗体,常结合临床表现、组织学和免疫病理学检查来确诊天疱疮。其靶抗原有 3 种:Dsg1,为叶状天疱疮抗体的主要靶抗原;Dsg2,存在于各种上皮细胞中;Dsg3,为寻常天疱疮抗体的主要靶抗原。

天疱疮中以寻常性天疱疮最为常见,1860 年首次报道寻常性天疱疮是一种皮肤慢性自身免疫性大疱性疾病,以角朊细胞间失去连接而在表皮内形成水疱为特征。研究表明天疱疮患者自身抗体是致病的重要原因,该自身抗体可以使正常皮肤组织培养时发生棘层松懈,但具体机制尚不清楚。

二、检测方法

抗桥粒抗体常用 IIF 法检测,具有高度特异性,假阳性较少。免疫荧光模型为:特征性网状着染。

三、临床意义

抗桥粒抗体对天疱疮患者的诊断具有高度特异性,在活动期所有患者血清中都会存在抗桥粒抗体,抗体的滴度与疾病活动程度密切相关,还可作为疗效判断。

● 抗表皮基底膜抗体

抗表皮基底膜抗体测定是诊断类天疱疮的特异性标志抗体,又名抗类天疱疮抗体,类天疱疮患者血清中抗表皮基底膜抗体主要是 IgG 型,其中大疱性类天疱疮阳性率为 70%,妊娠疱疹阳性率为 20% ~ 25%(使用补体固定的间接免疫荧光技术,阳性率可提高到 90%),瘢痕性类天疱疮阳性率为 10% ~ 30%。但抗体滴度与疾病的活动性不相关,获得性大疱性表皮松解症及大疱性系统性红斑狼疮患者也可为阳性。检测方法:IIF 法。参考范围:阴性。

● 抗热休克蛋白抗体

一、概述

热休克蛋白(heat shock proteins,HSPs)是从细菌到哺乳动物中广泛存在一类热应急蛋白质。当有机体暴露于高温的时候,就会由热激发合成此种蛋白,来保护有机体自身。按照蛋白的大小,热休克蛋白共分为五类,分别为 HSP100,HSP90,HSP70,HSP60 以及小分子热休克蛋白(small heat shock proteins,sHSPs)。HSPs 在进化过程中的高度保守性,说明 HSPs 具有普遍存在的重要生理功能。在多种疾病患者中发现了各种抗 HSP 抗体,但是只有抗 HSP60 抗体才具有临床意义,抗 HSP60 抗体虽然不是动脉粥样硬化的特异性标志物,但可作为动脉粥样硬化的致病受动器、发病率指示器和死亡率预测指标。

二、检测方法

检测方法：ELISA。
参考范围：阴性。

三、临床意义

在不同疾病患者的血清发现抗 HSP60 抗体,主要与动脉粥样硬化相关。HSP60 水平可以反映斑块的不稳定状态;可以反映冠状动脉血管病变的严重程度;可以用于指导冠心病患者选择适当的血运重建方式;可以作为在高危人群中诊断冠心病检测指标;可以反映急性冠状动脉综合征患者的预后。

四、临床思路(图 3 - 23)

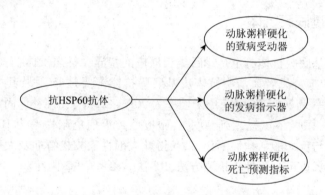

图 3 - 23　抗 HSP60 抗体检测的临床思路

• 抗磷脂酶 A2 受体抗体

一、概述

2009 年 Beck 等发现正常足细胞表面的膜蛋白 M 型磷脂酶 A2 受体(PLA2R)是特发性膜性肾病(IMN)的靶抗原,并在 IMN 患者血清中检测到抗 PLA2R 抗体,该研究证实了血清抗 PLA2R 抗体可能参与了 IMN 的免疫发病机制,为 IMN 的诊断等提供极大的帮助。PLA2R 在人肾小球足细胞表面表达,参与调节细胞中磷脂酶的结合过程。PLA2R 主要分为 M 型和 N 型,已经确定 PLA2R 是抗 PLA2R 抗体的主要靶抗原。

二、检测方法

检测方法:IIF 法或 ELISA。
参考范围:阴性。

三、临床意义

70% 以上的 IMN 患者血清抗 PLA2R 自身抗体阳性,而继发性膜性肾病、其他类型的肾小球疾病、健康人阳性率较低。因此,抗 PLA2R 抗体对 IMN 诊断的特异性亦较高。抗 PLA2R 抗体检测有望在一定范围内代替有创的肾活检。

抗 PLA2R 抗体滴度与患者的病情相关,IMN 患者进行有效的治疗后,抗 PLA2R 抗体滴度先行降低,随后出现蛋白尿的减少,IMN 病情缓解时抗体转阴,病情复发时则再度阳性。

对 IMN 患者在肾移植前检测抗 PLA2R 抗体滴度,可识别移植后疾病复发的风险,指导移植后治疗方案的改进。

(冯 雪 龚 岩 冯珍如)

参考文献

1. 王兰兰,吴建民. 临床免疫学与检验. 第 5 版. 北京:人民卫生出版社,2007.

2. 金伯泉. 医学免疫学. 第 5 版. 北京:人民卫生出版社,2008:34 - 45.

3. 何维. 医学免疫学. 第 2 版. 北京:人民卫生出版社,2010:77 - 88.

4. Thomas JK,Richard AG,Barbara AO,et al. Kuby Immunology. 6th edition. San Francisco:W. h. freeman & Co Ltd,2006:299 - 310.

5. Abul KA,Andrew HL,Shiv Pillai. Cellular and Molecular Immunology. 6th edition,2006:75 - 76.

6. Stone JH,Zen Y,Deshpande V. IgG4 - related disease. N Engl J Med,2012,366(6):539 - 551.

7. Kyle RA,Remstein ED,Therneau TM,et al. Clinical course and prognosis of smoldering multiple myeloma. N Eng J Med,2007,356:2582 - 2590.

8. Morabito F,Gentile M,Mazzone C,et al. Therapeutic approaches for newly diagnosed multi-

ple myeloma patients in era of novel drugs. Eur J Haematol,2010,85:181 – 191.

9. Engelhardt M,Kleber M,Udi J,et al. Consensus statement from European experts on the di-agnosis,management,and treatment of multiple myeloma:from standard therapy to novel approa-ches. Leuk Lymphoma,2010,51:1424 – 1443.

10. 李媛媛,黄淑华. 多发性骨髓瘤实验室诊断的临床应用. 中国实用医刊,2013,40(3):21 – 22.

11. Ansell SM,Kyle RA,Reeder CB,et al. Diagnosis and management of Waldenstrom macro-globulinemia:Mayo stratification of macrogloubinemia and risk – adapted therapy guidelines. Mayo Clin Proc,2010,85:824 – 833.

12. 王淑娟. 原发性巨球蛋白血症. 中国临床医生,1999,27(2):59 – 60.

13. 孙丽霞,王金铠. 原发性巨球蛋白血症的诊治进展. 临床荟萃,2006,21(6):439 – 441.

14. 潘露. Waldenstrom 巨球蛋白血症临床诊断特点. 医学检验与临床,2012,23(2):56 – 59.

15. Rajkumar SV,Kyle RA,Therneau TM,et al. Serum free light chain ratio is an independent risk factor for progression in monoclonal gammopathy of undermined significance. Blood,2005,106:812 – 818.

16. Cook HT. Complement and kidney disease. Curr Opin Nephrol Hypertens,2013,22(3):295 – 301.

17. Dinasarapu AR,Chandrasekhar A,Sahu A. Complement C3. UCSD MOLECULE PAGES,2012,2(1):34 – 48.

18. 刘丽莎,钟天鹰. 补体系统与肾脏疾病. 中华肾脏病杂志,2011,27(9):709 – 711.

19. Nicolel B,Mario R. A. practical approach to multicolor flow cytometry for immune – phe-notyping. Journal of Immunological Methods,2000,243:77 – 97.

20. 王建中. 流式细胞术分析血液淋巴细胞免疫表型方法学研究. 中华检验医学杂志,2000,23:203 – 207.

21. McCoy JJP,Overton WR. Quality in flow cytometry for diagnostic pathology:Ⅱ Aconspec-tus of reference ranges for lymphocyte immunophenotyping. Cytometry,1994,18:129.

22. Marshall A. Lichtman. Williams of Manual of Hematology. 8th Edition. New York:The McGraw Hill companies,Inc,2011.

23. 王建中. 临床流式细胞分析. 上海:上海科学技术出版社,2005.

24. 胡亚美,江载芳. 诸福棠实用儿科学. 第 7 版. 北京:人民卫生出版社,2002:577.

25. 叶应妩,王毓三,申子瑜. 全国临床检验操作规程. 第 3 版. 南京:东南大学出版社,2009:607 – 608.

26. Sims JE,Smith DE. The IL – 1 family:regulators of immunity. Nat Rev Immunol,2010,10:89 – 102.

27. Gabay C,Lamacchia C,Palmer G. IL – 1 pathways in inflammation and human diseases.

Nat Rev Rheumatol,2010,6:232 – 241.

28. Liao W,Lin JX,Wang L,et al. odulation of cytokine receptors by IL – 2 broadly regulates differentiation into helper T cell lineages. Nat Immunol,2011,12(6):551 – 561.

29. Malek TR,Castro I. Interleukin – 2 receptor signaling:at the interface between tolerance and immunity. Immunity,2010,33(2):153 – 165.

30. Wechsler ME. Inhibiting Interleukin – 4 and Interleukin – 13 in Difficult – to – Control Asthma. N Engl J Med,2013,368:2511 – 2513.

31. Maes T,Joos GF,Brusselle GG. Targeting interleukin – 4 in asthma:lost in translation? Am J Resp Cell Mol, 2012,47(3):261 – 270.

32. Chen Y,Shi M,Yu GZ,et al. Interleukin – 8,a promising predictor for prognosis of pancreatic cancer. World J Gastroenterol, 2012,18(10):1123 – 1129.

33. Yee LJ,Tang J,Gibecn AW,et al. Intedeukin 10 polymorphisms as predictiors of sustained response in antiviral therapy for chronic hepatitis C infection. Hepatology,2001,33(3):708 – 720.

34. Saraiva M,O Garra A. The regulation of IL – 10 production by immune cells. Nat RevImmunol, 2010,10:170 – 181.

35. Moore KW,de Waal Malefyt R,Coffman RL,et al. Interleukin – 10 and the interleukin – 10 receptor. Annu Rev Immunol, 2001,19:683 – 765.

36. 胡成进,公衍文. 检验结果临床解读. 第2版. 北京:人民军医出版社,2010.

37. Tennert K,Schneider L,Bischof G,et al. Elevated CD40 ligand silences α interferon production in an HIV – related immune reconstitution inflammatory syndrome. AIDS, 2013,27(2):297 – 299

38. Pascual V,Banchereau J. Tracking Interferon in Autoimmunity. Immunity, 2012, 36(1):7 – 9.

39. Dixon WG,Hyrich KL,Watson KD,et al. Drug – specific risk of tuberculosis in patients with rheumatoid arthritis treated with anti – TNF therapy:results from the British Society for Rheumatology Biologics Register(BSRBR). Ann Rheum Dis, 2010,69:522 – 528.

40. Chu WM. Tumor necrosis factor. Cancer Lett, 2012,328(2):222 – 225.

41. Yehuda Shoenfeld, M. Eric Gershwin, Pier Luigi Meroni. 自身抗体. 第2版. 邹和建, Winfried Stoecker,主译. 北京:人民卫生出版社,2009.

42. Keren DF. Antinuclear antibody testing. Clin Lab Med,2002,22(2):447 – 474.

43. Hayashi N, Kumagai S. Immunologic tests:Antinuclear antibody. Nihon Rinsho, 2005, 63(7):456 – 459.

44. Lepse N,Abdulahad WH,Kallenberg CG,et al. Immune regulatory mechanisms in ANCA – associated vasculitides. Autoimmun Rev, 2011,11(2):77 – 83.

45. Kallenberg CG. Pathogenesis of ANCA – associated vasculitides. Ann Rheum Dis,2011, 70(1):59 – 63.

46. Watanabe F,Toda G. Autoimmune hepatitis(AIH). Ryoikibetsu Shokogun Shirizu,2000,31:213 – 217.

47. Miner JH. Organogenesis of the kidney glomerulus:focus on the glomerular basement membrane. Organogenesis, 2011,2:75 – 82.

48. Belovezhov N,Neshev Kh. Role of the C3 nephritic factor in the pathogenesis of glomerulo-nephritis. Vutr Boles,1978,17(1):9 – 12.

49. Xu Q,Metzler B,Jahangiri M,et al. Molecular chaperones and heat shock proteins in atherosclerosis. Am J Physiol Heart Circ Physiol,2012,302(3):506 – 514.

50. Gupta MK. Thyrotropin – receptor antibodies in thyroid diseases:advances in detection techniques and clinical applications. Clin Chim Acta,2000,293(1 – 2):1 – 29.

51. 仲人前,范列英. 自身抗体基础与临床. 北京:人民军医出版社,2006.

52. 蒋明,张奉春. 风湿病诊断与诊断评价. 上海:上海科学技术出版社,2004.

53. 王鸿利. 实验诊断学. 第2版. 北京:人民卫生出版社,2010.

第四章

免疫缺陷病

由遗传因素或其他原因造成的免疫系统发育或免疫应答障碍而导致的一种或多种免疫功能不全称为免疫缺陷（immunodeficiency），由此导致的各种临床综合征称为免疫缺陷病（immunodeficiency disease，ID）。免疫缺陷病按病因分为两大类：原发性免疫缺陷病（primary immunodeficiency disease，PIDD）和继发性免疫缺陷病（secondary immunodeficiency disease，SIDD）。

PIDD 由遗传因素或先天免疫系统发育不良所致，PIDD 种类较多，按免疫成分可分为：抗体免疫缺陷（B 细胞）、细胞免疫缺陷（T 细胞）、联合免疫缺陷（T 细胞、B 细胞）、吞噬细胞功能缺陷和补体生成缺陷。SIDD 往往由恶性肿瘤、感染、代谢性疾病、营养不良和其他因素诱导所致。

第一节　原发性 B 细胞免疫缺陷病

● X 连锁无丙种球蛋白血症

一、概述

1. 病因及发病机制　由于 Bruton 酪氨酸激酶（Bruton tyrosine kinase，BTK）基因突变导致早期 B 细胞发育缺陷，呈 X 连锁隐性遗传，标志性的特征是骨髓 B 细胞发育停滞于原 B 细胞阶段，外周血成熟 B 细胞缺如。美国报道的最低发病率为 1/37.9 万。

2. 临床表现　完全传递，具有突变 BTK 基因的男性均发病，有极个别女性携带者发病的报道。临床过程变异大，大部分诊断年龄小于 5 岁，20% 散发病例诊断于 1 岁内,50% 诊断于 1~3 岁。亦有成年发病的报道。本病患者主要表现为莱膜菌感染所致的反复鼻窦炎、中耳炎、肺炎、皮肤感染、败血症及脑膜炎等。此外,本病患者易发生脊髓灰质炎疫苗感染相关的麻痹。播散性肠道病毒感染及脑膜脑炎往往是本病患者致死性的危险因素。铜绿假单胞菌败血症及皮肤坏疽高发于此类患儿。近 1/3 患儿可有关节炎的表现。

3. 实验室检查　外周血 B 细胞缺如,骨髓 B 细胞早期发育障碍,血清中各类 Ig 含量均明显降低,缺乏同族血凝素,抗体反应缺陷。

二、临床思路

1. 诊断标准　BTK 蛋白表达缺失或明显降低,BTK 突变。

2. 实验室指标的检测　在 X 连锁无丙种球蛋白血症(XLA 的)诊断中,与既往相比较,已不再强调所有免疫球蛋白均明显降低,相反,B 细胞明显降低是最一致的表现,B 细胞比例往往接近 0,截至目前,尚无 B 细胞比例大于 2% 的病例。近 20% 病例 IgG 大于 2g/L,相比较而言,IgA、IgM 呈较一致的明显降低。检测单核细胞 BTK 蛋白表达可快速诊断,大部分患者完全缺失,20% 患者部分缺失,3% 患者表达正常。BTK 基因突变分析可明确诊断。临床上 XLA 与常染色体隐性无丙种球蛋白血症(autosomal recessive agammaglobulinemia,ARA)无法鉴别,ARA 起病年龄更早,Ig 水平更低,B 细胞数量更少,二者共同点是骨髓早期 B 细胞发育停滞,常用流式细胞分析方法来评价(图 4-1)。

三、病例分析

患儿,男性,5 岁。主诉:间断发热 1 年。现病史:患儿 1 年前经常出现咳嗽症状,白细胞总数升高,多次胸片示斑片影,予间断输液治疗。1 个月前再发热,体温最高达 39℃,干咳,用抗生素治疗后好转。15 天前再次出现发热咳嗽,后出现明显皮疹,伴环形红斑。10 天前就诊于当地医院,CRP 69.9mg/L,ESR 30mm/h,胸片示右肺中叶片絮、条索影,左肺下叶体积缩小,外基底段楔形实变影,小气道肺功能受阻,予地塞米松治疗后皮疹消退,继续予头孢地嗪 10 天。现于门诊查:血常规 WBC $8.94×10^9$/L,N 59.8%,L30.5%,Hb 128g/L,PLT 479 $×10^9$/L,CRP <8mg/L。胸片示左肺可见斑片状阴影,左肋膈角钝。既往史:出生后 1 周腹泻,每日 7~8 次稀水便及欠消化便,2 岁痊愈。家族史无异常。查体:T 37.0℃,R 22 次/分,HR 86 次/分,BP 100/60mmHg,体重 17.5kg。额、颈部见多处出血点,额部融合成片,卡介苗瘢痕阳性。浅表淋巴结未及,扁桃体不大。双肺呼吸音粗。心腹查体无异常。辅助检查:血 IgG 0.33g/L,IgA 0.07g/

L,IgM 0.19g/L,IgE 0.49IU/ml。血 CD3 95.1%,CD4 51.9%,CD8 37.2%,B 0,
NK 2.9%。BTK 突变分析明确诊断为 X 连锁无丙种球蛋白血症。诊治经过:经
抗感染及丙球输注好转出院。

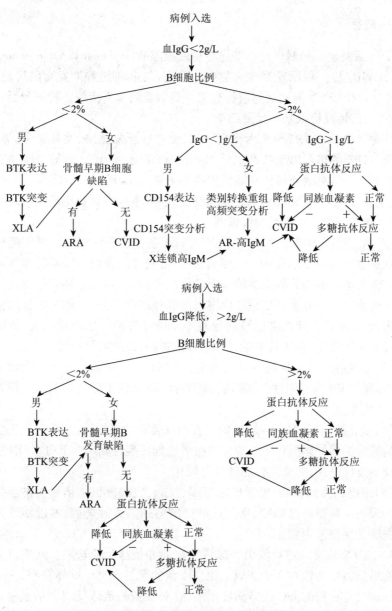

图 4-1　原发性 B 细胞免疫缺陷病的临床思路

• 普通变异型免疫缺陷病

一、概述

1. 病因及发病机制 普通变异型免疫缺陷病(common variable immunodeficiency,CVID)是一种原发性体液免疫缺陷病,与 B 细胞晚期发育障碍有关,目前研究显示少于5%的病例与遗传有关。确切发病率不清楚。特征为低丙种球蛋白血症,抗体反应缺陷和反复感染。

2. 临床表现 大部分患者出现急性、慢性或反复感染,尤其肺炎、鼻窦炎、中耳炎。27%的患者出现持续的呼吸系统疾病,导致阻塞性、限制性和支气管扩张改变。不常见的或机会病原微生物亦可见,如卡氏肺孢子菌等。

(1)自身免疫病:25%患者出现自身免疫病,主要为自身免疫性溶血性贫血(AIHA)和免疫性血小板减少性紫癜。

(2)肉芽肿及淋巴浸润:8% ~22% CVID 患者结节性病变可早于低丙种球蛋白血症数年。主要累及肺、淋巴结和脾。皮肤、肝、骨髓、肾、胃肠道和脑亦被累及。为大小不等的分界清楚的非干酪样肉芽肿,可包含非坏死性上皮样细胞和巨核细胞。一部分患者出现肺内淋巴浸润伴随肉芽肿,被称为肉芽肿淋巴间质肺病,预后不良。肺内淋巴浸润导致不伴肉芽肿的淋巴间质肺炎、滤泡支气管炎或细支气管炎,可导致咳嗽、气短、肺泡损伤,最终需要吸氧治疗。

(3)恶性肿瘤:CVID 患者非霍奇金病(NHL)发生率为 6.7%,大部分为 B 细胞型,通常 EB 病毒阴性,几乎均为结外性,易出现于黏膜相关区。霍奇金病(HL)散见报道。

(4)消化道疾病:21% ~57%的患者出现暂时的或持续性腹泻,蓝氏贾第鞭毛虫是最常见病原体。19% ~32%的患者出现炎症性肠病。部分 CVID 患者出现自身免疫性肝病,如原发性胆汁性肝硬化。

(5)淋巴结增殖:20%患者出现颈部、纵隔、腹部淋巴结增殖。淋巴结病理通常表现为不典型淋巴增殖,反应性淋巴增殖或肉芽肿炎症,淋巴结或其他淋巴组织缺乏典型浆细胞。

3. 实验室检查 可见低丙种球蛋白血症和抗体反应缺陷。其中抗体产生能力的最低标准为针对 2 个或以上蛋白疫苗的保护性 IgG 抗体存在,一般针对蛋白抗原会有 4 倍的 IgG 抗体滴度增加,针对多糖的抗体反应评估较复杂。大部分 CVID 患儿缺乏同族血凝素,但阳性不能除 CVID,因为可能存在多糖抗体缺陷。同族血凝素是针对正常肠道细菌的 IgM、IgG 抗体,与 A、B 血型抗原有交叉反应,用于未完成初级免疫疫苗和非 AB 血型者。小于 6 月龄婴幼儿,抗 A 抗体效价 1∶≥16,抗 B 抗体效价 1∶≥8 是正常的,6 月龄时无同族血凝素提示明显免疫缺陷。2 岁以上儿童,若免疫球蛋白正常,对蛋白抗原的反应几乎一直是正常的。蛋白抗原反应弱见于明显异常的免疫缺陷病,如 CVID 或重症联合免疫缺陷病(SCID)。对于年龄较大儿童或成人,IgG <2g/L 通常不用再评价蛋白疫苗的抗体反应性(继发因素除外),因此,在临床诊断分析中以此为界。但在实际诊疗操作中,IgG 的水平与临床感染程度并不一定一致,应个体化分析。

二、临床思路

1. 诊断标准　抗体反应缺陷。

2. 实验室指标的检测　CVID 起病晚,易合并自身免疫病、肉芽肿、淋巴增殖性疾病及恶性肿瘤,感染谱更广,影响预后因素更复杂。与 XLA 发病机制明显不同,CVID 为外周 B 细胞晚期发育障碍,因此,通过骨髓 B 细胞的流式细胞分析可予鉴别。针对反复感染伴低丙种球蛋白血症的患者,抗体反应评价是诊断 CVID 的关键(图 4－1,4－2)。

三、病例分析

患儿,男性,12 岁 7 个月,2013 年 6 月 7 日入院。主诉:反复发热咳嗽 2 年,加重伴胸痛 1 年,痰中带血 3 天。现病史:2 年前出现间断高热、畏寒,早晨及睡前咳嗽,痰性状不详,伴乏力盗汗,对症治疗后好转,1 周后再次出现发热。胸片示右肺炎症,予阿奇霉素、头孢曲松治疗 10 天后退热,咳嗽好转出院。之后发热间隔时间缩短。1 年前,除发热外,开始咳大量黄色脓痰,伴黄涕,间断右下胸痛,与体位有关,前倾位可缓解,通常持续半小时后痛缓解,间断头痛、鼻塞,乏力加重,食量减少。4 个月前,每周发热 1 次,胸痛加重,仍有黄痰和黄涕。1 个月前气促、喘憋,右下肺呼吸音减低,血 WBC 30.95×10⁹/L,N 95.21%,肺 CT 示右肺高密度影伴右侧大量胸腔积液,予闭式引流,有黄色脓性液体流出,培养为链球菌生长,治疗 1 个月后好转出院。3 天前出现痰中带血丝。发病以来精神弱,食欲缺乏。1 岁内曾患中耳炎。家族史无异常。查体:T 38.0℃,R 24 次/分,HR 118 次/分,BP 95/65mmHg,体重 24kg。精神弱,轻度贫血貌,喜前倾位,散在陈旧皮疹瘢痕,卡介苗瘢痕阳性,浅表淋巴结未及,双侧扁桃体Ⅰ度肿大,右下肺呼吸音减低,心腹查体无异常。辅助检查:WBC 10.65×10⁹/L,N 8.59×10⁹/L,Hb 129g/L,PCT 1.20mg/ml。血 IgG <0.33g/L,IgA <0.07g/L,IgM <

0.04g/L,IgE 0.00IU/ml。血 CD3 84.9%,CD4 24.3%,CD8 54.7%,B 4.5%,NK 7.8%。CD40L 未找到突变,考虑普通变异型免疫缺陷病诊断。

● X 连锁高 IgM 综合征

一、概述

1. 病因及发病机制　X 连锁高 IgM 综合征由 CD40 配体(CD154)突变引起,为 X 连锁隐性遗传。机制为免疫球蛋白类别转换重组缺陷,伴或不伴体细胞高频突变,导致 IgG、IgA、IgE 明显降低伴正常或升高的 IgM。

2. 临床表现　男性儿童发病,女性携带者偶可发病,多在 1 岁内起病。

(1)感染:由于体液免疫缺陷致出现反复呼吸系统感染。患者机会性感染增加,40%的患者以卡氏肺孢子虫肺炎为首发表现。伴慢性症状性小肠隐孢子虫病患者可出现持续性腹泻、生长迟缓和体重不增。硬化性胆管炎是本病常见的并发症,可导致患者肝功能异常甚至肝硬化,患胆管癌的风险增加。在早期未移植的病例中,50%有慢性肝病,导致很多病例的早期死亡。

(2)机会性病原感染:如播散性巨细胞病毒(CMV)感染、微小病毒引起的纯红再障以及弓形虫、隐球菌、组织胞浆菌和分枝杆菌引起的感染等。

(3)中性粒细胞减少症:50%患者有中性粒细胞减少症。

(4)自身免疫病:可表现为关节炎、炎症性肠病、血小板减少、自身免疫性溶血性贫血。

(5)肿瘤:累及胆管和小肠者,其发生恶性肿瘤的概率增加。

3. 实验室检查　IgG、IgA 明显降低,IgM 升高或正常。外周血 B 细胞正常。对蛋白抗原无反应。缺乏转换的记忆 B 细胞($IgM^- IgD^- CD27^+$),$IgM^+ IgD^+$ $CD27^+$B 细胞作为唯一的记忆亚群。部分患者可有颈淋巴结和扁桃体缺如。淋巴结病理检查示滤泡和生发中心少见,浆细胞也少见。活化的 T 细胞 CD40L (CD154)表达缺失。

二、临床思路

1. 诊断标准　CD40L(CD154)基因突变分析可明确诊断。

2. 实验室指标的检测　高 IgM 综合征患者 IgG、IgA、IgE 明显降低,伴正常或升高的 IgM。近一半患者起病时 IgM 是正常的,尤其在幼儿中 IgM 正常的比例更高。可产生一些抗多糖的 IgM 抗体,包括同族血凝素,但对蛋白抗原无反应。外周总 B 细胞数正常,但缺乏转换的记忆 B 细胞(IgM⁻IgD⁻CD27⁺),IgM⁺IgD⁺CD27⁺B 细胞作为唯一的记忆亚群。活化的 T 细胞 CD40L(CD154)表达缺失可用于诊断大部分患者。CD40L(CD154)基因突变分析可明确诊断(图 4 - 1)。

三、病例分析

患儿,男,6 个月。主诉:间断发热伴腋下淋巴结肿大 4 个月,气促 2 个月,咳嗽 1 月余。现病史:患儿于 4 个月前无诱因出现发热,体温最高达 39.0℃,同时发现腋下一 3cm×1cm 肿块。于胸科医院查结核菌素(PPD)强阳性,腋下超声示左腋下淋巴结肿大,予异烟肼 0.1g 每日 1 次,口服 4 个月。2 个月前家长发现患儿呼吸促。1 月前再次发热,伴阵咳,不剧烈,有痰不易咳出,伴指趾末端发绀,当地医院查心脏彩超未见异常。4 天前咳嗽气促加重,家长自行停抗结核药物。近 1 月食欲缺乏。查体:T 37.9℃,R 35 次/分,神清,精神弱,呼吸稍促,可见鼻扇及三四征,口周发绀,卡介苗瘢痕阳性,左腋下见一 1cm×1cm 淋巴结。双肺无啰音。心音有力,律齐。腹软,肝肋下 2cm。指趾末端发绀。辅助检查:WBC 18.37 × 10⁹/L,N 60.4%,L 30.9%,Hb 141g/L,CRP < 8mg/L。IgG < 0.33g/L,IgA 测不出,IgM 1.77g/L,IgE 0.09IU/ml。CD3 58.9%,CD4 33.2%,CD8 24.7%,B 35.1%,NK 2.7%。胸片示双肺透过度减低。肺 CT 两肺中后部透过度减低,双肺野可见弥漫斑片状及毛玻璃样高密度病灶,其内似可见斑点状致密影,可见支气管充气征,左前外侧胸膜下可见弧形透亮影。支气管肺泡灌洗液(BALF)检查示卡氏肺孢子菌 PCR 检测阳性,镜检未见肺孢子菌包囊。CD40L 基因突变分析诊断为 X 连锁高 IgM 综合征。经静脉注射免疫球蛋白及抗卡氏肺孢子菌治疗好转出院。

第二节　重症联合免疫缺陷病

重症联合免疫缺陷病(severe combined immunodeficiency,SCID)是一组因胸腺、淋巴组织发育不全及免疫球蛋白缺乏的遗传性疾病,患病机体不能产生体液及细胞免疫应答,易发生严重感染而导致死亡。主要包括性连锁重症联合免疫缺陷病(X - linked severe combined immunodeficiency,X - SCID)和常染色体隐性遗传重症联合免疫缺陷病,后者称为 Omenn 综合征,Omenn 综合征较罕见,下面重点介绍 X - SCID。

● 性连锁重症联合免疫缺陷病

一、概述

1. 病因及发病机制　X‑SCID 属于 X 连锁隐性遗传,占所有 SCID 的 50%,其发病机制是 IL‑2R γ 链基因突变,IL‑2R γ 链参与多种因子的信号转导并调节 T 细胞、B 细胞分化发育和成熟,IL‑2R γ 链基因突变时 T 细胞发育停滞于 proT 细胞阶段,B 细胞和 NK 细胞发育受阻,从而发生本病。由于缺乏成熟的 T 细胞,患者出现获得性免疫功能缺陷,机制包括抗原受体基因重组缺陷(RAG, Artemis, Lig4, PRKDC), T 细胞受体信号缺陷(CD3, CD45, ZAP70, ORAI1 ,STIM1),T 细胞分化缺陷(IL2RG, IL7RA, JAK3, ADA, PNP, AK2),胸腺发育和胸腺 T 细胞输出缺陷(CATCH22,FOXN1,CORO1A)。

2. 临床表现　患儿起病早,3 ~ 6 月龄起病,活产婴的发病率为 1/20 万 ~ 1/15 万,常出现生长发育迟缓。患儿常表现为反复、持续、严重的感染,常规治疗无效,机会致病菌感染较常见,如白色念珠菌病。若患儿外周血中有母体来源的 T 细胞,可有移植物抗宿主病(GVHD)表现,如皮疹、肝脾大,有时淋巴结肿大,IgE 和嗜酸性粒细胞可增高。不典型患者可有免疫调节功能异常和自身免疫病。

3. 实验室检查　淋巴细胞绝对计数减少,淋巴细胞增殖功能降低,胸腺输出功能降低。

二、临床思路

1. 诊断标准　2 岁内的患儿具有经胎盘传递而来的母体 T 细胞或 $CD3^+$ T 细胞低于 20%,绝对淋巴细胞计数小于 3000 个/微升,并检测到任何一个致病基因突变。正常新生儿外周血淋巴细胞绝对计数低限为 2000 个/微升,6 ~ 9 月龄正常低限为 4000 个/微升。生后数月龄若小于 2500 个/微升认为是致病性的,可提示 SCID。

由于 SCID 患儿 T 细胞功能缺陷,不能及时剔除经胎盘输注的母体 T 细胞,检测到此种情况即可诊断为 SCID。在本节流程图中,将此项检测归入淋巴细胞及 $CD3^+$ T 细胞计数较多组,实际上,不管多少,都要检测此项目,因为经胎盘输注的母体 T 细胞的数目不定。淋巴细胞功能的标准体外实验是淋巴细胞增殖功能分析,SCID 患儿是明显降低的。

2. 实验室指标的检测 胸腺输出功能减低是 SCID 的重要特征,可用流式细胞分析方法检测纯真型 T 细胞(CD45RA$^+$CD4$^+$T)的比例。前 T 细胞在胸腺内成熟过程中,需经过胚系 TCR 基因大量不连续片段的重排,在此过程中形成染色体外的环形删除产物,被称为 T 细胞受体删除 DNA 环,其作为游离基因,稳定存在于细胞中,不随 T 细胞的增殖而扩增。因此,通过定量 PCR 技术检测TRECs 含量,可以确定纯真型 T 细胞数量而了解胸腺新近输出功能。美国威斯康星州已用该方法进行新生儿筛查。

SCID 还有两种重要的特殊表型需要谨记,一个是已经提及的母体 T 细胞经胎盘输注,国外报道出现率可高达 40%,另一个是患儿自体 T 细胞外周寡克隆扩增(Omenn 综合征)。二者临床表现相似,T 细胞均呈单克隆或寡克隆性,前者来源于母体,后者来源于自身,通常用基因谱型图(Spectrotyping)的方法检测 TCR 受体 β 链可变区的 CDR3。母体 T 淋巴细胞经胎盘输注的检测方法包括 STR 方法,HLA 配型方法,细胞遗传学方法等(图 4-2)。

三、病例分析

病例一

患儿,男性,4 个月 22 天。主诉:间断咳嗽 42 天,发热 12 天。现病史:受凉后单声咳嗽,静脉滴注中药,无效,再静脉滴注头孢他啶 5 天,咳嗽好转。12 天前发热,最高 39℃,血常规白细胞升高,胸片示肺炎,静脉滴注 11 天(具体不详),无好转。5 天前查血常规:WBC 11.19 × 10^9/L,Hb 67g/L,PLT 539 × 10^9/L,N 96.4%。CRP 175.3mg/L。胸片示两肺炎症,右侧胸腔积液,予红霉素,头孢曲松,氢化可的松 4 天,无好转来院治疗。血常规示:WBC 9.49 × 10^9/L,Hb 60g/L,PLT 358 × 10^9/L,N 94%,L 3.4%,CRP > 160mg/L。胸片示肺炎。发病以来精神可,纳奶可,二便正常,体重增长尚可。新生儿期无异常。卡介苗、乙肝、脊髓灰质炎疫苗已接种。无家族史。查体:T 38.7℃,呼吸促,面色稍苍白,BCG 接种处破溃,散在痰鸣音。辅助检查:血 IgG 0.61 g/L,IgA 0.03g/L,IgM 0.54g/L。CD3 5.89%,CD4 0.79%,CD8 3.12%,B 91.2%,NK 0.41%。*IL2RG* 基因突变分析明确诊断为性连锁重症联合免疫缺陷病。

病例二

患儿,男性,7 个月。主诉:周身反复皮疹 6.5 个月,间断发热 1 个月余,喘憋 8 天。现病史:生后半月出现颜面部红色皮疹,逐渐蔓延至全身,反复发作。1 个月前发热,最高 38.8℃,入院当天予毛花苷 C 90μg。口服雷公藤 1.5 天。曾用甲强龙 10mg/d,共 3 天。丙种球蛋白 2.5g/d,共 4 天。治疗 10 天左右热

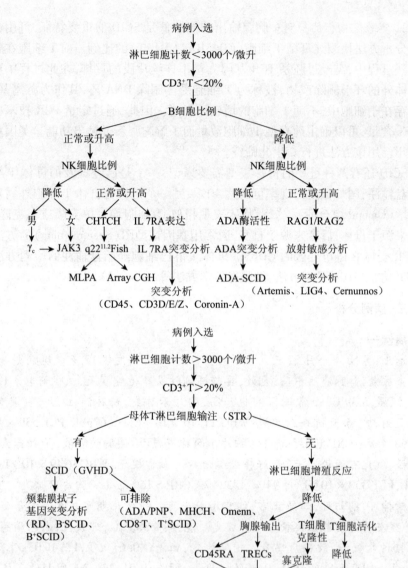

图4-2 重症联合免疫缺陷病的临床思路

退,继续留院治疗皮疹。11 天前再次发热,间断呕吐胃内容物,非喷射性,近两天轻度声音嘶哑,偶有咳嗽,有少许痰。3 天前热退,但喘憋有加重。发病以来精神不振,食欲缺乏,大便正常,有时尿少。个人史、既往史及家族史无异常。查体:T 36.2℃,神志清,精神弱,呼吸浅促,面色发绀,自主体位。全身皮肤硬,肿胀,潮红,颜色发暗,可见广泛性鱼鳞状脱皮,双膝盖及双足部均可见散在皲裂,出血。左上臂卡介苗瘢痕阳性。双颌下、腋下可触及数个黄豆大小淋巴结,右侧腹股沟可触及数个肿大淋巴结。毛发脱落,眉毛脱落,口周发绀,可闻及痰鸣音。心脏查体未发现异常。肝肋下 4.0cm,脾肋下 5.0cm。余查体未见异常。辅助检查:WBC 23.95×10⁹/L,Hb 99g/L,N41.8%,L 48.9%,CRP 16.00 mg/L。血 IgG 35.60g/L,IgA 0.35g/L,IgM 9.08g/L,IgE > 3000IU/ml。CD3 97.2%,CD4 14.9%,CD8 81.9%,B 0.5%,NK 1.5%。G 试验 431.5pg/ml。心脏彩色超声检查未见异常。胸片两肺透过度弥漫性减低。胸部 CT 双肺弥漫性间实质浸润,双腋下多发淋巴结肿大,胸腺小。左腋下淋巴结病理:增生的淋巴细胞及上皮样细胞结节伴多核细胞浸润。入院第 6 天出院,数天后死亡。RAG1 基因突变分析示新发现的杂合错义突变,除外 SNP,用 HLA 配型方法除外母体 T 淋巴细胞经胎盘输注的可能,支持 Omenn 综合征诊断。

第三节　原发性 T 细胞免疫缺陷病

原发性 T 细胞免疫缺陷病是指 T 细胞的发生、分化和功能障碍的遗传性缺陷,包括先天性胸腺发育不良综合征(DiGeorge syndrome, DGS)、T 细胞活化和功能缺陷等。下面主要介绍先天性胸腺发育不良综合征。

一、概述

1. 病因及发病机制　由于在早期胚胎形成过程中,第三、四咽囊发育异常导致胸腺和甲状旁腺发育不良或不发育,其他结构也同时受累,是最常见的染色体缺失综合征,发病率为 1/4000。90% 的患者有经典缺失,为 22q11.2 杂合的 3Mb 的缺失,累及 30~50 个基因。另外 8% 的患者为 1.5Mb 的缺失。很少呈家族性,但也有常染色体显性遗传的病例报道。

2. 临床表现　主要为甲状旁腺功能减低导致的低钙抽搐和胸腺发育不良导致的反复感染。其他躯体性结构异常,包括主动脉弓右位,食管闭锁,悬雍垂裂,上肢异常,先天性心脏病(动脉圆锥,房室间隔缺损),上唇短人中,眼距宽,眼裂倾斜,下颌发育不良,耳低位凹陷。咽腭功能不全伴或不伴黏膜下或明显腭裂可导致喂养困难和鼻音。轻到中度听力受损伴发育延迟,行为和精神异常也常见。需要注意的是,没有一项临床特征是诊断性的,缺失的大小也不能预测疾病严重程度。同一基因突变的单卵双生子表型亦不同。

完全性 DGS 或不典型完全性 DGS 患儿临床感染表现同重症联合免疫缺陷病患儿。部分性 DGA 患儿临床表现为反复上呼吸道感染,下呼吸道感染少见。6 月龄后出现荚膜菌引起的反复窦肺感染。伴 T 淋巴细胞减少者易于出现病毒、念珠菌感染或早期感染死亡,尤其伴有 CD4 和 CD8 同时减少、胸腺输出减少或甲状旁腺减低者。

3. 实验室检查　完全性 DGS 患儿出生后 T 淋巴细胞严重减少($CD3^+ <50 \times 10^6/L$),B 细胞和 NK 细胞正常。针对丝裂原的增殖反应缺失或极度减低。不典型完全性 DGA 婴儿会出现寡克隆 T 细胞群。T 细胞数可以是低的、正常的或高的。针对丝裂原的淋巴细胞增殖反应可以是低的和正常的。纯真型 T 淋巴细胞缺乏($CD3^+ CD45RA^+ CD62L^+ <50 \times 10^6/L$)。

部分 DGS 经常有轻至中度抗体受损伴 T 淋巴细胞减少。由胸腺输出的纯真型 T 淋巴细胞减少。TCRVB 谱异常,表现为增加、减少或寡克隆性。抗体缺陷谱广泛,孤立的低 IgM 可能与反复感染有关,可有特异的 IgM 反应缺乏伴低同族血凝素。低 IgG 伴亚类缺陷亦有报道。针对多糖抗体反应缺陷较常见,同时 IgG 水平正常。缺乏的、低的或升高的 IgA 可能与反复感染和自身免疫有关。很多患者最初低的免疫球蛋白会随年龄增长变为正常。一些患者 B 淋巴细胞减少是一特征,尤其婴儿期,随时间恢复正常。胸腺病理未见明显异常。淋巴结副皮质区及脾的胸腺依赖区有不同程度耗竭。

二、临床思路

诊断标准:荧光原位杂交方法(FISH)检测经典微缺失。比较基因组杂交芯片方法可用于筛查,然后用 FISH 验证。

诊断思路参照原发性 B 细胞免疫缺陷病和联合免疫缺陷病。需要强调的是,虽然 DGS 免疫缺陷是源于胸腺异常,直接影响 T 细胞,但由于 T 细胞和 B 细胞间的相互作用,细胞免疫功能和体液免疫功能很难截然分开,临床表现也体现二者密切相关,如完全性 DGA 表型为 SCID,部分性 DGA 也影响抗体反应性。

三、病例分析

患儿,男性,1 岁。主诉:发育迟滞 1 年余。查体发现头围 43cm,坐位后倾摇晃,有特殊面容,如耳郭小、内眦赘皮、高腭弓。智测 83 分,头部磁共振(NMR)未见异常,有鼻窦炎。生长速度正常,运动落后,目前不能扶站,语言发育落后,进食时间明显延长,仅能发"爸"的单音。FISH 方法检测到 22q11.2 区域缺失,明确诊断为部分 DiGeorge 综合征。

第四节 原发性吞噬细胞功能缺陷病

原发性吞噬细胞功能缺陷病主要表现为吞噬细胞的数量、移动和(或)黏附功能等异常,临床上表现为反复的化脓性细菌及真菌感染。本组疾病主要涉及中性粒细胞及单核 – 巨噬细胞。下面主要介绍慢性肉芽肿病(chronic granulomatous disease,CGD)。

一、概述

1. 病因及发病机制 CGD 是最常见的原发性吞噬细胞功能缺陷病。患者的多形核吞噬细胞不能通过烟酰胺腺嘌呤二核苷磷酸(NADPH)氧化酶产生超氧阴离子(O_2^-)来杀死入侵的微生物,使吞噬的病原微生物继续存活、繁殖,并随吞噬细胞游走扩散,造成反复的慢性感染,持续的感染可刺激 CD4$^+$T 细胞形成肉芽肿。X 连锁遗传(CYBB,gp91phox)最常见,占所有患者的 65%。在常染色体隐性遗传 CGD 中,西方人最常见的为 *NCF*1(*p47phox*)基因突变,占 25%,其次为 *CYBA*(*p22phox*)和 *NCF*2(*p67phox*)突变,各占 5%。

2. 临床表现 反复感染,尤其在出生后第 1 年内明显,累及部位最常见为肺、皮肤或皮下、淋巴结、胃肠道及肝脏。最常见病原为金黄色葡萄球菌、伯克霍尔德菌、黏质沙雷菌、诺卡菌和曲霉菌。CGD 引起的最常见疾病为肺炎、皮肤脓肿、肝脓肿、骨髓炎和败血症。

卡介苗接种处近期局部反应可过重,远期可有同侧腋下淋巴结钙化,卡介苗瘢痕或外科手术瘢痕过度明显。炎症并发症表现如皮肤溃疡、外科伤口开裂、空腔脏器梗阻。

自身免疫病,包括类风湿关节炎、系统性红斑狼疮、皮肌炎、骶髂关节炎、特发性血小板减少、自身免疫性肝炎。携带者最常表现为类似于盘状红斑的皮疹和溃疡性口炎。

3. 实验室检查 NBT 还原实验是最先应用的慢性肉芽肿病的筛查方法。二氢罗丹明(dihydrorhodamine 123,DHR123)流式细胞分析方法由于需血量少,技术简单,定量分析,能区分病态和正常细胞,而受到广泛应用。吞噬功能筛查的其他方法还包括过氧化物产生、化学发光、过氧化氢产生、氧消耗、细菌的碘化及吞噬细胞杀菌。

二、临床思路

1. 诊断标准 中性粒细胞呼吸爆发缺陷,蛋白表达缺失或发现致病性基因突变。

2. 实验室指标的检测 若患儿发病早,表现为反复细菌、真菌感染,伴肉芽肿形成及过度炎症反应,体液及细胞免疫功能正常,需考虑慢性肉芽肿病可能性。首先用中性粒细胞呼吸爆发实验来筛查,若 DHR123 流式细胞分析方法提示母亲为携带者,则进一步查 CYBB 基因突变以协诊。若流式细胞分析方法无法区分 X 连锁隐性及常染色体隐性 CGD,可首先行蛋白表达分析,若某种蛋白表达缺失,则支持诊断,进一步行基因突变分析(图 4-3)。

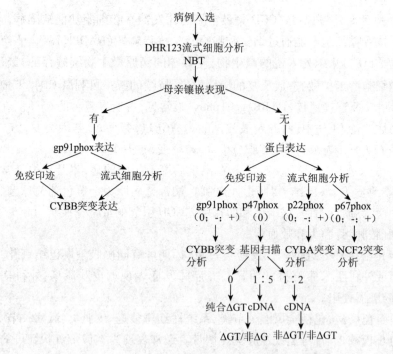

图 4-3 原发性吞噬细胞功能缺陷病的临床思路

三、病例分析

患儿,女性,2岁11个月。因"间断发热伴有反复颈部淋巴结肿大1年4个月"入院。患儿1年4个月来经常出现发热伴右颈部肿大疼痛,抗生素治疗有效。新生儿期曾因"脓疱疮"于当地住院3天。7~8月龄时患淋巴结炎行左腋下淋巴结摘除术,未行病理及病原检查。9月龄时曾抽搐1次,病因不详。患儿母亲生产G1P1及G2P2均为男孩,分别于生后40天因不明原因及高热死亡。外院腹部CT示肝脾脓肿。胸片示左腋下淋巴结结核,不除外肝脾脓肿由结核引起。体格检查示营养发育略差,精神弱,左腋窝有一1cm手术疤痕,可触及1.5cm×1.5cm大小淋巴结。左上臂卡介苗瘢痕阳性。左锁骨上可触及1.0cm×1.0cm大小淋巴结。肝肋下4.5cm,脾肋下及边。辅助检查示胸片示左锁骨上及左腋下软组织内可见钙化灶。腹部超声示肝脾脓肿。肺CT示右上肺尖段后段、右肺中叶、左上肺尖后段可见条片状影,两肺可见毛玻璃状影,两下肺可见广泛颗粒状影。左侧腋窝可见钙化,肝右叶可见边界不清的低密度影。DHR123流式细胞分析:患儿PBS 17.41%,PMA 84.63%,SI 6.35;患儿母亲PBS 2.43%,PMA 99.21%,SI 285;患儿父亲PBS 1.94%,PMA 98.82%,SI 594。CYBA突变分析明确诊断为慢性肉芽肿病。

第五节 原发性补体系统缺陷病

一、概述

补体是天然免疫的重要组成部分,同时作为天然免疫和获得性免疫的桥梁。补体通过与微生物上的补体识别分子结合来活化和清除感染原。原发性补体系统缺陷病极少见,大部分为常染色体隐性遗传。在补体系统中,几乎所有的补体固有成分、补体调控蛋白及补体受体都可发生缺陷,患者常出现反复的化脓性细菌感染。

经典途径补体成分缺陷患者多出现荚膜菌感染及SLE样疾病。C3缺陷患者往往可出现荚膜菌、大肠杆菌、化脓性链球菌、金黄色葡萄球菌感染及血管炎、肾炎等免疫复合物疾病。因子I缺陷表现为有荚膜的化脓菌感染、肾小球肾炎和血管炎。因子H缺陷表现为膜增殖性肾小球肾炎或其他肾脏疾病,与大部分遗传性溶血尿毒综合征有关。X连锁备解素缺陷患者易患脑膜炎球菌败血症,病死率高,无自身免疫现象。攻膜复合物缺陷表现为轻的反复的脑膜炎球菌感染。

实验室检查 CH50 或 AH50 为零或极低,某种补体成分缺陷。自身抗体可阳性。

二、临床思路(图 4-4)

1. 诊断标准　致病基因突变。

2. 实验室指标的检测　CH50 为零或极低,AH50 正常,提示 C1q,C1r,C1s,C2 或 C4 缺陷。AH50 为零或极低,CH50 正常,提示因子 B 或 D(极少见),或备解素缺陷。AH50 和 CH50 极低,提示 C3,C5,C6,C7,C8 或 C9 缺陷。晚期成分低,尤其 C3,AH50 和 CH50 低,提示因子 H 或 I 缺失。携带者的 CH50 分析通常是正常的。

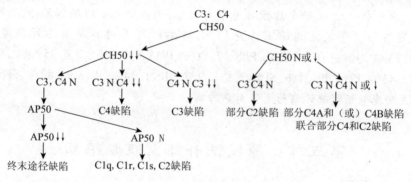

图 4-4　原发性补体系统缺陷病的临床思路

↓,降低;↓↓,明显降低

（贺建新　冯珍如）

第六节　继发性免疫缺陷病

继发性免疫缺陷病是后天因素所导致的一类免疫缺陷性疾病。患者免疫功能低下可以是暂时性的,当原发疾病得到治疗后,免疫缺陷可恢复正常;也可以是持久性的,如获得性免疫缺陷综合征。

诱发继发性免疫缺陷病的因素有以下两种。

1. 非感染性疾病　非感染性疾病诱发继发性免疫缺陷病,主要包括恶性肿瘤(淋巴瘤、急性及慢性白血病、骨髓瘤等),自身免疫病(SLE、类风湿关节炎等),蛋白丧失(肾病综合征、蛋白丧失肠病),免疫球蛋白合成不足以及某些其他疾病(如糖尿病、肝硬化、亚急性硬化性全脑炎)和长期免疫抑制治疗等。

2. 感染性因素　许多感染性疾病可诱发继发性免疫缺陷病,如细菌、真菌、病毒感染等,其中以 HIV 感染所致艾滋病最为严重。下面主要介绍 HIV 感染即获得性免疫缺陷综合征。

● 获得性免疫缺陷综合征

一、概述

获得性免疫缺陷综合征(acquired immunodeficiency syndrome, AIDS)又称艾滋病,是由人类免疫缺陷病毒(human immunodeficiency virus, HIV)感染引起的一组综合征。本病的特点为 T 细胞免疫缺陷伴机会性感染和(或)继发性肿瘤。

HIV 属于单股正链 RNA 逆转录病毒科中的慢性病毒亚科。根据血清学反应和病毒核酸序列测定等将 HIV 分为 HIV-1 和 HIV-2 两型。HIV-1 成熟的病毒颗粒含 2 个基因组,每个基因组包括 3 个结构基因(gag、env、pol),6 个调节基因(tat、rev、nef、vif、vpr、vpu 及 vpx)和两侧长末端重复序列。

从 1981 年人类首次感染 HIV 到现在,HIV 以其高变异率、高复制率迅速传遍全球。其传播途径包括性传播、血液传播(静脉吸毒)、母婴传播,其中大部分是通过性传播。15 ~ 49 岁发病者约占 80%,美国疾病预防控制中心最新调查显示,目前新发 HIV 感染人群中,约 50% 年龄小于 25 岁。

二、临床思路

1. HIV 感染后标志物的变化(图 4-5)　感染 HIV 后,患者血中最先出现 HIV RNA,随后 p24 抗原出现,持续4 ~ 6 周后,患者 p24 抗原逐渐消失。HIV 感染约 3 周后相继出现针对 p24、gp41、gp120 等多肽抗原的抗体,多数患者感染 HIV 3 个月内即可产生上述抗体。

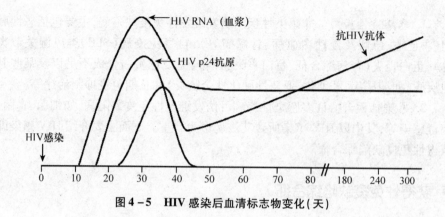

图 4-5　HIV 感染后血清标志物变化(天)

2. HIV 感染分期(表 4-1)

表 4-1　HIV 感染分期、临床表现及检测指标

分期	临床表现	检测指标
急性期	此期通常发生在初次感染 HIV 的 2～4 周,大多数临床症状轻微,可出现发热、全身不适、头痛、恶心、腹泻、咽痛、皮疹、淋巴结肿大等不典型症状,持续 1～3 周后缓解	此期血清可检出 HIV RNA 及 p24 抗原,CD4$^+$ T 淋巴细胞计数可一过性减少。可完善 HIV RNA、p24 抗原、T 淋巴细胞亚群及计数等检测
无症状期	此期持续时间一般 6～8 年,时间长短及临床症状与感染病毒数量,感染病毒型别、感染途径、机体免疫状况的个体差异等有关	此期 HIV 在感染者体内不断复制,CD4$^+$ T 淋巴细胞计数逐渐下降。可完善 HIV RNA、HIV 抗体、T 淋巴细胞亚群及计数等检测以指导临床抗病毒药物应用时机
艾滋病期	此期为 HIV 感染最终阶段,主要表现为 HIV 相关症状、各种机会感染及肿瘤	此期 CD4$^+$ T 淋巴细胞计数明显下降,多数小于 200×10^6/L,血浆 HIV 病毒载量明显升高。可完善 HIV RNA、T 淋巴细胞亚群及计数等检测以指导临床抗病毒药物应用及疗效监测

3. 实验室指标的检测　按照我国《全国艾滋病检测技术规范(2009)》,HIV 感染实验室检测包括初筛实验和确证实验(图 4-6)。

目前临床上对 HIV 感染诊断大多以免疫印迹法(WB)阳性为最终诊断结果。但由于 WB 检测的是 HIV 抗体,未包括 HIV p24 抗原及 HIV RNA 的检测,因此在感染 HIV 早期,血清 HIV 抗体出现前,WB 确证实验会出现假阴性结果。最近美国疾病预防控制中心(CDC)提出新的 HIV 感染实验室检测流程,将 HIV RNA 的检测纳入检测中(图 4-7)。

4. 临床监测　HIV 感染者 CD4$^+$ T 淋巴细胞绝对计数在感染时绝对值与

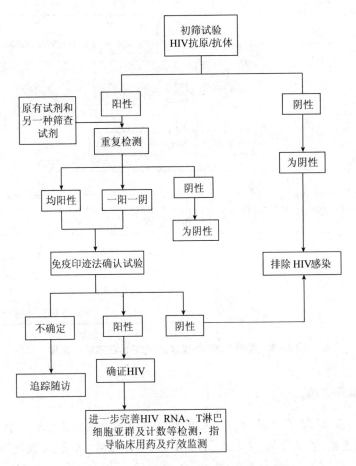

图 4 – 6　HIV 感染我国实验室诊断流程

百分比明显降低。且 CD4$^+$/CD8$^+$ 比值降低或倒置，伴细胞功能受损。

　　CD4$^+$ T 淋巴细胞绝对计数与 HIV 病毒载量对 HIV 感染者治疗时机很重要。确定 HIV 感染的成年人，在 CD4$^+$ T 淋巴细胞绝对计数小于 200×10^6/L 或 HIV 病毒载量大于 100000 copies/ml 时，应进行抗病毒药物治疗。HIV 感染小于 12 个月的婴儿，免疫力低，病毒在其体内复制快，疾病进展迅速，应积极抗病毒治疗。对于大于 12 个月的婴儿，治疗时机可同成年人。同时治疗过程中也要动态监测 CD4$^+$ 淋巴细胞绝对计数与 HIV 病毒载量了解抗病毒治疗疗效及是否产生耐药性等情况。

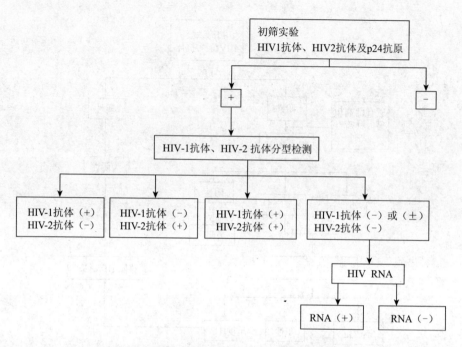

图4-7 美国CDC新建议的HIV诊断实验室流程

三、病例分析

患者,男性,32岁。因"发热、乏力、消瘦半年余"收入院。患者于半年前无明显诱因发热,多呈低热,伴乏力、全身不适,不伴咳嗽、咳痰,无腹痛、腹泻。自发病以来,食欲差,大便每天2~3次,正常稀便,小便正常,体重下降13kg。无肝肾疾病及结核病史,有冶游史、输血史。查体右颈部和左腋窝触及2.5cm×2cm大小淋巴结各1个,活动无压痛,心、肺、腹查体未见明显异常。辅助检查:胸片未见明显异常;生化示肝肾功能未见明显异常;血常规Hb120g/L,WBC 3.1×10^9/L;T淋巴细胞计数CD4$^+$T 210×10^6/L,CD4$^+$/CD8$^+$=0.56;血清HIV抗体(+),HBsAg(-),HCV抗体(-)。

【点评】患者表现为发热、乏力、厌食、消瘦等非特异性全身症状;查体可见颈部及腋窝淋巴结肿大,无压痛;既往有冶游史及输血史;辅助检查CD4$^+$T淋巴细胞明显降低,且CD4$^+$/CD8$^+$比值倒置;血清HIV抗体(+)。考虑诊断为艾滋病。

(崔婵娟 冯珍如)

参考文献

1. 王兰兰,许化溪. 临床免疫学检验. 第 5 版. 北京:人民卫生出版社,2012:316 – 318.

2. 朱平,林文棠. 实用临床免疫学. 北京:高等教育出版社,2008:147.

3. 杨绍基,任红. 传染病学. 第 7 版. 北京:人民卫生出版社,2008:112 – 121.

4. Clinical and Laboratory Standards Institute. Criteria for laboratory testing and diagnosis of human immunodeficiency virus infection;approved guideline. Wayne, PA:Clinical and Laboratory Standards Institute,2011.

5. CDC. Detection of Acute HIV Infection in Two Evaluations of a New HIV Diagnostic Testing Algorithm – United States,2011 – 2013. MMWR,2013,62(24):489 – 494.

6. Chinen J,Shearer WT. Secondary immunodeficiencies,including HIV infection. J Allergy Clin Immunol,2010,125:S195 – 203.

7. Winkelstein JA,Marino MC,Lederman HM,et al. X – linked agammaglobulinemia – report on a united states registry of 201 patients. Medicine,2006,85:193 – 202.

8. Ferrari S,Zuntini R,Lougaris V,et al. Molecular analysis of the pre – BCR complex in a large cohort of patients affected by autosomal – recessive agammaglobulinemia. Genes and Immunity,2007,8:325 – 333.

9. Chapel H and Cunningham – Rundles C. Update in understanding common variable immunodeficiency disorders(CVIDs) and the management of patients with these conditions. British J Haematol,2009,145:709 – 727.

10. Aris K, Sorensen RU. Assessment and clinical interpretation of polysaccharide antibody response. Ann Allergy Asthma Immunol,2007,99:462 – 464.

11. 贺建新,赵顺英,江载芳. 17 例 X 连锁无丙种球蛋白血症临床表型分析. 中国当代儿科杂志,2008,10(2):139 – 142.

12. Winkelstein JA,Marino MC,Ochs H,et al. The X – linked hyper – IgM syndrome:clinical and immunologic features of 79 patients. Medicine,2003,82:373 – 384.

13. 贺建新,刘秀云,徐保平,等. 儿童普通变异性免疫缺陷病 9 例临床及免疫特点分析. 中国实用儿科杂志,2013,28(2):122 – 125.

14. 贺建新,胡英惠,陈冠荣,等. X 连锁高 IgM 综合征 4 例报告. 临床儿科杂志,2013,31(1):77 – 79.

15. Tomizawa D. Allogeneic hematopoietic stem cell transplantation for seven children with X – linked hyper – IgM syndrome:a single center experience. Am J Hematol,2004,76:33 – 39.

16. Eyal Grunebaum, Nigel Sharfe, Chaim M Roifman. Human T cell immunodeficiency. Immunologic research,2006,34(1 – 2):117 – 125.

17. Buckley RH,Schiff RI,Schiff SE,et al. Human severe combined immunodeficiency:Genetic,phenotypic,and functional diversity in one hundred eight infants. J Pediatr,1997,130:378 –

387.

18. Stephan JL, Vlekova V, Le Deist F, et al. Severe combined immunodeficiency: a retrospective single – center study of clinical presentation and outcome in 117 patients. J Pediatr, 1993, 123(4):564 – 572.

19. Cossu F. Genetics of SCID. Ital J Pediatr, 2010, 36:76 – 92.

20. Cole TS, Cant AJ. Clinical experience in T cell deficient patients. Allergy Asthma Clin Immunol, 2010, 6:9 – 18.

21. Buckley RH. Primary cellular immunodeficiencies. J Allergy Clin Immunol, 2002, 109(5):747 – 757.

22. 贺建新, 赵顺英, 江载芳. 重症联合免疫缺陷病 15 例. 实用儿科临床杂志, 2008, 23(21):1666 – 1668.

23. Kobrynski LJ. Combined immune deficiencies in children. J Infus Nurs, 2006, 29(4):206 – 213.

24. Schwarz K, Gauss GH, Ludwig L, et al. RAG mutations in human B cell – negative SCID. Science, 1996, 274(5284):97 – 99.

25. Villa A, Notarangelo LD, Roifman CM. Omenn syndrome: inflammation in leaky severe combined immunodeficiency. J Allergy Clin Immunol, 2008, 122(6):1082 – 1086.

26. Santagata S, Villa A, Sobacchi C, et al. The genetic and biochemical basis of Omenn syndrome. Immunol Rev, 2000, 178:64 – 74.

27. Kutukculer N, Gulez N, Karaca NE, et al. Novel mutations and diverse clinical phenotypes in recombinase – activating gene 1 deficiency. Ital J Pediatr, 2012, 38:8.

28. Kornfeld SJ, Zeffren B, Christodoulou CS, et al. DiGeorge anomaly: A comparative study of the clinical and immunologic characteristics of patients positive and negative by fluorescence in situ hybridization. J Allergy Clin Immunol, 2000, 105:983 – 987.

29. Amati F, Conti E, Novelli A, et al. Atypical deletions suggest five 22q 11. 2 critical regions related to the DiGeorge/velo – cardio – facial syndrome. Eur J Hum Genet, 1999, 7:903 – 909.

30. Imanuel BS. Molecular mechanisms and diagnosis of chromosome 22q11. 2 rearrangements. Dev Disabil Res Rev, 2008, 14(1):11 – 18.

31. Markert ML, Hummell DS, Rosenblatt HM, et al. Complete DiGeorge syndrome: peisistence of profound immunodeficiency. J Pediatr, 1998, 132:15 – 21.

32. Quang VV, Taizo W, Tomoko T, et al. Clinical and immunophenotypic features of atypical complete DiGeorge syndrome. Pediatr Intern, 2013, 55:2 – 6.

33. Markert ML, Alexieff MJ, Li J, et al. Complete DiGeorge syndrome: development of rash, lymphadenopathy, and oligoclonal T cells in 5 cases. J Allergy Clin Immunol, 2004, 113:734 – 741.

34. Selim MA, Markert ML, Burchette JL, et al. The cutaneous manifestations of atypical complete DiGeorge syndrome: a histopathologic and immunohistochemical study. J Cutan Pathol, 2008, 35:380 – 385.

35. Market ML, Devlin BH, Alexieff MJ, et al. Review of 54 patients with complete Digeorge anomaly enrolled in protocols for thymus transplantation: outcome of 44 consecutive transplants.

Blood,2007,109:4539 - 4547.

36. Gennery AR. Immunological aspects of 22q11. 2 deletion syndrome. Cell Mol Life Sci, 2012;69:17 - 27.

37. Winkelstein JA,Marino MC,Johnston RB,et al. Chronic granulomatous disease report on a national registry of 368 patients. Medicine,2000,79(3):155 - 169.

38. Roos D,Kuhns DB,Maddalena A,et al. Hematologically important mutations:the autosomal recessive forms of chronic granulomatous disease(second update). Blood Cells,Molecules and Diseases,2010,44(4):291 - 299.

39. Rae J,Noack D,Heyworth PG,et al. Molecular analysis of 9 new families with chronic granulomatous disease caused by mutations in CYBA,the gene encoding p22^{phox}. Blood,2000,96:1106 - 1112.

40. Roesler J,Curnutte,JT,Rae J,et al. Recombination events between the p47 - phox gene and its highly homologous pseudogenes are the main cause of autosomal recessive chronic granulomatous disease. Blood,2000,95:2150 - 2156.

41. Vázquez N,Lehrnbecher T,Chen R,et al. Mutational analysis of patients with p47 - phox - deficient chronic granulomatous disease:the significance of recombination events between the p47 - phox gene(NCF1) and its highly homologous pseudogenes. Exp Hematol,2001,29:234 - 243.

42. Roos D,de Boer M,Yavuz K M,et al. Chronic granulomatous disease caused by mutations other than the common GT deletion in *NCF1*,the gene encoding the p47^{phox} component of the phagocyte NADPH oxidase. Human Mutation,2006,27(12):1218 - 1229.

43. Segal BH, Roman LR. Invasive aspergillosis in chronic granulomatous disease. Medical Mycology,2009,S1:S282 - 290.

44. Zelazna AM,Ding L,Elloumi HZ,et al. virulence and cellular interactions of burkholderia multivorans in chronic granulomatous disease. Infect and Immunol,2009,77(10):4337 - 4344.

45. Greenberg DE,Goldberg JB,Stock F,et al. recurrent burkholderia infection in patients with chronic granulomatous disease:11 - year experience at a large referral center. Clin Infect Dis,2009,48(11):1577 - 1579.

46. Skattum L,van Deuren M,van der Poll T,et al. Complement deficiency states and associated infections. Mol Immunol,2011,48:1643 - 1655.

47. Pettigrew HD,Teuber SS, Gershwin ME. Clinical significance of complement deficiency. Ann N. Y. Acad Sci,2009,1173:108 - 123.

48. Palarasah Y,Nielsen C,Sprogoe U,et al. Novel assays to assess the functional capacity of the classical,the alternative and the lectin pathways of the complement system. Clin Exp Immunol,2011,164:388 - 395.

49. Heitzeneder S,Seidel MF, rster - Ward E,et al. Mannan - binding lectin deficiency - good news,bad news,doesn't matter? Clin Immunol,2012,143:22 - 38.

50. Hayakawa J,Migita M,Ueda,et al. An infant case of early manifestation of SLE - like symptoms in complete C1q deficiency. J Nippon Med Sch,2011,78(5):322 - 328.

第五章

变态反应病

变态反应(allergy)是一组异常的免疫反应,由其导致的各种疾病称为变态反应病。按照发生机制的不同,变态反应可分为若干类型。1964 年,Gell 和 Coombs 提出了变态反应的分型法(表 5 – 1),直到目前仍为大多数学者所认可。变态反应的临床表现以呼吸系统、消化系统和皮肤症状多见。

(一)变态反应的分型

按变态反应的分型,相应的变态反应病也可分为Ⅰ、Ⅱ、Ⅲ、Ⅳ型。需要指出的是,临床实际情况是复杂的,有些变态反应病是由多种免疫损伤机制所引起的。同一抗原在不同条件下引起不同类型的变态反应病。所以,变态反应病有时按损伤的器官分类,如皮肤变态反应病,耳变态反应病,眼变态反应病等;有时按引起变态反应病的抗原性质而分为食物变态反应病,药物变态反应病,花粉变态反应病等。总之,变态反应病的分类是复杂的,在实际工作中应灵活掌握。

表 5 – 1　各型变态反应的特点和临床常见病

变态反应分型	参与成分	发生机制	变应原举例	临床常见病
Ⅰ型 (速发型)	IgE、肥大细胞、嗜碱性粒细胞	IgE 吸附于肥大细胞或嗜碱性粒细胞表面的受体 变应原 IgE 反应导致肥大细胞或嗜碱性粒细胞脱颗粒 释放介质作用于效应组织	花粉、尘土、螨虫、血清、青霉素、食物蛋白、药物、昆虫毒毛	花粉症、变态反应性休克
Ⅱ型 (细胞毒型)	IgM、IgG、补体	抗体与细胞表面抗原或吸附在细胞表面的抗原或半抗原结合,或抗原抗体结合后吸附于细胞 激活补体,细胞溶解	血细胞的表面抗原、药物半抗原	新生儿溶血症、自身免疫性溶血性贫血
Ⅲ型 (免疫复合物型)	IgG、IgM、IgA、补体、中性粒细胞	抗原抗体复合物沉积于小血管内外或其他组织间隙 激活补体、释放趋化因子 中性粒细胞吞噬复合物,释放出溶酶体酶,引起组织损伤	链球菌、血清、病毒、药物半抗原、自身抗原	免疫复合物型肾炎、血清病

续表

变态反应分型	参与成分	发生机制	变应原举例	临床常见病
Ⅳ型 （迟发型）	淋巴细胞	致敏淋巴细胞受抗原攻击后产生淋巴因子，造成组织损伤直接杀伤靶细胞	结核杆菌、异体移植物、接触性致敏物、药物	接触性皮炎

（二）变态反应病的实验诊断

1. 变态反应病的诊断原则　变态反应病的诊断，包括两个主要内容，即非特异性诊断与特异性诊断(图5-1)。

变态反应病的非特异性诊断是指对变态反应病做出一般临床诊断，如变态反应性结膜炎。这类诊断是比较初步的。在确定变态反应病后，应进一步查明病因，这就是变态反应病的特异性诊断。

由于体内试验或多或少给患者带来一定痛苦和危险性，对结果的判定有一定主观性，所以，不断地探索体外检测方法即实验诊断方法，查明患者变应原，是一条较为理想的途径。

2. 合理选择实验项目

（1）当考虑为Ⅰ型变态反应病时，可选择血清 tIgE 测定、吸入变应原和食入变应原筛查试验(sIgE)、嗜酸性粒细胞阳离子蛋白(ECP)和嗜酸性粒细胞计数等。筛查试验阳性可根据病史和主要临床表现选择适当的变应原如花粉、鸡蛋、牛奶等，检测其相应的 sIgE。

（2）当考虑为Ⅱ型变态反应病时，需检测抗血细胞抗体。Coombs 试验检测抗红细胞抗体；还可检测免疫性血型抗体、抗血小板抗体等。

（3）当考虑为Ⅲ型变态反应病时，需检测循环免疫复合物(CIC)和某些自身抗体等。

（4）当考虑为Ⅳ型变态反应病时，需检测淋巴细胞免疫表型和细胞因子等。

（5）当考虑为混合型变态反应病或不明原因变态反应病时，可进行上述不同组合试验。

（6）当变态反应病患者进行脱敏治疗时，可选择血清 sIgG 测定，监测疗效。

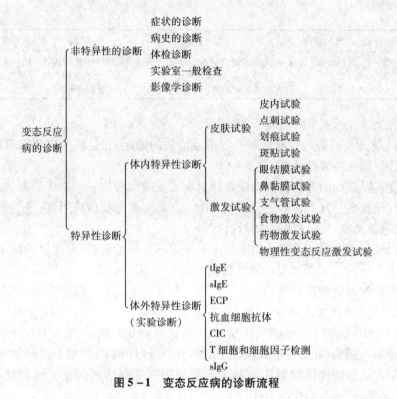

图 5-1　变态反应病的诊断流程

第一节　Ⅰ型变态反应病

Ⅰ型变态反应病主要由特异性 IgE 介导产生,可发生于局部,亦可发生于全身,其主要特征是:①反应发生快,消退亦快;②常引起生理功能紊乱,几乎不发生严重组织细胞损伤;③具有明显的个体差异和遗传倾向。常见的Ⅰ型变态反应病包括变应性鼻炎、哮喘、特应性皮炎、药物引起的变态反应等。下面介绍几种常见的Ⅰ型变态反应病。

● 变应性鼻炎

一、概述

变应性鼻炎(allergic rhinitis, AR),是指特应性个体接触变应原后,主要由

IgE 介导的介质(组胺)释放,并有多种免疫活性细胞和细胞因子等参与的鼻黏膜非感染性炎症性疾病。在我国,常见的吸入性变应原有尘螨、花粉、动物皮毛或皮屑、真菌、蟑螂等。

近年来,随着工业化的迅速发展以及环境污染的日益严重,变应性鼻炎的患病率逐年增高,全球患病率为 10% ~ 25%,北京患病率为 9.7%,乌鲁木齐患病率最高(21.4%)。北京 3 ~ 5 岁儿童总体患病率为 15.0%(城区 19.6%,近郊 10.1%)。40% ~ 50% 变应性鼻炎患者患有哮喘,80% 哮喘患者同时患有变应性鼻炎。

本病患者个人或家族中常常有哮喘、荨麻疹、变应性鼻炎以及药物过敏史。发病常常与季节相关。临床上常见症状包括打喷嚏、流清涕、鼻塞、鼻痒等,发作时可见鼻黏膜苍白、水肿,鼻腔内可有水样鼻涕。

实验室检查主要包括外周血嗜酸性粒细胞增多,皮肤点刺试验(SPT)、血清 tIgE 及 sIgE、鼻黏膜激发试验等出现阳性或升高。鼻分泌物涂片可见嗜酸性粒细胞增多。

二、临床思路

(一)实验室指标的诊断流程(图 5 - 2)

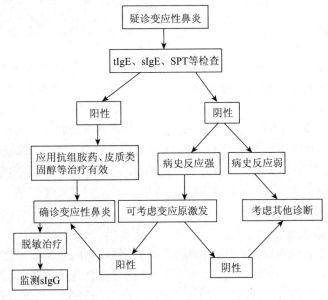

图 5 - 2 变应性鼻炎的诊断流程

(二)临床监测

1. 病情评估　未经治疗的变应性鼻炎通常可通过血清 sIgE、tIgE 及 SPT 联合检查测得阳性结果,根据 IgE 的水平评估过敏情况,经系统治疗后,IgE 水平常有所下降。

2. 脱敏治疗疗效评估　经脱敏治疗后相应的 sIgE 水平降低,甚至为阴性;血清 IgG 检测:变应性鼻炎患者,经免疫治疗后,血清保护性抗体 IgG 升高,特别是血清 IgG4,通过检测血清 IgG4 的动态变化,可了解患者治疗的效果。

三、病例分析

患者,女性,35 岁。3 年前出现阵发性打喷嚏、流清水样涕、鼻塞、鼻痒,伴眼痒、耳内痒,每年 8、9 月份发病。口服氯雷他定后症状可缓解,母亲有哮喘病史。此次发病 1 周。检查:鼻黏膜苍白水肿,鼻腔内有水样分泌物,球结膜充血。临床考虑变应性鼻炎诊断。后完善皮肤点刺试验:蒿属花粉(＋＋＋),血清 tIgE 481.5kU/L,吸入物变应原过筛 3 级,蒿属花粉 sIgE 3 级(↑),鼻分泌物涂片可见大量嗜酸性粒细胞。最后确诊为变应性鼻炎。

● 支气管哮喘(外源性哮喘)

一、概述

支气管哮喘(bronchial asthma)是由嗜酸性粒细胞、肥大细胞和 T 淋巴细胞等多种炎性细胞参与的气道慢性炎症。这种炎症使易感者对各种激发因子具有气道高反应性,并可引起气道缩窄。本病常有明确的发病诱因:如接触变应原、冷空气、物理、化学性刺激、病毒性上呼吸道感染、运动等。患者或家族中常常有哮喘、荨麻疹、变应性鼻炎以及药物过敏史。哮喘可分为外源性哮喘与内源性哮喘,吸入性变应原是导致外源性哮喘的主要触发物,由 I 型变态反应引起,多幼年发病,大多可以找到明确的外在因素。发病常局限于某个季节,或虽常年发病,但有季节性加重。

(一)临床表现

患者主要表现为反复发作性的喘息、呼吸困难、胸闷或咳嗽等症状,常在夜间和(或)清晨发作、加剧,常常出现广泛多变的可逆性气流受限,发作时在双肺可闻及散在或弥漫性以呼气相为主的哮鸣音,呼气相延长。多数患者可自行缓解或经治疗缓解。

（二）实验室检查

1. 支气管激发试验　最大下降值（最大下降值与试验前肺功能之比）或峰值呼气流速（PEFR）下降 15% 以上为阳性结果。

2. 支气管舒张试验阳性　一秒钟用力呼气容积（FEV1）增加 12% 以上，且 FEV1 增加绝对值 >200ml。

3. 最大呼气流量（PEF）　日内变异率或昼夜波动率≥20%。

4. 变应原皮肤点刺试验（SPT）　使用标准化变应原提取液进行 SPT，由于抗组胺药及激素均可影响点刺结果，故试验前激素应停药 3 天以上，口服抗组胺药停药 7 天以上。

5. 血清 IgE 检测　包括血清 tIgE 和 sIgE。由于 tIgE 受变应性和寄生虫病以及其他许多情况影响，特异性不高。血清 sIgE 检测不受药物或皮肤疾病的影响，且具有较高的可信度。但 sIgE 值与症状的严重度无相关性。

6. 诱导痰检查　嗜酸性粒细胞比例升高。

二、临床思路

（一）诊断标准

中华医学会呼吸病学分会哮喘学组在 2008 年制订的《支气管哮喘防治指南》中，哮喘病的诊断标准如下。

（1）反复发作喘息、气急、胸闷或咳嗽，多与接触变应原或冷空气、物理或化学性刺激、病毒性上呼吸道感染、运动等有关。

（2）发作时在双肺可闻及散在或弥漫性、以呼气相为主的哮鸣音，呼气相延长。

（3）上述症状可经治疗缓解或自行缓解。

（4）除外其他疾病所引起的喘息、气急、胸闷或咳嗽。

（5）临床症状不典型者（如无明显喘息或体征）应至少具备以下一项试验阳性：①支气管激发试验或运动试验阳性；②支气管舒张试验阳性（FEV1 增加 12% 以上，且 FEV1 绝对值增加大于 200ml）；③PEF 日内变异率或昼夜波动率≥20%。

符合以上 1~4 或 4、5 条者，可确诊为支气管哮喘。

（二）实验室指标的诊断流程（图5-3）

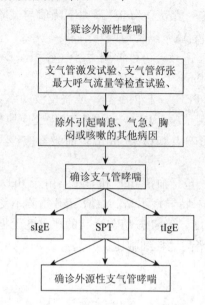

图5-3 支气管哮喘的诊断流程

（三）临床监测

1. 病情评估 通过肺功能的检测（FEV1、支气管激发试验、支气管舒张试验和最大呼气流量日内变异率或昼夜波动率）可评估患者病情的严重程度以及治疗后的效果。

2. 免疫治疗疗效评估 通过肺功能检测和血清 IgG、IgE 的检测，可评估免疫治疗的效果。

3. 监测病情变化 鼓励患者坚持每日定时测量 PEF，监视病情变化，记录哮喘日记。注意有无哮喘发作先兆，一旦出现先兆应及时用药以减轻哮喘发作症状。病情缓解后应继续吸入维持量糖皮质激素，至少3~6 个月。

三、病例分析

患者，男性，35 岁。咳嗽2 周，喘息6 天。2 周前受凉后出现咽痛、咳嗽、发热，以干咳为主，最高体温37.8℃。口服感冒药后，咳嗽症状无明显改善。6 天前出现喘息，夜间明显，自觉呼吸时有喘鸣音。常于夜间憋醒。接触冷空气或烟味后症状可加重。既往患变应性鼻炎2 年，经常使用抗组胺药物。其母患湿疹多年。血常规：WBC 7.6×10^9/L，N 75%，L 12%，E 10%。SPT：尘螨（+++）、春季花粉(＋＋＋)。血清 IgE 检测:tIgE 1056kU/L,吸入物变应原过筛 4 级。sIgE:尘螨 4 级。支气管舒张试验:FEV1 增加 20%。诊断:外源性支气管哮喘;变应性鼻炎。

● 荨麻疹

一、概述

荨麻疹(urticaria)是一种常见的皮肤黏膜血管变态反应性疾病。可由过敏、自身免疫、药物、饮食、吸入物、感染、物理刺激、昆虫叮咬等原因引起肥大细胞依赖性和非肥大细胞依赖性炎症介质(如组胺、5－羟色胺、激肽及慢反应性物质等)的释放,造成血管扩张、血管通透性增加、炎症细胞浸润,进而导致皮肤黏膜局限性水肿反应。皮肤肥大细胞释放组胺到周围组织,是引起临床荨麻疹的直接原因。

根据病程,可分为急性荨麻疹、慢性荨麻疹。急性荨麻疹持续时间不超过 6 周,病因多容易找到;慢性荨麻疹持续存在超过 6 周以上,患荨麻疹的时间越长,找出特定病因及诱因的可能性越小。还有其他特殊类型的荨麻疹,包括皮肤划痕症、迟发性压力性荨麻疹、振动性血管性水肿、胆碱能性荨麻疹、日光性荨麻疹、水源性荨麻疹、寒冷性荨麻疹。

(一)临床表现

本病多为Ⅰ型变态反应病,表现为时隐时现的、边缘清楚的、红色或白色的瘙痒性风团。患者个人和家族常常有哮喘、荨麻疹、变应性鼻炎以及药物过敏史。查体可见皮肤出现大小不等的风团,呈圆形、椭圆形、环形或不规则形。风团呈鲜红或瓷白色,数小时后迅速消退,消退后不留痕迹。部分患者皮肤划痕症为阳性。

(二)实验室检查

1. 变应原皮肤点刺试验(SPT)。

2. Ⅰ型变态反应皮内试验 当 SPT 试验阴性,但仍然怀疑患者对该变应原过敏的,可进行此试验。

3. 血清 tIgE 和 sIgE 检测。

4. 激发试验 可通过冷、热、水、日光、运动等激发试验,有助于不同类型的荨麻疹的鉴别诊断。

5. 皮肤划痕试验 用钝器在皮肤上划痕后,局部隆起,呈现风团性划痕,为阳性。

6. 血常规检查 外周血嗜酸性粒细胞增多。

二、临床思路

(一)实验室指标的检测流程(图5-4)

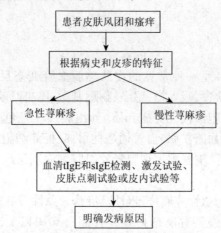

图5-4 荨麻疹的诊断流程

(二)临床监测

荨麻疹病因复杂,尤其是慢性荨麻疹,多查不到病因,常见病因包括蛋白类、药物、感染、物理因素、植物及动物、精神因素和全身疾病等。但通过皮肤试验、激发试验和血清学检测,部分患者可明确病因,可指导患者预防疾病的发作,有利于对疾病的控制。

三、病例分析

患者,女性,9岁。食用螃蟹1小时后,全身大片风团疹,逐渐扩大,相互融合成片状,奇痒无比,继而出现呼吸困难。既往无皮肤疾病,其外祖父对海鲜过敏。于医院急诊治疗后恢复正常。实验室检查:血常规,WBC 4.8×10^9/L,N 70%、L 25%、E 5%,Hb 106g/L,PLT 285×10^9/L。为明确病因,完善皮肤点刺试验检查,提示:虾(++)、蟹(++)、牛奶(+);血清 sIgE 和 tIgE:血清 tIgE 186.10kU/ml,食入过筛变应3级,sIgE:虾2级、蟹3级、牛肉1级。诊断:急性变应性荨麻疹。

• 药物变态反应

一、概述

药物变态反应是指药物通过各种途径进入人体后所引起的变态发应。药物可引发各型变态反应,常见有药物性皮炎、变应性休克和药物热等。引起变态反应的药物包括青霉素类、头孢菌素类、氨基糖苷类、生物制品、酶类、右旋糖酐、含碘造影药、天花粉、维生素 B_1、普鲁卡因等。下面介绍过变应休克和药物性皮炎。

（一）变应性休克

变应性休克(anaphylactic shock)是由特异性变应原作用于致敏患者所引起的以急性循环衰竭为主的全身性速发型变态反应,它是所有变态反应性疾病中发病最急、病情最严重的病症之一。以青霉素引起的变应性休克为例,青霉素本身无免疫原性,具有抗原表位,其降解产物青霉噻唑酸或青霉烯酸与体内组织蛋白共价结合后,可刺激机体产生 sIgE 抗体,使肥大细胞和嗜碱性粒细胞致敏,当机体再次接触青霉素时,青霉噻唑酸或青霉烯酸蛋白可通过交联结合靶细胞表面 sIgE 分子而触发变态反应,重者可发生变应性休克甚至死亡。

（二）药物性皮炎

药物性皮炎(dermatitis medicamentosa)又称药疹(drug eruption),是药物通过任何途径进入人体后引起皮肤黏膜的急性炎症反应。药疹患者初次药疹一般是在用药 4 ~ 20 天后出现,重复发作常在用药 24 小时内。药疹一般发病急、进展快,瘙痒明显,可有恶寒、发热、恶心、乏力等全身症状,重症药疹如大疱性表皮坏死松解型药疹则局部疼痛和触痛明显。体检可见多种表现的药疹皮损,常和猩红热、麻疹、荨麻疹、多形性红斑、玫瑰糠疹、过敏性紫癜等疾病的皮损类似,一般呈对称性分布、颜色鲜红。

二、临床思路

(一)实验室指标的检测流程(图5-5)

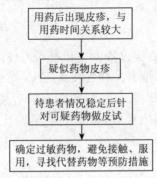

用药后出现皮疹,与
用药时间关系较大

↓

疑似药物皮疹

↓

待患者情况稳定后针
对可疑药物做皮试

↓

确定过敏药物,避免接触、服
用,寻找代替药物等预防措施

图5-5　药疹的诊断流程

(二)临床监测

药物变态反应实验诊断的最终目的是为患者确定致敏药物,以免再次误用。体内试验如青霉素皮试在药物特异性诊断中非常重要。体外检测患者sIgE含量,不受患者药物的影响,但目前临床应用有一定的局限性,对结果的判断要慎重。

对于确定患者是否对拟用药物发生严重变态反应,需进行药物过敏试验。以青霉素皮试为例,应用青霉素药物治疗之前需做皮试,对于皮试结果的解释需慎重,导致青霉素致敏的药物半抗原主要是青霉烯酸、青霉噻唑酸等青霉素降解产物,用未经降解的青霉素做皮试,多数情况下不能正确反映患者发生药物变态反应的可能性。并且多次小剂量的接触是导致药物变态反应的一个重要途径。皮试试验还可出现迟发型反应,可发生于皮试后数小时,但一般不会导致严重后果。

三、病例分析

患者,男性,19岁。咽痛伴发热3天,查体:双侧扁桃体红肿、Ⅱ度肿大,表面可见点状脓性分泌物。初步诊断为急性化脓性扁桃体炎,行青霉素皮试阳性,给予口服头孢呋辛酯片治疗。患者服用抗生素后8小时,前胸及后背出现红色小丘疹,瘙痒。诊断为药疹,后停用头孢呋辛酯,改为阿奇霉素治疗。

● 花粉症

花粉症(pollinosis)系因植物花粉致敏引起的季节性鼻部卡他性炎症,故又称季节性鼻炎(seasonal rhinitis),因其常伴有眼结膜的炎症,故又称其为变态性鼻结膜炎(allergic rhinoconjunctivitis)。它是认识最早、研究较为充分的一个变态反应病。发作机制为Ⅰ型变态反应。引起花粉症的花粉主要是通过空气传播的风媒花粉,也叫气传花粉,具有明显的季节性和地区性。

花粉症可按Ⅰ型变态反应病的实验诊断策略进行,在患者血清中查到柏树、柳树、榆树、葎草等花粉变应原特异的sIgE可确诊。

● 食物变态反应

食物变态反应(food allergy)是指食物过敏引起的变态反应,是各种外源性过敏中最重要而常见的一种。发病机制可为Ⅰ~Ⅳ型或合并多种类型的变态反应。

由于引起食物变态反应的品种繁多,如鸡蛋白、牛奶、小麦、花生、黄豆、桃、腰果、蟹、虾、鱼等,发病时间长短不一,发病机制多种多样,所以对食物变态反应的诊断比较困难。食物变态反应的变应原也可通过在血清中查到sIgE,但有些食物变应原则难以确定。

(闫津津　王全桂)

第二节　Ⅱ型变态反应病

一、概述

Ⅱ型变态反应又称细胞溶解型变态反应(cytolytic type hypersensitivity)或细胞毒型变态反应(cytotoxic type hypersensitivity),是指IgG或IgM类抗体直接与靶细胞或靶组织上的相应抗原(包括半抗原)结合,在补体、巨噬细胞和NK细胞等参与下,引起的以靶细胞溶解或靶组织损伤为主的病理免疫反应,其导致的疾病称为Ⅱ型变态反应病。

常见的靶细胞表面抗原有血细胞表面的同种异型抗原、改变的自身抗原、药物半抗原、外源抗原与正常组织细胞之间具有的共同抗原等。下面介绍常见的Ⅱ型变态反应病及相关实验室检查。

（一）输血反应

常发生于 ABO 血型不合的输血。如将 B 型供血者的血误输给 A 型受血者,由于 B 型血的红细胞表面有 B 抗原,A 型血的血浆中有天然 B 抗体,两者结合后,激活补体系统,使受血者的红细胞溶解破坏,引起溶血反应。因此,输血前,首先要进行血型鉴定,在此基础上,通过交叉配血试验进一步证实受血者和供血者之间不存在血型不合的抗原－抗体反应,以保证受血者的输血安全。

（二）新生儿溶血症

母子间血型不合是引起新生儿溶血症的主要原因。如母亲为 Rh 阴性血型,胎儿为 Rh 阳性血型,在首次分娩时,胎儿血进入母体内,母亲被胎儿的 Rh 阳性红细胞所致敏,产生以 IgG 类为主的抗 Rh 抗体。当体内产生 Rh 抗体的母亲再次妊娠时,母亲体内 Rh 抗体便可通过胎盘进入胎儿体内,与其红细胞上 Rh(以 D 抗原为主)抗原结合,使红细胞被溶解破坏,引起流产或新生儿溶血（图 5 - 6）。

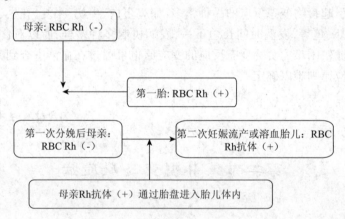

图 5 - 6　新生儿溶血症原理

为了防止 Rh 血型不合所致死胎或新生儿溶血症的发生,可对孕妇血清或胎儿羊水的 Rh 抗体进行检测。一般妊娠 16 周应做首次 Rh 抗体检测,如结果为阴性则每 6 ~ 8 周复查一次。如结果为阳性,则第 20 周重复检测,以后每隔 2 ~ 4 周复查一次,直至分娩（图 5 - 7）。

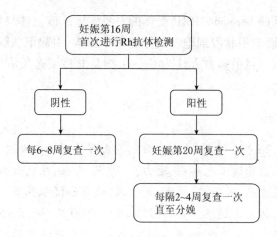

图 5 – 7 妊娠期 Rh 抗体检测流程

（三）自身免疫性溶血性贫血

某些病毒如流感病毒、EB 病毒感染或长期服用某些药物如甲基多巴后，使红细胞膜表面抗体发生改变，刺激机体产生红细胞自身抗体。这种抗体与自身改变的红细胞特异性结合，通过激活补体、调理吞噬、抗体依赖细胞介导的细胞毒作用（ADCC）等，导致红细胞溶解，引起自身免疫性溶血性贫血。

由于该种抗体大多属于不完全抗体，与相应抗原结合后不出现凝集现象，通常用直接抗人球蛋白试验（Coombs 试验）来检测。

（四）药物过敏性血细胞减少症

青霉素、磺胺等药物的抗原表位能与血细胞膜蛋白或血浆蛋白结合获得免疫原性，从而刺激机体产生抗药物抗原表位特异性的抗体。这种抗体与结合有药物的红细胞、粒细胞或血小板作用，或与药物结合，形成抗原 – 抗体复合物后，再与具有 Fc 受体的血细胞结合，可引起药物性溶血性贫血、粒细胞减少症、血小板减少性紫癜等。该类抗体亦大多属于不完全抗体，可用 Coombs 试验来检测。

（五）肺出血肾炎综合征

即 Goodpasture 综合征，是由自身抗体与肺泡和肾小球毛细血管基底膜中Ⅳ型胶原结合，激活补体或通过调理作用，导致肺出血和肾炎。患者血清中可检测到抗肾小球基膜（GBM）抗体，临床上常用其监测病情的发展。

（六）甲状腺功能亢进

又称 Graves 病，患者体内可产生抗甲状腺上皮细胞表面的促甲状腺激素

(thyroid stimulating hormone ,TSH)受体的自身抗体。该抗体与甲状腺细胞表面的受体结合,可刺激甲状腺细胞合成分泌甲状腺素,引起甲状腺功能亢进,但不破坏甲状腺细胞。目前多数人认为 Graves 病是 Ⅱ 型变态反应的一种特殊表现形式。

二、病例分析

患者,女性,36 岁。主因"乏力、面色苍白半个月余"入院。半个月前患者服用磺胺类药物后出现面色苍白、乏力,伴心慌、气短,尿色如浓茶,且进行性加重。发病以来无发热、关节痛、脱发、光过敏,进食和睡眠稍差,大便正常。偶有腰酸、腰痛,但无排尿不适感。查体:T 36.6℃,P 90 次/分,R 15 次/分,BP 112/70mmHg,一般情况可,贫血貌,无皮疹和出血点,全身浅表淋巴结未触及,巩膜轻度黄染,心肺无异常,腹平软,肝脾未及,双下肢不肿。辅助检查:血常规 Hb 70g/L,WBC 6.0×10^9/L,可见 2 个晚幼红细胞,可见嗜碱性点彩红细胞,PLT 150×10^9/L,网织红细胞(Ret)16%;尿常规示尿胆红素(-),尿胆原(+ +);大便常规(-);生化示血总胆红素 49μmol/L,直接胆红素 5μmol/L,间接胆红素 45μmol/L,余未见明显异常;Coombs 试验(+)。

【点评】患者为青年女性,以贫血、黄疸为主要表现;辅助检查可见 Hb 降低,Ret 升高,胆红素升高(以间接胆红素升高为主),Coombs 试验(+);结合患者有磺胺类药物史,考虑药物相关自身免疫性溶血贫血可能性大。

(崔婵娟　冯珍如)

第三节　Ⅲ型变态反应病

一、概述

Ⅲ型变态反应又称免疫复合物型变态反应(immune complex type hypersensitivity),由可溶性免疫复合物沉积于局部或全身多处毛细血管内或基底膜后,通过激活补体,并在血小板、中性粒细胞、嗜碱性粒细胞、嗜酸性粒细胞等参与下,引起的以充血水肿、局部坏死和中性粒细胞浸润为主要特征的炎性反应和组织损伤,其所致疾病称为Ⅲ型变态反应病。

二、常见Ⅲ型变态反应病

（一）局部阿蒂斯反应（Arthus 反应）

可见于胰岛素依赖型糖尿病患者,其局部反复注射胰岛素后可刺激机体产生相应 IgG 类抗体,若再次注射胰岛素,即可在注射局部出现红肿、出血和坏死等局部炎症反应。此反应还可见于多次注射狂犬疫苗或使用抗毒素(马血清)等。

（二）全身免疫复合物病

1. 血清病　机体对进入体内的异种血清各抗原成分或作为半抗原的某些药物与体内蛋白结合形成的抗原性复合蛋白,均可产生抗体,从而形成抗原 – 抗体复合物激活补体系统,临床上表现为发热、皮疹、淋巴结肿大、关节痛等症状。该病具有自限性,停止异种血清输注后症状可自行消退。

2. 链球菌感染后肾小球肾炎　一般发生于 A 族乙型溶血性链球菌感染后 2 ~ 3 周内,体内产生抗链球菌抗体,该抗体与链球菌可溶性抗原结合形成循环免疫复合物,沉积在肾小球基底膜上,引起免疫复合物肾炎。

3. 类风湿关节炎　该病病因尚未明确。患者体内 IgG 分子发生变性,刺激机体产生针对变性 IgG 分子 Fc 段上抗原表位的一类自身抗体,此类抗体以 IgM 为主,临床上称为类风湿因子(rheumatoid factor, RF)。自身变性 IgG 与类风湿因子结合形成免疫复合物,沉积于关节滑膜,引起类风湿关节炎。

此外,还有系统性红斑狼疮患者体内出现的 DNA – 抗 DNA 复合物等。

三、临床思路（图 5 – 8）

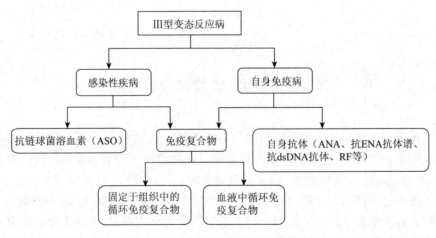

图 5 – 8　Ⅲ型变态反应病检测流程

　　Ⅲ型变态反应的发生主要是中等大小可溶性免疫复合物引起的,可通过对免疫复合物检测,以此来诊断疾病、观察疗效、判断预后等。

　　免疫复合物阳性或浓度升高主要见于感染性疾病和自身免疫性疾病。循环免疫复合物(circulating immune complex,CIC)的消长一般可反映病情的严重程度、监测治疗效果,但一次检测的意义不大。世界卫生组织建议首次检测后数周必须复测才能证实其与疾病的相关性。

四、病例分析

　　患者,女性,13 岁。主因"血尿伴面部水肿 3 天"入院。患者 3 天前无任何诱因发现肉眼血尿,伴面部水肿,清晨为重,无尿频尿急尿痛,不伴发热。自感精神欠佳,大便正常。约 2 周前上呼吸道感染,无肝炎、结核及其他传染病史,父母、兄妹均无特殊疾病。查体:T 37.2℃、P 86 次/分、BP 130/90mmHg,眼睑有轻度水肿。咽喉有轻度充血,扁桃体Ⅰ~Ⅱ度肿大,充血(+),表面无明显分泌物。尿常规:外观如洗肉水;镜检:RBC 满视野、WBC 2~5 个/高倍视野、蛋白(+)、可见少许颗粒管型(+)。血常规:未见明显异常。肾功能:血肌酐 81mmol/L。血清循环免疫复合物:18.5RU/ml(<10RU/ml)。血清补体:C3 0.45g/L(0.6~1.5)。ASO 1600U(<500U)。

　　【点评】患者以血尿、面部水肿(以清晨为重)等典型肾炎表现,同时患者有上呼吸道感染病史,查体可见咽喉有轻度充血,扁桃体Ⅰ~Ⅱ度肿大,充血(+),结合患者实验室检查补体下降、循环免疫复合物阳性、抗链球菌溶血素(ASO)明显升高等结果,考虑诊断:急性链球菌感染后肾小球肾炎。

(崔婵娟　冯珍如)

第四节　Ⅳ型变态反应病

　　Ⅳ型变态反应病是抗原诱导的一种 T 细胞免疫应答。效应 T 细胞与特异性抗原结合作用后,引起的以单个核细胞浸润和组织损伤为主要特征的炎症反应,此型变态反应发生较慢,通常在接触抗原后 24~72 小时出现炎症反应,因此又称为迟发型变态反应。此型变态反应发生与抗体和补体无关,而与效应 T 细胞和吞噬细胞及其产生的细胞因子或细胞毒性介质有关,下面主要介绍其中的代表性疾病——接触性皮炎。

● 接触性皮炎

一、概述

接触性皮炎（contact dermatitis）是指皮肤黏膜接触外界某些物质后，主要在接触部位发生的炎症反应性皮肤病。引起本病的物质主要有动物性、植物性和化学性物质三大类，其中以化学物质致病为多见。其发病机制为小分子的半抗原与体内蛋白质结合成完全抗原，经朗格汉斯细胞摄取并提呈给 T 细胞，使其活化、分化为效应 T 细胞。机体再次接触相同抗原可发生接触性皮炎，导致局部皮肤出现红肿、皮疹、水疱，甚至可出现剥脱性皮炎。

接触性皮炎是典型的Ⅳ型变态反应（迟发型变态反应），作为变应原的外界物质在接触皮肤后可造成局部致敏，变应原必须为半抗原，且处于溶解状态（如溶解在汗液中），这样可达到表皮中有抗原提呈细胞部位。

皮损多局限于接触部位，自觉瘙痒或灼痛，搔抓后可将致敏物带到其他接触部位，并引起类似皮损现象。如果接触变应原，在初次接触时 4~7 天发病，再次接触相同变应原，则 24 小时内发病。皮损的形态、范围和严重度，取决于变应原或刺激物的性质、浓度，接触部位、接触方式和持续时间以及个体敏感性等因素。本病患者或其家族中常有哮喘、荨麻疹、变应性鼻炎以及药物过敏史。

典型皮损为境界清楚的红斑，皮损形态与接触物有关，其上有丘疹和丘疱疹，严重时红肿明显且出现水疱和大疱，长期反复接触可导致皮损慢性化，皮损轻度增生及苔藓样变。常见的实验室检查包括以下方面。

1. 斑贴试验　高度疑诊接触性皮炎者斑贴试验往往阳性。任何表现为慢性瘙痒的复发性湿疹或苔藓样的皮肤病患者均应进行斑贴试验。

2. 光斑贴试验　将常规斑贴试验与光照结合起来，用于检测接触性光变应原，临床上与日光有关的皮炎较多，且表现为日光暴露部位的皮炎，因此光斑贴试验对于寻找光变应原有重要意义。

3. 反复涂布试验　将变应原反复涂抹于肘前部皮肤，每日 2 次，持续 1 周，观察局部反应，这对检测保留在皮肤上的产品（润肤剂）较适用。

4. 皮内试验或点刺试验　对于评价过敏性接触性荨麻疹最有价值。

5. 皮肤活检　在诊断非湿疹性皮疹时皮肤活检可能有帮助。

二、临床思路

（一）实验室指标的检测流程（图 5 - 9）

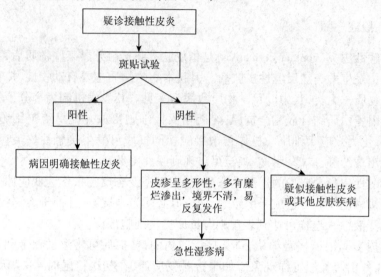

图 5 - 9　接触性皮炎的检测流程

（二）临床监测

引起接触性皮炎的物质很多，有些在低浓度有致敏性，在高浓度时则有刺激性和毒性，按其性质可分为动物性、植物性和化学性，其中化学性为引起接触性皮炎的主要原因。在现实生活中，估计有 85000 种以上的化学物质，临床证明任何一种物质在一定条件下均可有刺激性，其中 28000 种以上可引起接触性皮炎。有些患者不能提供可疑的变应原。因此，斑贴试验可在诊断接触性皮炎中寻找可疑的变应原。

三、病例分析

患者，女性，38 岁。因"面部丘疹伴瘙痒 1 天"就诊。患者 1 天前在美容院做面部美容，后出现丘疹伴瘙痒，既往有哮喘病史。斑贴试验：结果提示咪唑烷基尿素（＋＋）、对苯二胺（＋＋＋）、对苯类（＋＋）、芳香混合物（＋＋＋＋）。诊断为对化妆品过敏的接触性皮炎。

（闫津津　王全桂）

参考文献

1. Adelman DC，Casale TB，Conon J. 过敏反应及临床免疫学纲要. 张宏誉，译. 天津：天津科技翻译出版公司，2005.

2. Carmen Vidal，Carolina Sanmartin，Margarita Armisen，et al. Minor interference of croSS-reactive carbohydrates with the diagnosis of respiratory allergy in standard clinical conditions. Allergy and Immunology，2010，157：176 – 185.

3. Klinik，Poliklinik，Dermatologie，et al. Emergency treatment and management of anaphylaxis. Hautarzt，2013，64（2）：81 – 87.

4. 顾瑞金，变态反应学. 北京：中国协和医科大学出版社，2000.

5. Anantasit N，Vilaiyuk S，Kamchaisatian W，et al. Comparison of conjunctival and nasal provocation tests in allegic rhinitis children children with Dermatophagoides pteronyssinus sensitization. Asian Pac J Allergy Immunol，2013，31（3）：227 – 232.

6. Pei Shan Chien，Yu – Fang Tseng，yao – Chin Hsu，et al. Frequency and pattern of Chinese herbal medicine prescriptions for urticaria in Taiwan during 2009：analysis of the nation health insunrance database. Complementary & Alternative Medicine，2013，13：209 – 216.

7. Butler L，Mowad C. Allergic contact dermatitis in dermatologic surgery：review of common allergens. Dermatitis，2013，24（5）：215 – 221.

8. 叶世泰. 变态反应学. 北京：科学出版社，1998.

9. 顾瑞金主译. 帕特森变态反应性疾病. 第 6 版. 北京：人民卫生出版社，2004.

10. 龙彦，王美玲，冯珍如，等. 交叉反应性糖类决定簇 IgE 对血清特异性 IgE 检测的影响. 临床检验杂志，2012，30（2）：100 – 102.

11. 王兰兰，许化溪. 临床免疫学检验. 第 5 版. 北京：人民卫生出版社，2012：264 – 267.

12. 朱平，林文棠. 实用临床免疫学. 北京：高等教育出版社，2008.

第六章

免疫增殖病

免疫增殖病是机体免疫系统的免疫器官、免疫组织或免疫细胞异常增生所致机体免疫紊乱和障碍的一组疾病,这种失控的异常增生是一种免疫病理状态。其重要的临床表现之一为免疫球蛋白数量和功能的异常,通过检测这些异常的免疫球蛋白等帮助临床诊断免疫增殖病。

第一节　多发性骨髓瘤

一、概述

多发性骨髓瘤(multiple myeloma,MM),是以浆细胞在骨髓中恶性增殖并伴有单克隆丙种球蛋白增多为特征的疾病,是免疫增殖病中最常见的一种。根据血清 M 蛋白的类别不同,可将浆细胞骨髓瘤分成不同类型,其中 IgG 型占50% ~ 60%,IgA 型占20% ~25%,IgD 型占 1% ~2%,IgE 型占 0.01%,非分泌型占 1% ~5%,轻链型占20%。有少数骨髓瘤患者由两个克隆的浆细胞同时恶变,可出现双 M 蛋白。

(一)临床表现

患者早期可无特殊症状,随着疾病的进展,骨髓瘤细胞负荷和(或)M 蛋白水平逐渐增加,出现各种症状和体征。①骨痛是最常见的早期症状,约见于80%的首诊病例,部分患者出现病理性骨折;②由于其他类型免疫球蛋白合成障碍,而伴发免疫功能缺陷,患者往往发生反复的细菌感染;③由于增高的 M 蛋白可提高血液黏滞性,使血液流动迟缓,导致微循环障碍及毛细血管通透性增加,患者可出现高黏滞血症;④循环中的 M 蛋白成分沉积于某些组织器官,可引起淀粉样变性,若累及神经或营养神经的血管,则可致患者出现多发性周围神经病变,如头晕、耳鸣、手指麻木等;⑤其他疾病,如贫血、肾功能不全等。

(二)实验室检查

1. 血象 多为正细胞正色素性贫血,由于红细胞自身电荷及血浆中的异常单克隆球蛋白增多而常可见红细胞缗钱状形成(erythrocyte rouleau formation)。外周血涂片白细胞分类常可见淋巴细胞百分率相对增加,可见少数骨髓瘤细胞,一般小于5%,若骨髓瘤细胞超过20%,则视为多发性骨髓瘤伴发浆细胞白血病。

2. 生化检查 ①白蛋白下降,球蛋白明显升高;② MM 患者往往出现肾损害,血肌酐可升高;③ MM 患者发生骨质破坏后,钙、磷释放到血液中,引起血清钙含量增高。肾功能严重受损时,常由于排出受阻而导致血清磷含量增高;④血、尿 β_2 - 微球蛋白(β_2 - MG)可升高。

3. 血清蛋白电泳与免疫固定电泳 大于90%的患者可在血清蛋白电泳的 γ - 球蛋白区、β - 球蛋白区或 α_2 - 球蛋白区出现一高含量的异常单克隆蛋白区带,即 M 蛋白或称为 M 成分。免疫固定电泳可对 M 蛋白进行免疫球蛋白(Ig)或轻链分类,多为单克隆性异常 Ig 和(或)轻链增多。

4. 骨髓象 ①骨髓增生活跃或明显活跃;②骨髓瘤细胞的数目不等,一般大于15%,高者可达70%～90%或更高。骨髓瘤细胞大小悬殊,常成群簇集;细胞核常呈不规则形,可见双核或多核者;核染色质呈粗网状不规则排列,易见核仁,核旁初浆区多消失;胞质嗜碱性增强,呈深蓝色。IgA 型骨髓瘤由于其胞质中充满可溶性异常 IgA,染色后胞质可呈红色,称之为"火焰细胞"(flame cell)。另外,骨髓瘤细胞胞质中可见病理性球蛋白形成的红色球形包涵体(Russel 小体)和葡萄状排列的蓝色空泡等。根据骨髓瘤细胞分化程度及其形态可将其分为四型:Ⅰ型(成熟浆细胞型),Ⅱ型(幼浆细胞型),Ⅲ型(原浆细胞型),Ⅳ型(网状细胞型)。Ⅳ型瘤细胞形似网状细胞,胞体大而不规则,胞质量丰富,核染色质呈疏松网状,核仁大而易见;③粒细胞系、红细胞系不同程度受抑制,细胞形态染色大致正常;④随病情进展可见巨核细胞减少;⑤可见红细胞缗钱状排列。

5. 免疫表型分析 骨髓瘤细胞基本不表达 B 淋巴细胞标志,CD38 表达极强,CD56 多为阳性。用 CD19 和 CD56 双标记可区分 B 淋巴细胞和骨髓瘤细胞,前者 CD19$^+$CD56$^-$,后者 CD19$^-$CD56$^+$。

6. 细胞遗传学分析 荧光原位杂交(fluorescence in situ hybridization, FISH)可发现90%以上的 MM 患者存在细胞遗传学异常,13 染色体单体、亚二倍体、t(4;14)、t(14;16)或 17p - 均提示预后差。

7. 轻链尿 约80%的多发性骨髓瘤患者可查到轻链尿。骨髓瘤细胞所合成的异常 Ig 其轻链与重链的比例失衡,过剩的轻链可自肾小球滤过而从尿液中排出,即为轻链尿或称本周蛋白(Bence - Jones protein, BJP)尿。尿液免疫电泳分析可区分 κ 链或 λ 链,当 κ/λ 大于4:1时,提示 κ 型 MM 可能性大,当 κ/λ 小于1:1时,提示 λ 型 MM 可能性大。

8. 影像学检查 包括 X 线、CT 或 MRI,可见骨质疏松、溶骨性损害和病理性骨折。

二、临床思路

(一)诊断标准

主要标准:①组织活检证实有浆细胞瘤;②骨髓浆细胞增多大于30%;③血清 M 蛋白增多(IgG >35g/L, IgA >20g/L)或尿中本周蛋白 >1g/24h。次要标准:①骨髓浆细胞增多(10% ~30%);②血清 M 蛋白增多但未达到上述水平;③有溶骨病变;④正常免疫球蛋白 IgM <0.5g/L, IgA <1.0g/L, 或 IgG <6.0g/L。具有至少1项主要标准和1项次要标准或具有3项次要标准可确诊。

(二)实验室指标的检测流程(图6-1)

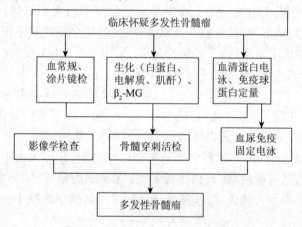

图6-1 多发性骨髓瘤的检测流程

(三)临床监测

(1)结合上述标准,在骨髓形态学检测时,常常还需要注意浆细胞的形态,如果浆细胞呈现为细胞外形不规则、细胞质染色不均匀、巨大的浆细胞伴核形不规则、葡萄状细胞或火焰状细胞,即使不到30%,也应考虑 MM,需进行 M 蛋白定量检测,结合 M 蛋白和溶骨性损害,也可以做出 MM 的诊断。多发性骨髓瘤确诊后,可检测血浆乳酸脱氢酶(LDH)评估肿瘤负荷,检测 CRP、β_2 - 微球蛋白和白蛋白评估预后,β_2 - 微球蛋白升高时常提示瘤细胞增殖快、疾病进展。当血肌酐明显升高时,提示患者出现多发性骨髓瘤肾损害。

(2)临床医生如遇到疑似多发骨髓瘤表现,如骨痛、贫血、肾功能不全等,实验室检查见多种异常(如血常规、尿常规、血生化、免疫球蛋白等异常),应进一步做骨髓穿刺检查和免疫电泳进行诊断和分型以提高检出率,以免误诊。

三、病例分析

患者,男性,68 岁。因"腰背痛 2 个月,加重 1 周"入院。患者 2 个月前在长期负重后出现腰背部疼痛,弯腰、起床时疼痛明显,在当地医院以"腰椎间盘突出"行对症治疗 1 个多月,后无明显好转,1 周前症状加重,影响睡眠,来院就诊。门诊查胸腰椎 MRI 示:T_{10}、T_{11} 压缩性骨折,诊断为"胸椎压缩性骨折待查",收入院。病程中无低热、盗汗、乏力、消瘦,饮食尚可,睡眠欠佳,二便正常。既往体健,否认有结核病史,无特殊家族史。查体:贫血貌,全身皮肤黏膜无黄染及出血点瘀斑,未见肝掌及蜘蛛痣,浅表淋巴结未触及肿大,心、肺查体未见异常,肝脾区无叩击痛,脾肋下刚可触及,胸棘突及棘突旁压痛(＋),双肾区无叩击痛,双下肢无水肿。查血常规示:白细胞 3.23×10^9/L,红细胞 3.05×10^{12}/L,血红蛋白 89g/L,血小板 51×10^9/L;血肌酐 110.3μmol/L。X 线胸片示:双肺纹理增多;B 型超声示:肝硬化、脾轻度肿大。予纠正贫血、改善肝肾功能对症处理。半个月后患者腰背痛症状缓解、血常规正常、肾功能恢复正常出院。10 天后患者腰背痛症状再次出现,入院后查血常规示三系细胞较前降低,外周血涂片见红细胞缗钱状形成,肾功能损害加重,尿常规示:尿蛋白(＋＋＋);血沉:80mm/h;胸椎 X 线片示:T_9、T_{10}、T_{11} 压缩性骨折。遂行免疫球蛋白检查:IgA 22.15 g/L,IgG 6.78g/L,IgM＜0.40g/L;血免疫固定电泳见 M 型蛋白出现,尿轻链阴性;骨髓穿刺细胞学检查示:骨髓有核细胞增生活跃,骨髓瘤细胞占 79.5%,诊断为多发性骨髓瘤。

(龚 岩 于 峰)

第二节 原发性巨球蛋白血症

一、概述

原发性巨球蛋白血症又名华氏巨球蛋白血症(Waldenstr's macroglobuline-mia,WM)。是一类具有合成和分泌单克隆性 IgM 能力的淋巴样浆细胞恶性增殖的 B 淋巴细胞肿瘤。本病好发于老年人。淋巴样浆细胞增殖、浸润以及过剩的巨球蛋白即 IgM 引发的高黏滞综合征为其临床特征,表现为肝、脾、淋巴结肿大,头痛、头晕、视物模糊及出血倾向等。本病多无溶骨性改变,可与多发性骨髓瘤相鉴别。

临床上,本病确诊常需借助以下实验室检查。

1. 血象 ①红细胞和血红蛋白显著减低,多为正细胞正色素性贫血;②白细胞和血小板一般正常。外周血涂片细胞分类时可见淋巴细胞增多并能见到少量淋巴样浆细胞及幼稚粒细胞和幼稚红细胞。常可见红细胞呈缗钱状排列。

2. 骨髓象 骨髓呈增生活跃或明显活跃,主要为淋巴样浆细胞增生,常大于10%,小淋巴细胞、浆细胞也可同时增多。此三类细胞所占百分比例不定,不同病例可相差甚远。淋巴样浆细胞形似淋巴细胞,胞质嗜碱性,可见小空泡,核仁常不明显。粒系细胞、红系细胞常见减低,巨核细胞正常或减少,组织嗜碱性粒细胞常增多。常可见红细胞缗钱状排列。

3. 免疫表型分析 淋巴样浆细胞表达 B 淋巴细胞标志,CD19、CD20、CD22、CD79a 及 sIg 阳性,而 CD5、CD10 和 CD23 多为阴性,CD38 和 CD138 阳性。

4. 其他检查

(1)高单克隆 IgM 血症:血清蛋白电泳在 β~γ 球蛋白区可见 M 蛋白,血清免疫球蛋白测定及免疫固定电泳显示单克隆 IgM(巨球蛋白)含量明显增高。如巨球蛋白具有冷球蛋白特性时,则冷球蛋白试验可为阳性。血清球蛋白及总蛋白含量增高,白蛋白/球蛋白比值减低甚至倒置。

(2)高黏滞血症:全血黏度及血浆黏度可因 IgM 含量增高而明显增高。患者红细胞沉降率(ESR)本应增快,但若巨球蛋白含量明显增高时,则会造成 ESR 正常甚至减慢。

二、临床思路

(一)诊断标准

该疾病的诊断应该满足以下两个条件:一是骨髓中出现≥10%的小淋巴细胞,表现浆细胞样和(或)浆细胞的分化特征;二是外周血中有IgM的增高。

由于慢性淋巴细胞性白血病、大细胞性淋巴瘤、未定性单克隆免疫球蛋白血症(monoclonal gammopathy of undetermined significance,MGUS)等在内的许多疾病患者外周血中均可出现高IgM血症,且本病患者的IgM值变化程度很大,故诊断本病时不应仅依靠IgM,还要在骨髓中检测到淋巴样浆细胞的浸润。WM的最终诊断往往需要骨髓活检和流式细胞仪和(或)细胞组织化学免疫分型来证实。

(二)实验室指标的检测流程(图6-2)

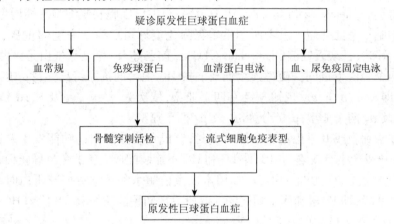

图6-2 巨球蛋白血症的检测流程

三、病例分析

患者,男性,46岁。因"反复牙龈出血伴头晕3个月"入院。患者3个月前无明显诱因出现牙龈出血伴头晕,未予特殊处理,自发病来上述表现反复出现,未见好转,遂入院诊疗。既往史:1年前患"左下肢静脉血栓"。入院查体:中度贫血貌,牙龈少量渗血,余无异常。辅助检查:外周血标本有自身凝集现象,血常规:Hb 69g/L,WBC、PLT正常,L 59%,外周血涂片可见浆细胞样淋巴细胞。骨髓穿刺检查提示骨髓增生活跃,浆细胞占11%,比例增高,形态大致正常,偶见浆细胞样淋巴细胞,其胞体中等大小,胞浆量中等,泡沫感,胞核圆形,染色质致密。流式细胞仪检测 CD38$^+$、CD138$^+$、CD19(+)、CD20(+)、IgM(+)。免疫球蛋白:IgM 66.4g/L,IgG 4.12g/L,IgA 1.07g/L。血清免疫固定电泳发现单克隆球蛋白 IgM 型。诊断为原发性巨球蛋白血症。

(龚 岩 于 峰)

第三节 重链病

一、概述

重链病(heavy chain disease,HCD)是一组淋巴细胞和浆细胞恶性增生或淋巴浆细胞样恶性肿瘤。患者所产生单克隆免疫球蛋白为不完整的重链(heavy chains,HC),且缺乏轻链(light chains,LC)。前已述及,免疫球蛋白是由两个重链和两个轻链借链间二硫键连接而成。按 HC 恒区的抗原特异性,将 HC 分为五类,即 γ、α、μ、δ、ε。现知 γ 链有四个亚型,依次为 γ_1,γ_2,γ_3 及 γ_4;α 链可分为 α_1 及 α_2 两个亚型;μ 链分为 μ_1 及 μ_2 两个亚型。

在浆细胞或 B 淋巴细胞恶性增生时,合成免疫球蛋白的功能发生差错,只产生 HC 或产生有缺陷的 HC,使 LC 和 HC 不能装配成完整的免疫球蛋白,血浆中出现大量无免疫功能的 HC。如用木瓜蛋白酶水解正常免疫球蛋白时,可得到三个片段,即 Fc 段和两个相同的 Fab 段。现知重链病的 HC 片段即 HC 的 Fc 段,故有人将重链病称为 Fc 病(Fc disease)。

(一)临床表现

依据重链抗原性的不同将重链病分为 α 重链病、γ 重链病、μ 重链病和 δ 重链病,ε 重链病尚未见报道。其中 α 重链病最多,γ 重链病次之,μ 重链病罕见,δ 重链病仅见个案报道。

α 重链病又称 Selingman 病,在世界各地几乎均有报道。主要好发于卫生条件较差的国家和地区。大多数病例集中于北非、以色列、中东及地中海地区,少数病例见于中非和南非、中美洲和南美洲及东亚地区。以 10 ~ 30 岁患者常见,仅有 5% 患者年龄大于 40 岁,男性略多于女性。本病起病急,进展快。以弥漫性腹部淋巴瘤及吸收不良综合征为主要表现,少数可有腹部包块,晚期可出现肠梗阻。肝、脾和淋巴结多无肿大,骨 X 线检查未见溶骨性病损。还有少数患者表现为反复呼吸道感染,可伴有胸腔积液和纵隔淋巴结肿大。目前无特殊治疗方法,放疗和化疗对某些患者有一定疗效。少数可自行缓解。

γ 重链病是最早发现的重链病,1964 年由 Franklin 首先报道,故又称 Franklin 病。目前文献报道约 200 例,发病年龄高峰在 60 岁以上,男性略多于女性。起病隐匿,常有发热,贫血和肝、脾、淋巴结肿大。反复感染常见,骨 X 线检查罕见溶骨性病损。部分患者可并发自身免疫性疾病如类风湿关节炎、自身免疫性溶血性贫血、干燥综合征、系统性红斑狼疮等。

μ 重链病发现较晚,首例由 Forte 和 Ballard 于 1920 年报道,至今文献报道 30 例。男性发病率多在 40 岁以上,男性略多于女性。中国报道 2 例。几乎所有病例均合并慢性淋巴细胞性白血病或非霍奇金淋巴瘤。可有内脏受累(肝、脾及腹腔淋巴结肿大),但几乎无外周淋巴结病。少数可有骨髓破坏及病理性骨折。

δ 重链病至今国际仅报道 1 例。其临床表现与多发性骨髓瘤相似,骨髓浆细胞明显增多及颅骨溶骨性病损。

(二)实验室检查

1. 血、尿电泳检查

(1)α 重链病血清蛋白电泳示 γ 球蛋白显著降低,在 α_2 与 β 区之间可见一条异常增大较宽的区带,血清免疫电泳显示与抗 α 重链抗血清反应,而不与抗轻链血清反应。α 重链病多数属 α_1 亚型,由于本病不能合成轻链,故尿本周蛋白阴性。

(2)γ 重链病血清蛋白电泳示在 β 与 γ 之间出现一条非均质性异常 M 蛋白,免疫电泳显示异常蛋白可与特异的抗 γ 重链抗血清起反应,而与抗 κ 或 λ 轻链抗血清不起反应。

(3)μ 重链病血清蛋白电泳在 α_2 区或 α~β 之间出现单株峰,血清免疫电泳显示快速移动的双弧曲线,与抗 μ 链血清起反应而与抗轻链血清不发生反应者可以确诊。10%~15% 的患者尿中可检测到本周蛋白,多为 κ 型。

(4)δ 重链病血清蛋白电泳在 β 和 γ 之间可见一小段窄带,被认为是 δ 重链的四聚体,可与单一特异性抗 δ 重链的抗血清反应,而不与其他抗重链或抗轻链的抗血清反应。

2. 血清蛋白质检查　α、γ、μ 重链病均可有低蛋白血症和正常免疫球蛋白下降。

3. 外周血检查　α 重链病、μ 重链病常有轻至中度贫血,几乎所有 γ 重链病病例均有轻或中度贫血,部分有重度贫血。部分病例可见白细胞减少和粒细胞减少,分类可见异型淋巴细胞、浆细胞和嗜酸性粒细胞增多,15%～25%病例可同时伴有血小板减少。

4. 骨髓检查　γ重链病的骨髓象,60%病例可有浆细胞、淋巴细胞或浆细胞样淋巴细胞增多。μ重链病骨髓检查以淋巴细胞增多为主,同时伴浆细胞增多,且多数浆细胞内有空泡。

5. Coombs 试验　少数病例可有 Coombs 试验阳性的自身免疫性溶血性贫血。

6. 其他检查　血沉增快,α重链病常有低钾、低钠和低镁血症。

二、临床思路

(一)诊断标准

重链病罕见,且缺乏特异性临床表现,临床医师需有高度警觉,确诊依赖于免疫蛋白电泳检查。

(二)实验室指标的检测流程(图6-3)

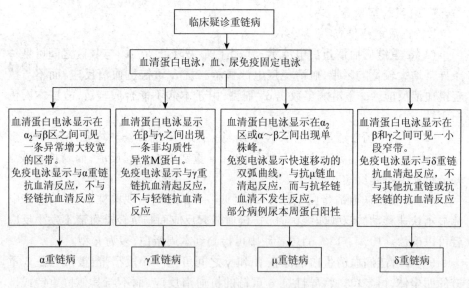

图6-3　重链病的检测流程

第四节 轻链病

一、概述

轻链病（light chain disease，LCD）也称为轻链沉积病（light chain deposition disease，LCDD），是一种浆细胞异常增生性疾病，是多发性骨髓瘤的一个重要亚型，约占其总数的20%。由于异常浆细胞产生过多的轻链，而重链的合成相应减少，过多游离的轻链片段在血清或尿液中大量出现称为轻链病。

（一）临床表现

本病起病多缓慢，多发于中、老年人，80%的致病轻链为 κ 链。临床可表现为原因不明的贫血、发热、周身无力、出血倾向，浅表淋巴结及肝、脾大，继而出现局限性或多发性骨痛、病理性骨折或局部肿瘤。X 线检查可见骨骼局限性骨质破坏或缺损。一旦免疫球蛋白轻链在全身组织中沉积，引起相应的临床表现，即为 LCDD。其临床表现与单克隆免疫球蛋白轻链沉积的部位及程度相关，大多数典型病例存在心脏、神经、肝和肾受累，其他如皮肤、脾、甲状腺、肾上腺和胃肠道等也可受累。

（二）实验室检查

（1）血象可见程度轻重不一的贫血，晚期常见严重贫血。白细胞计数可以正常、增多或减少。血小板计数大多减低。

（2）如患者并发骨髓瘤时，可出现少数骨髓瘤细胞。也可出现巨球蛋白血症，多数骨髓瘤患者本周蛋白可呈阳性。

（3）慢性肾功能不全时可出现肾功能异常，血肌酐增高。由于骨质广泛破坏可出现高钙血症。血磷主要由肾脏排出，故肾功能正常时血磷正常，但晚期尤其是肾功能不全的患者，血磷可显著升高。因骨髓瘤主要是骨质破坏，而无新骨形成，血清碱性磷酸酶大多正常或轻度增高，此与骨转移癌有显著区别。

（4）患者各种免疫球蛋白正常或减少，轻链 κ/λ 比值异常；血清蛋白电泳可能出现轻链带；免疫固定电泳各重链泳道均无免疫沉淀带，只有轻链出现异常沉淀带。

（5）尿液检查可出现血尿及蛋白尿。患者尿中可排出单克隆轻链蛋白，尿蛋白电泳上白蛋白较少而球蛋白显著增多。

二、临床思路

(一)诊断标准

符合下列条件,并根据以下临床表现及具有典型 LCDD 肾活检组织病理特点可以确诊本病。但应与原发性淀粉样变、重链病及糖尿病肾病等相鉴别。

(1)正常的免疫球蛋白不变或下降。

(2)血中或尿中的轻链经电泳后出现超常带。

(3)伴有临床多发性骨髓瘤症状。

(4)尿中的本周蛋白阳性,且属于 κ 或 λ 型。

(二)实验室指标的检测流程(图 6 - 4)

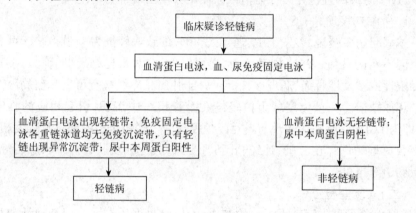

图 6 - 4　轻链病的检测流程

三、病例分析

患者,女性,69 岁。因"间断乏力伴骨痛 2 年余"入院。患者 2 年前出现间断乏力伴骨痛,当地医院查血常规:Hb 86g/L。考虑贫血原因所致,予补充铁剂等治疗,效果欠佳。现症状进行性加重。入院后查体:颈部淋巴结及脾肿大,骨轻压痛,余无明显异常,查血常规:Hb 74g/L,血肌酐:453μmol/L,血免疫固定电泳见单克隆区带,尿中 κ 链明显增多。X 线检查:颅骨局限性骨质破坏或缺损。诊断:轻链沉积病,骨骼、肾受累。

(闫存玲　崔婵娟)

第五节 Castleman 病

一、概述

Castleman 病(Castleman's disease, CD)是较少见的一类淋巴增殖性疾病，1954 年由 Castleman 等在马萨诸塞州总医院(Massachusetts General Hospital)对该病进行了首次病理现象的报道。该病又称为滤泡状网状细胞瘤、滤泡细胞性淋巴结增殖性疾病、巨细胞淋巴结增生性疾病、良性巨大淋巴瘤、淋巴样错构瘤。CD 按病理类型可分为透明血管型(hyaline - vascular type)、浆细胞型(plasma cell type)及二者混合型(mixed type)；按临床表现可分为单中心型 CD(localized Castleman's disease, LCD)及多中心型 CD(multicentric Castleman's disease, MCD)。临床上，透明血管型 CD 多为单中心型，浆细胞型 CD 多为多中心型。

（一）流行病学

CD 男女发病率总体无明显差异，各年龄段均可发病。LCD 的发病率最高，占 CD 发病的 2/3 以上，发病高峰为 30 岁左右；MCD 的发病率相对 LCD 低，发病高峰为 60 岁左右；在感染 HIV 的 CD 患者中，男性发病率高于女性，发病高峰为 40 岁左右。本病在不同种族间发病率不同。由于本病为少见疾病，国内外准确的发病率尚不清楚。

（二）病因及发病机制

本病发病的确切病因目前仍不明确，多认为是不明原因引起的慢性非特异性炎症所致。EB 病毒(Epstein - Barrvirus, EBV)、巨细胞病毒(cytomegaoviyns, CMV)、人类疱疹病毒 8(human herpes virus - 8, HHV - 8)相关感染致病因素成为研究热点，尤其是 HHV - 8。HHV - 8 亦称为卡西波肉瘤相关的疱疹病毒，几乎在所有感染 HIV 的 CD 患者中出现阳性，一些 HIV 阴性的 CD 患者亦有部分阳性。有部分研究证实，CD 患者组织中的 HHV - 8 DNA 含量与 CD 的某些临床表现有一定的联系，因此推断 HHV - 8 可能是 CD 的发病原因之一。另外，炎症介导因素可能是 CD 的发病原因之一，研究显示，CD 患者 IL - 6 的基因型表达明显增高，血清 IL - 6 水平增高，且与 CD 病情活动与缓解有一定的相关性，可能与 IL - 6 能够刺激 B 淋巴细胞增殖有关。另外，有研究认为血管内皮生长因子(vascular endothelial growthfactor, VEGF)、IFN - α 等也参与了 CD 的发生及发展。

（三）临床表现

CD 临床表现多样,LCD 与 MCD 临床表现差异较大,LCD 病情往往较轻,预后相对较好,MCD 患者预后相对较差,平均生存时间为 18～30 个月,未治疗者平均生存时间不足半年,常因并发感染、肾衰竭、转化为恶性肿瘤等而死亡。

LCD 多表现为局部的一个或多个淋巴结肿大,可产生局部的疼痛感。肿大的淋巴结可位于全身任何一个部位,其中多见于纵隔、腹部、腋窝、颈部。LCD往往无明显的系统性症状。

MCD 则多表现为全身症状,且症状较重。患者可出现发热、盗汗、乏力、食欲缺乏、体重下降等非特异性症状,查体或影像学检查可出现多部位淋巴结肿大,肿大的淋巴结触痛明显,此外肝脾肿大亦较常见,部分患者可出现突然发作的中枢或外周神经症状。累及呼吸系统时表现为咳嗽、咯血、呼吸困难,部分病情较重的患者可出现胸腹水及外周水肿等表现。

（四）实验室检查

LCD 实验室检查多无异常。MCD 实验室检查可出现贫血、血小板减少、ESR 增快、CRP 升高、肝酶异常、血肌酐升高、多克隆性免疫球蛋白增高以及骨髓中浆细胞增多等。

（五）影像学检查

超声检查:浆细胞型表现为肿块边缘光滑,密度不均,以低回声为主;透明血管型由于毛细血管显著增生,血管壁增厚,管腔闭塞,组织改变仍以低回声为主,不均匀回声较前显著。特征性的 CT 表现为:平扫示肿块团块密度均匀,部分病灶可包埋附近的血管;增强后扫描肿块呈明显强化,强化程度稍低于或与邻近大血管相似,且持续时间较长。

（六）组织病理学检查

组织病理学检查是确诊 CD 的金标准,需注意细针穿刺往往会使本病漏诊,故在怀疑本病时应取患者完整的病理标本。病理表现有以下方面:①淋巴结内滤泡增生;②生发中心正常或较小,生发中心内淋巴类细胞数目减少,树突状细胞和组织细胞增多,血管内皮细胞丰富;③部分生发中心有小淋巴细胞层层环绕呈"洋葱皮"样或"靶"样结构,生发中心出现血管伴有透明样变;④滤泡间区浆细胞增生与浸润,淋巴窦残存或消失;⑤滤泡间广泛毛细血管增生并插入滤泡,增生的毛细血管壁伴有透明样变。

二、临床思路

(一) 诊断标准

目前 CD 诊断标准多参照 Frizzera 提出的 4 项诊断标准,见表 6 - 1。

表 6 - 1　CD 诊断标准(Frizzera 诊断标准)

LCD 诊断标准	MCD 诊断标准
单一部位淋巴结肿大	具有特征性的增生性组织病理学改变
特征性增生性组织病理学改变并除外可能的原发病	显著淋巴结肿大并累及多处外周淋巴结
除浆细胞型外,多无贫血、血沉增快、球蛋白增高等异常	多系统受累,主要累及肝、肾、脾、骨髓、神经系统等
肿物切除后长期存活	排除已知可能的原因

(二) 实验室指标的检测流程(图 6 - 5)

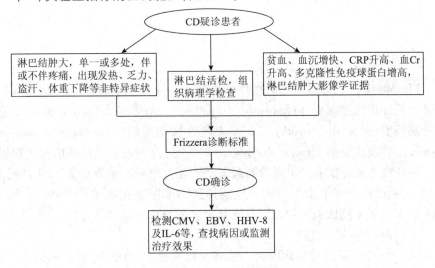

图 6 - 5　CD 的检测流程

三、病例分析

患者,女性,72 岁。无明显诱因出现腹部不适伴乏力、食欲缺乏 1 个月,伴发热及盗汗,近 1 个月体重减轻 3kg。血常规:WBC 6.3 × 10^9/L,PLT 209 × 10^9/L,Hb 100g/L,血 Cr 44μmol/L,尿、便常规无异常。B 型超声示盆腔可见一 7.01cm×5.55cm 实性回声,边界清楚,其周围可见多个大小不等的实性低回声结节,考虑为淋巴结,最大 1.08cm×0.7cm。肝胆胰脾未见异常,腹盆腔未见积液。腹部增强 CT 表现:盆腔内偏左可见软组织肿块,边界较清楚,密度均匀;增强后肿块内可见肿瘤血管影,肿块中度强化,且强化较均匀;CT值由43.7Hu逐渐强化为72.5Hu,大小39.1cm×60.6cm,肿块与邻近组织分界清楚;肿块周围及腹膜后可见多发软组织密度小结节影,轻度强化;子宫、膀胱及肠管未见异常。为进一步明确诊断,行盆腔手术探查,术中见盆腔内有2cm×2cm及1.5cm×1.5cm淋巴结,分别予以完整切除,术后组织病理学检查报告:淋巴结内淋巴滤泡增生,部分滤泡中心树突网状细胞和组织细胞增生,部分小淋巴细胞呈洋葱皮状围绕生发中心,并有小血管穿插其间;副皮质区血管增生,部分血管壁增厚并有透明样变,滤泡间多量成熟浆细胞浸润。诊断:Castleman病,单中心型(浆细胞型)。

第六节　POEMS综合征

一、概述

POEMS综合征又称为硬化性骨髓瘤、Crow – Fukase综合征或Takatsuki综合征。是外周神经病变(peripheral neuropathy,P)、脏器肿大(organomegaly,O)、内分泌病变(endocrin – opathy,E)、单克隆性浆细胞病(monoclonal plasma cell disorder,M)及皮肤病变(skin changes,S)的简写,该病可累及机体的多个脏器,是一类免疫增殖性疾病。早期诊断对于降低死亡率具有重要意义。20世纪50年代Crow就认识到了浆细胞病与周围神经病变间存在相关性,1980年Bard-wick取本病常见临床表现的首字母将其命名为POEMS综合征。

(一)病因与发病机制

POEMS综合征的确切病因尚不明确。研究显示,POEMS综合征患者λ轻链的出现率较高,提示λ轻链的出现与该病的发生可能存在一定相关性。研究已发现在POEMS综合征的患者中,可观察到基质金属蛋白酶水平的增高及金属蛋白酶组织抑制因子(TIMP)水平的增高,提示可能与本病发病相关。

(二)临床表现与实验室检查

POEMS综合征好发年龄为50~60岁,本综合征的临床表现可随着时间推移逐渐出现。

1. 周围神经病变　周围神经病变可见于所有POEMS综合征患者,为本病最常见的临床表现。症状常由足部首发,可包括麻木、感觉异常、疼痛及发冷等。运动神经系统受累出现于感觉异常之后,由远端开始,呈对称性并逐渐由远端进行性向近端扩散,有些患者也可表现为快速进展的过程。

2. 脏器肿大 半数 POEMS 综合征患者可触及明显肿大的肝,脾大及淋巴结病也较为常见。部分 POEMS 综合征患者往往被误诊为 Castleman 病。

3. 内分泌病 糖尿病及性腺功能异常是最为常见的内分泌病变,肾上腺皮质功能减退及甲状旁腺功能异常也可见。

4. 单克隆浆细胞增生 所有确诊的患者均存在单克隆性浆细胞增生,但由于单克隆蛋白量较少,因此近 1/3 的患者即使采用免疫固定电泳检测亦检测不到 M 蛋白,浆细胞克隆多为 λ 型。

5. 皮肤改变 皮肤改变可见于 50% ~ 90% 的患者,皮肤色素沉着是最为常见的皮肤改变。可见手足毛发增粗、变长、变黑。其他的皮肤改变包括迅速沉积的毛细血管瘤、多血症、皮肤增厚及杵状指等。

6. 其他表现 骨硬化性破坏见于约 95% 的本病患者,半数患者为孤立性硬化性损害,至少 1/3 的患者为多发性硬化性骨损害。硬化性骨病变及溶骨性骨病变混合出现也较为常见。约 50% 的患者可出现血小板增多,甚至有些患者被误诊为真性血小板增多症。与典型的多发性骨髓瘤相比,本病中贫血并不常见,且轻度的红细胞增多可见于 20% 的 POEMS 综合征患者。经有效治疗后,全血细胞计数可恢复正常。约 55% 的患者出现视盘水肿,体检包括视盘水肿(常为两侧)及盲点。肢端凹陷性水肿常见,约 1/3 的患者可出现腹水及胸腔积液。POEMS 综合征呈慢性病程,最为常见的死因为心肺功能衰竭、进行性营养不良、感染、毛细血管漏出样综合征及肾衰竭等。

二、临床思路

(一)诊断标准

本病诊断标准多参照 Dispenzieri A 于 2003 年制定的诊断标准,见表 6 - 2。

表 6 - 2 POEMS 综合征的诊断标准

标准	症状
主要标准	多发性神经病变 单克隆性浆细胞增生异常
次要标准	硬化性骨损害 * Castleman 病 * 脏器肿大(脾肿大、肝大或淋巴结病) 水肿(水肿、胸腔积液或腹水) 内分泌病(肾上腺,甲状腺 * *,垂体,性腺,甲状旁腺及胰腺 * *) 皮肤改变(色素沉着,多毛,充血,毛细血管扩张、白甲) 视盘水肿

续表

标准	症状
已知相关	杵状指
	体重下降
	血小板增多
	红细胞增多
	多汗
可能相关	肺动脉高压
	限制性肺疾病
	血栓形成性疾病
	关节疼痛
	心肌病(收缩功能异常)
	发热
	低维生素 B_{12} 值
	腹泻

注:诊断需要符合 2 项主要标准及至少 1 项次要标准。* 硬化性骨损害或 Castleman 病常出现;** 由于糖尿病及甲状腺功能异常本身的高发病率,单有糖尿病或甲状腺功能异常不算做一项次要标准。

(二)实验室指标的检测流程(图 6 -6)

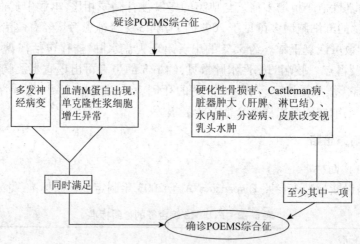

图 6 -6　POEMS 综合征的检测流程

(三)鉴别诊断

由于本病临床表现多样,极易与多发性骨髓瘤等疾病相混淆,Dispenzieri A 等对该病的鉴别诊断做了较详细的介绍,见表 6 -3。

表6-3 浆细胞病-相关周围神经病的临床及实验室特征

特征	MGUS	POEMS	多发性骨髓瘤	淀粉样变(AL)	冷球蛋白血症
周围神经病变	5%	100%	1%~8%	15%~20%	25%
感觉及运动神经变化	感觉神经病变,共济失调	运动神经病变为主	感觉	感觉,感觉运动	感觉神经异常为主
脏器肿大	-	++	+	++	++
皮肤受累	-	++	+	+	+++
其他症状	无症状	水肿,疲劳,内分泌腺异常	骨痛,疲劳,感染	疲劳,水肿,心肌病,肾病	紫癜、关节痛、肝炎、肾炎
单克隆性重链	IgM>IgG>IgA	IgG>IgA>IgM	IgG>IgA	IgG>IgA>IgM	IgM≫IgG>IgA
单克隆性轻链	κ 75%	λ >95%	κ 75%	λ 75%	κ 75%
血清M峰/(mg/dl)	<3	常<2	常>3	常<2	常<2
骨髓浆细胞	<10%	常<5%	>10%	常<10%	常<5%
骨质破坏	-	+++ 硬化性,硬化性与溶骨性并存	+++ 溶骨性,骨质疏松或骨折	-	-
血小板增多	-	++	-	-	-
贫血	-	+	++	+	-

注:MGUS—意义未明的单克隆丙种球蛋白血症。

三、病例分析

患者,女性,40岁。3年前无明显诱因出现全身水肿,查肾功能正常,甲状腺功能:FT3 1.84pmol/L、FT4 2.8pmol/L、TSH 15.68mIU/L。考虑甲状腺功能减低症,予补充优甲乐治疗,效果欠佳。为进一步明确病情,就诊于我院,查体:皮肤色素沉着明显,颜面、双下肢、背部轻度凹陷性水肿,腱反射减低,余无异常。实验室检查,Hb 99g/L,白细胞 3.1×10^9/L,血小板 236×10^9/L,血沉 30mm/h,尿常规正常;生化:AST 140U/L,血肌酐 74μmol/L,ANA、抗dsDNA抗体、RF均阴性;血清免疫固定电泳示:存在单克隆λ轻链。腹部彩色超声见:肝脾肿大,少量腹水。神经内科会诊,考虑:腱反射减低伴双侧视盘水肿,神经电生理检查考虑神经源性损害,以运动神经为主。

【点评】 考虑患者存在外周神经病变、脏器肿大、内分泌异常、M蛋白、皮肤病变等,POEMS 综合征诊断成立。

(柏明见　于　峰)

第七节　冷球蛋白血症

一、概述

冷球蛋白是指温度低于 30℃时易于自发形成沉淀、升温后又可溶解的免疫球蛋白,不包括冷纤维蛋白原、C 反应蛋白与白蛋白的复合物和肝素沉淀蛋白等具有类似特性的血清蛋白质。其特性是 4℃时自发沉淀,升温至 37℃后溶解。当血中含有冷球蛋白时称为冷球蛋白血症(cryoglobulinemia)。

冷球蛋白血症分为三型:第一型,单纯单克隆型,约占总数的 25%,以 IgM 最为多见,少数为 IgG 或 IgA,多伴有骨髓瘤、巨球蛋白血症等;第二型,混合单克隆型,约占总数的 25%,其冷球蛋白是具有抗自身 IgG 活性的单克隆免疫球蛋白,主要是 IgM,偶为 IgG 或 IgA,具有类似 RF 样的抗体作用,即可与多克隆 IgG 形成混合型免疫复合物,多见于淋巴增殖性疾病、慢性感染、病毒性肝炎等;第三型,混合多克隆型,约占总数的 50%,为具有类风湿因子样作用的多克隆 IgM 与多克隆的 IgG、IgA 或非免疫球蛋白成分(如补体、病毒抗原等)结合,形成冷沉淀物。IgA 偶尔也可称为具有抗体作用的冷球蛋白,多见于系统性红斑狼疮、类风湿关节炎、病毒感染等。

近年来发现,混合型冷球蛋白血症与丙型肝炎病毒(HCV)有很强的相关性。慢性 HCV 感染可导致自身免疫功能受到影响和引起淋巴瘤。HCV 可诱导 B 淋巴细胞增殖,目前一般认为慢性炎症刺激可能导致抗细胞凋亡癌基因 bcl－2 激活,从而延长了 B 细胞的生存期,致使某些克隆的 B 细胞增生,产生更多的具有 RF 活性的 IgM。在遇冷时,IgM 和 IgG 结合形成免疫复合物在血管和组织中沉积,并激活补体引起弥漫性血管炎,常常累及皮肤、肾脏、关节、淋巴结、肝、脾和神经系统。

冷球蛋白血症患者除原发疾病外,多有因为冷球蛋白遇冷沉淀所引起的高黏血症、血栓形成等病理现象。常见症状包括雷诺现象、皮肤紫癜、关节痛等。

二、临床思路

(一) 诊断标准

当患者血清中检测到冷球蛋白时,即可做出冷球蛋白血症的诊断。

(二) 临床思路

由于冷球蛋白血症的临床表现呈多形性,只注意患者明显的临床表现,而忽视了罕见的表现,可能造成诊断的延误。因此,反复规范化测定冷球蛋白对于正确诊断是必要的。冷球蛋白检测时,整个操作过程要37℃保温,否则多呈假阴性。但应注意血清冷球蛋白的浓度与疾病的严重程度和预后通常没有关联。浓度很低的冷球蛋白常常难以定量,可能伴随有严重的、活动的冷球蛋白血症综合征;相反,高浓度的血清冷球蛋白,其病程特征可能只有很少症状或无症状

(三) 鉴别诊断

冷球蛋白血症在临床上应与下列几种疾病相鉴别:①寒冷性多形红斑,好发于冬春寒冷季节,皮损好发于面部、双耳、四肢远端暴露部位,也可累及臀部、两侧髋部和腰部等处皮损数目较多。为散存的水肿性丘疹或周围有水疱的水肿性紫红斑等。环境温度升高后皮损可自行消退.且多伴有瘙痒,无内脏受累,故可排除;②冷纤维蛋白原血症,主要为血栓、下肢溃疡或广泛性肿胀,冷纤维蛋白原检测阳性;③冻疮,好发于妇女和儿童,寒冷季节发病,患者常有末梢部位皮肤发凉,肢端发绀和多汗,好发于指(趾)末端和暴露部位。皮损痒感明显,受热后加剧,无内脏受累,冷球蛋白检测阴性。

三、病例分析

患者,女性,53岁。因"双手出现紫红斑3年"就诊。患者近3年每年冬季双手皮肤出现紫红斑,感觉刺痛和麻木,保温后症状减轻,肤色正常。既往体健,无输血史,否认家族成员有相关疾病史。查体:一般情况可,双手多个手指皮肤呈紫红色,皮温减低,指端有破溃。实验室检查:血常规正常;尿常规示:隐血(+ +),蛋白(+ +);生化检查示:血肌酐正常,尿素氮升高;免疫检查示:抗核抗体谱正常;冷球蛋白检测阳性,冷纤维蛋白原检测阴性。诊断为冷球蛋白血症。

(龚 岩 柏明见)

第八节　淀粉样变性

一、概述

淀粉样变性(amyloidosis,AL)是由多种原因造成的淀粉样物质(amyloid)在体内各个脏器沉积,致使受累脏器功能逐渐衰竭的一种临床综合征。淀粉样物质遇碘时,可被染成棕褐色,再加硫酸后呈蓝色,与淀粉遇碘时的反应相似,故由此得名。由于沉积的淀粉样蛋白种类和受累的器官有所不同,因此其临床表现多样。本病常侵犯的器官包括:肾(如肾体积增大、蛋白尿、肾功能不全等),心脏(如心脏扩大、心功能衰竭、心律失常),消化道(如食管运动异常、舌肥大),皮肤(如半透明样改变),肺(如局限性肺结节、气管或支气管损伤)等。

(一)分型

1. **原发性淀粉样变性**　病因尚不清楚,可能与浆细胞异常增生有关,即浆细胞产生的单克隆免疫球蛋白所致,可以是完整的免疫球蛋白(以 IgG 多见),也可以是免疫球蛋白的 κ 或 λ 轻链,统称为本周蛋白。多发性骨髓瘤可能也与此类型淀粉样变性有关。此型又可称为系统性轻链淀粉样变性(AL 型)。

2. **继发性淀粉样变性**　此型是源于肝脏对炎症反应产生的一种淀粉样蛋白 A(或称血清淀粉样蛋白)的沉积,故又可称为淀粉蛋白 A(AA)系统性淀粉样变。常常继发于其他疾病,如慢性感染、自身免疫病、恶性肿瘤等。

3. **遗传性淀粉样变性**　为常染色体显性遗传,沉积的淀粉样蛋白是由于一些蛋白质基因突变而产生突变的蛋白质,形成淀粉样蛋白小纤维沉积于组织间隙中而致淀粉样变。如载脂蛋白 -1(apo A1)基因突变,纤维蛋白 Aa 及溶酶基因突变等。常影响神经系统和某些器官。

4. **老年性淀粉样变性**　此型主要发生在老年人,可见于阿尔茨海默病。其沉积的淀粉样蛋白有多种来源。独特的老年性心脏病淀粉样变沉积蛋白为转甲状腺素蛋白。

5. **透析相关的淀粉样变性**　此型常见于因尿毒症透析 10~15 年以上的患者。在组织间隙中沉积的淀粉样蛋白为 β_2 - 微球蛋白,它是人白细胞抗原(HLA)一类复合物的轻链。由于此种蛋白95%从肾脏排泄,且不能通过透析膜清除,故可在体内堆积而引起淀粉样变。

（二）实验室检查

1. 血液检查　血象多无异常,毛细血管脆性增加、凝血异常及纤维蛋白溶解异常,疾病晚期往往出现肝功能异常。

2. 骨髓检查　60%的原发性系统性淀粉样变性患者骨髓中浆细胞不足10%。

3. 血和（或）尿中单克隆免疫球蛋白轻链检查　此项检查阳性可见于本病中多数患者(80%),AL 型患者中 λ∶κ 的比例约为 3∶1,但部分患者也可阴性,而且单克隆免疫球蛋白轻链的出现也可见于其他疾病(如多发性骨髓瘤、自身免疫病、慢性淋巴细胞白血病、淋巴瘤等)。因此,该项检查有助于本病的诊断,但不是诊断本病的必需条件。

4. 病理检查　此项检查是诊断本病的必需条件,包括:第一,在光学显微镜下可见无定形淀粉样物质广泛沉积在组织细胞之间,经刚果红染色后在偏振光下呈绿色折光。第二,经酶标或荧光标记的抗 λ 抗体或抗 κ 抗体的免疫组化检查,证实沉淀于细胞之间的淀粉样物质是 λ 轻链或 κ 轻链。

上述第一点只能证实是否为淀粉样变性,但不能分型;第二点则是原发性系统性淀粉样变性和伴发于多发性骨髓瘤的淀粉样变性所特有的,其他类型的病变尚需结合临床具体分析。值得一提的是,目前国际上已经报道的淀粉样蛋白的种类已超过数十种,进一步精准的免疫分型是今后的诊断方向。

二、临床思路（图6-7）

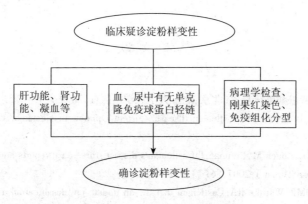

图6-7　淀粉样变性的检测流程

三、病例分析

患者,男性,52 岁。主因"发现蛋白尿6月余,伴双下肢水肿5天"入院。患者6月前查尿常规示:尿蛋白(+)。未予重视。5 天前无明显诱因出现双下肢水肿,伴乏力、心慌,尿量较前减少。发病以来,睡眠差、食欲缺乏、大便正常。查体 P 103 次/分、BP 100/60mmHg。心肺未见异常。肝大,肋下可触及4cm。双下肢中度对称性水肿。辅助检查,血常规未见明显异常;尿常规:尿蛋白(++),尿红细胞1~3/高倍视野,尿白细胞0~2/高倍视野;生化:血肌酐181mmol/L,ALB 21.3g/L,总胆固醇5.89mmol/L,尿免疫固定电泳可见单克隆λ链;24 小时尿蛋白定量9.3g/L。胸部X线检查示心影增大。超声心动图示左心室呈对称性肥厚,室间隔亦增厚,室壁僵硬,肥厚心肌中可见颗粒样增强光点,左心室射血分数38%。骨髓穿刺活检未见异常。肾穿刺活检病理:光镜下可见肾小球系膜区无细胞性增宽,基底膜增厚并可见细长"睫毛"样改变,小动脉壁可见淀粉样蛋白沉积,经刚果红染色后在偏振光下呈绿色折光。免疫荧光标记可见λ轻链。

【点评】 患者中年男性,以肾病综合征为临床表现,同时伴有多系统受累(心、肝),肾穿刺活检可见典型淀粉样变。由于骨髓穿刺未见多发性骨髓瘤表现,故考虑原发性系统性淀粉样变。

(崔婵娟 于 峰)

参考文献

1. 王海燕. 肾脏病临床概览. 北京:北京大学医学出版社,2009:271 – 275.

2. Dham A,Peterson BA. Castleman disease. Current Opinion in Hematology,2007,14(4):354 – 359.

3. Newlon JL,Couch M,Brennan J. Castleman's disease:three case reports and a review of the literature. Ear Nose Throat J,2007,86(7):414 – 418.

4. Cronin DMP,Warnke RA. Castleman disease:an update on classification and the spectrum of associated lesions. Advances in anatomic pathology,2009,16(4):236 – 246.

5. Herrada J,Cabanillas F,Rice L,et al. The clinical behavior of localized and multicentric Castleman disease. Ann Intern Med,1998,128(8):657 – 662.

6. Castleman B,Towne VW. Case records of the Massachusetts General Hospital:Case No.

40231. N Engl J Med,1954,250(23):1001 – 1005.

7. Stebbing J,Pantanowitz L,Dayyani F,et al. HIV – associated multicentric Castleman's disease. Am J Hematol,2008,83(6):498 – 503.

8. Dham A,Peterson BA. Castleman disease. Curr Opin Hematol,2007,14(4):354 – 359.

9. Mylona EE,Baraboutis IG,Lekakis LJ,et al. Multicentric Castleman's disease in HIV infection:a systematic review of the literature. AIDS Rev,2008,10:25 – 35.

10. Enomoto K,Nakamichi I,Hamada K,et al. Unicentric and multicentric Castleman's disease. Br J Radiol,2007,80:e24 – 26.

11. Dispenzieri A. Castleman disease. Cancer Treat Res,2008,142:293 – 330.

12. Dispenzieri A,Kyle RA,Lacy MQ,et al. POEMS syndrome:definitions and long – term outcome. Blood,2003,101:2496 – 2506.

13. Dispenzieri A,Suarez GA,Kyle RA. POEMS syndrome(osteosclerotic myeloma) In:Dyck PJ. Thomas PK,eds. 4th edition. Philadelphia:Elsevier Saunders,2005:2453 – 2469.

14. Nakanishi T,Sobue I,Toyokura Y,et al. The Crow – Fukase syndrome:a study of 102 cases in Japan. Neurology,1984,34:712 – 720.

15. Sung JY,Kuwabara S,Ogawara K,et al. Patterns of nerve conduction abnormalities in POEMS syndrome. Muscle Nerve,2002,26:189 – 193.

16. Belec L,Mohamed AS,Authier FJ,et al. Human herpesvirus 8 infection in patients with POEMS syndrome – associated multicentric Castleman's disease. Blood,1999,93:3643 – 3653.

17. Hashiguchi T,Arimura K,Matsumuro K,et al. Highly concentrated vascular endothelial growth factor in platelets in Crow – Fukase syndrome. Muscle Nerve,2000,23:1051 – 1056.

18. Watanabe O,Maruyama I,Arimura K,et al. Overproduction of vascular endothelial growth factor/vascular permeability factor is causative in Crow – Fukase (POEMS) syndrome. Muscle Nerve, 1998,21:1390 – 1397.

19. 张亚飞,聂青和. 丙型肝炎病毒相关性冷球蛋白血症. 实用肝脏病杂志,2006,9(1):56 – 58.

20. 王兰兰,许化溪. 临床免疫学检验. 第5版. 北京:人民卫生出版社,2012:307.

21. 王吉耀,廖二元. 内科学. 第2版. 北京:人民卫生出版社,2012:621 – 622.

22. Sipe J D,Benson MD,Buxbaum JN,et al. Amyloid fibril protein nomenclature:2012 recommendations from the Nomenclature Committee of the International Society of Amyloidosis. Amyloid, 2012,19(4):167 – 170.

23. Kyle RA,Remstein ED,Therneau TM,et al. Clinical course and prognosis of smoldering multiple myeloma. N Eng J Med,2007,356:2582 – 2590.

24. Morabito F,Gentile M,Mazzone C,et al. Therapeutic approaches for newly diagnosed multiple myeloma patients in era of novel drugs. Eur J Haematol,2010,85:181 – 191.

25. Engelhardt M,Kleber M,Udi J,et al. Consensus statement from European experts on the

diagnosis,management and treatment of multiple myeloma:from standard therapy to novel approaches. Leuk Lymphoma,2010,51:1424 – 1443.

26. 李媛媛,黄淑华. 多发性骨髓瘤实验室诊断的临床应用. 中国实用医刊,2013,40(3):21 – 22.

27. Ansell SM,Kyle RA,Reeder CB,et al. Diagnosis and management of Waldenstrom macroglobulinemia:Mayo stratification of macroglobuinemia and risk – adapted therapy guidelines. Mayo Clin Proc,2010,85:824 – 833.

28. 潘露. Waldenstrom 巨球蛋白血症临床诊断特点. 医学检验与临床,2012,23(2):56 – 59.

29. Dietlind L,Roedler W,Kyle RA. Heavy – Chain Disease. Neoplastic Diseases of the Blood,2013:701 – 728.

30. 侯健,张春阳. 重链病的诊断与治疗. 中国实用内科杂志,2007,27(19):1499 – 1502.

31. 张之南,杨天楹,郝玉书. 血液病学. 北京:人民卫生出版社,2005.

32. Goldman,Bennett. 希氏内科学. 第 21 版. 王贤才,主译. 西安:世界图书出版社,2003.

33. 林铮,林鹏飞,黄云生. 轻链病 1 例报告. 福建医药杂志,1991,3(5):65.

第七章

自身免疫病

自身免疫病是机体免疫系统对自身成分发生免疫应答而导致自身组织器官损伤或功能障碍的疾病状态,这些疾病患者体内有针对自身组织器官、细胞及细胞内成分的自身抗体或致敏 T 细胞,通过检测这些自身抗体或致敏 T 细胞等帮助临床诊断自身免疫病。

第一节　类风湿关节炎

一、概述

类风湿关节炎(rheumatoid arthritis,RA)是以对称性多关节炎为主要临床表现的异质性、系统性自身免疫病。RA 发生于任何年龄,80% 可发病于 35 ~ 50 岁。我国 RA 的患病率略低于世界平均水平,为 0.32% ~ 0.36%。

(一)病因及发病机制

本病病因研究迄今尚无定论,患者 1 级亲属中患病的风险较普通人群高 1.5 倍。孪生子研究结果显示,与 RA 相关的各种因素中,遗传因素占 50% ~ 60%。与发病相关的易感基因包括 HLA - DR、PADI 4 和 PTPN 22 等。其发病机制仍不清楚。

(二)病理表现

本病的主要病理改变为滑膜炎,表现为滑膜增生和炎性细胞浸润,滑膜改变可分为炎症期、血管翳形成期和纤维化期。血管翳形成是 RA 滑膜的重要病理特征,在 RA 软骨和骨破坏过程中发挥重要作用。关节外表现的主要病理基础为血管炎。类风湿结节是其特征性表现,结节中心为类纤维素样坏死组织,周围有"栅状"排列的组织细胞、成纤维细胞及巨噬细胞等。

（三）临床表现

RA 的临床表现多样，多数为缓慢隐匿起病，少数急性起病，发作与缓解交替出现。

1. 关节表现　受累关节常表现为对称性、持续性关节肿胀和疼痛，常伴有晨僵，以近端指间关节、掌指关节、腕、肘和足趾关节最为多见；同时，颈椎、颞颌关节、胸锁和肩锁关节也可受累。中、晚期的患者可出现手指的"天鹅颈"及"纽扣花"样畸形，关节强直和掌指关节半脱位，表现掌指关节向尺侧偏斜。

2. 关节外表现　①类风湿结节：多见于关节突起部位及经常受压处，无明显压痛，不易活动；②血管炎：可影响各类血管，以中、小动脉受累多见，可表现为指端坏疽、皮肤溃疡、外周神经病变、巩膜炎等；③心脏：心包炎、非特异性心瓣膜炎、心肌炎；④胸膜和肺：胸膜炎、肺间质纤维化、肺类风湿结节、肺动脉高压；⑤肾：膜性及系膜增生性肾小球肾炎、间质性肾炎、局灶性肾小球硬化、IgA 肾病及淀粉样变性等；⑥神经系统：感觉型周围神经病、混合型周围神经病，多发性单神经炎及嵌压性周围神经病；⑦造血系统：可出现正细胞正色素性贫血，疾病活动期血小板升高。患者的贫血程度通常和病情活动度相关，尤其是和关节的炎症程度相关。RA 患者伴有脾大、中性粒细胞减少，甚至出现贫血和血小板减少，称为 Felty 综合征。

（四）实验室检查

1. 血常规　约 30% 的 RA 患者合并贫血，多为正细胞正色素性贫血。病情活动期血小板升高。少数情况下有白细胞降低，也可血小板减少，如 Felty 综合征。

2. 炎性标志物　ESR 和 CRP 常升高，并且和疾病的活动度相关。

3. 自身抗体　自身抗体的检测对 RA 的诊断、判断预后有重要的意义，新的 RA 指南中越来越重视自身抗体对 RA 的诊断价值，尤其是抗 CCP 抗体。RA 新的抗体不断被发现，其中有些抗体诊断的特异性较 RF 明显提高，且可在疾病早期出现，如抗 CCP 抗体，抗核周因子（APF）抗体、抗角蛋白抗体（AKA）以及抗 Sa 抗体等。

（1）类风湿因子：在常规临床工作中主要检测 IgM 型 RF，约 70% 的 RA 患者血清中升高，其滴度与本病的活动性和严重性相关。但 RF 并非 RA 的特异性抗体，甚至在 5% 的健康人群也可以出现低滴度的 RF，因此，RF 阳性者必须结合临床表现，才能诊断本病。

（2）抗瓜氨酸化蛋白抗体谱：有 APF、AKA、AFA 和抗 CCP 抗体。对于血清 RF 阴性、临床症状不典型的 RA 早期患者，这些抗体有助于 RA 的早期诊断。

由于它们的表位都含有瓜氨酸,可能在 RA 的发病及发展中起作用。

4. 免疫复合物和补体 70% 患者血清中出现各种类型的免疫复合物,尤其是活动期和 RF 阳性患者。在急性期和活动期,患者血清补体均有升高,只有少数有血管炎患者出现低补体血症。

(五)影像学检查

1. X 线检查 早期 X 线表现为关节周围软组织肿胀及关节附近骨质疏松,随着病情的进展可出现关节面破坏、关节间隙狭窄、关节融合或脱位。

2. 磁共振成像(MRI) 磁共振成像在显示关节病变方面优于 X 线检查,有益于类风湿关节炎的早期诊断,近年已越来越多地应用到类风湿关节炎的诊断中。

3. 超声 高频超声能清晰显示关节腔、关节滑膜、滑囊、关节腔积液、关节软骨厚度及形态等,彩色多普勒血流显像(CDFI)和彩色多普勒能量图(CDE)能直观地检测关节组织内血流的分布,反映滑膜增生的情况,并具有很高的敏感性。超声检查还可以动态判断关节积液量的多少和距体表的距离,用以指导关节穿刺及治疗。

二、临床思路

(一)诊断标准

迄今为止,国际上已经先后制定了多个 RA 诊断和分类标准。目前临床广泛应用的是 1987 年美国风湿病协会(ACR)制定的 RA 分类标准。

(1)关节内或周围晨僵持续至少 1 小时。

(2)至少同时有 3 个关节区软组织肿胀或积液。

(3)腕、掌指、近端指间关节区中,至少 1 个关节区肿胀。

(4)对称性关节炎。

(5)有类风湿结节。

(6)血清 RF 阳性(所用方法正常人群中不超过 5% 阳性)。

(7)X 线片改变(至少有骨质疏松和关节间隙狭窄)。

符合以上 7 项中 4 项者可诊断为 RA(第一至第四项病程至少持续 6 周)。

为了更早期的诊断 RA,2010 年美国风湿病协会/欧洲抗风湿联盟制定了新的类风湿关节炎分类标准(表 7 - 1)。

表 7 - 1　2010 年美国风湿病协会/欧洲抗风湿联盟制定的类风湿关节炎分类标准

指标		分值(分)
受累关节数(个)		(0~5)
1	中大关节	0
2~10	中大关节	1
1~3	小关节	2
4~10	小关节	3
>10	至少一个为小关节	5
血清学抗体检测		(0~3)
RF 或抗 CCP 均阴性		0
RF 或抗 CCP 至少一项低滴度阳性		2
RF 或抗 CCP 至少一项高滴度阳性		3
滑膜炎持续时间		(0~1)
<6 周		0
≥6 周		1
急性期反应物		(0~1)
CRP 或 ESR 均正常		0
CRP 或 ESR 增高		1

注:6 分或以上并除外其他疾病考虑诊断 RA。

(二) 实验室指标的检测流程(图 7 - 1)

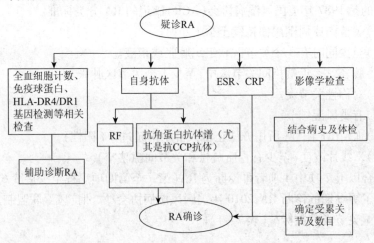

图 7 - 1　类风湿关节炎的检测流程

（三）临床监测

对于已确诊的 RA 患者,临床治疗中应定期监测全血细胞计数、ESR、CRP、RF 等,其水平的变化往往与疾病活动性变化相关。此外,RF 滴度越高,关节侵蚀的发生率往往越高,抗 CCP 抗体阳性 RA 患者易发生严重的关节骨质破坏,因此,联合检测二者对 RA 的预后判断有重要的意义。

现已发现抗 CCP 抗体出现阳性时间明显早于 RA 确诊时间,抗 CCP 抗体在 RA 的诊断中有预警价值,因此,对于抗 CCP 抗体等 RA 特异性自身抗体升高而尚未确诊 RA 的患者,应密切随访,以便达到早诊断、早治疗的目的。

三、病例分析

患者,女性,45 岁。半年前逐渐出现双手近指关节、掌指关节、腕关节肿痛,伴晨僵,活动约 1 小时可略缓解。无发热、口腔溃疡,无皮疹、无胸闷心悸等症状。ESR 87mm/h(女性 0～20mm/h),CRP 10.8mg/L,RF 102IU/ml(0～20IU/ml),抗 CCP 抗体 450IU/ml(≤25IU/ml),抗核抗体阴性。诊断为类风湿关节炎。

（林志国　梅轶芳）

第二节　系统性红斑狼疮

一、概述

系统性红斑狼疮(systemic lupus erythematosus,SLE),是一种累及多系统的自身免疫性疾病。本病在我国发病率为(0.7～1)/1000,西方国家发病率约为 1/2000,育龄期女性为高发人群。多种机制可以导致 SLE 患者的自身免疫耐受缺失和器官功能受损,包括遗传因素、环境因素、性激素水平及某些药物的应用等。SLE 患者临床表现多样,早期症状往往不典型,其中全身症状多以低热、乏力等出现,主要受累的靶器官包括肾脏、神经精神系统、血液系统及皮肤黏膜等,患者体内可以出现以 ANA 为代表的多种自身抗体。SLE 的诊断目前多依据美国风湿病学会(ACR)1997 年修订的标准,SLE 病情呈急性发作与缓解相交替,近年来,由于激素及免疫抑制剂等治疗手段的规范性应用,该病的整体生存率较前明显升高,5 年生存率可以达到 70%。

二、临床思路

(一)诊断标准

美国风湿病学会(ACR)1997年推荐的系统性红斑狼疮诊断标准如下。

1. 颊部红斑　扁平或高起,在两颧突出部位固定红斑。

2. 盘状红斑　片状高超皮肤的红斑,黏附有角质脱屑和毛囊栓,陈旧性病变可发生萎缩性瘢痕。

3. 光过敏　对日光有明显的反应,引起皮疹,从病史中得知或医生观察到。

4. 口腔溃疡　经医生观察到的口腔或鼻咽部溃疡,一般为无痛性。

5. 关节炎　非侵蚀性关节炎,累及两个或更多的外周关节,有压痛,肿胀或积液。

6. 浆膜炎　胸膜炎或心包炎。

7. 肾脏病变　尿蛋白≥0.5g/24h 或 + + +,或管型(红细胞,血红蛋白,颗粒管型或混合管型)。

8. 神经病变　癫痫发作或精神病,除外药物或已知的代谢紊乱。

9. 血液学疾病　溶血性贫血或白细胞减少,或淋巴细胞减少,或血小板减少。

10. 免疫学异常　抗 dsDNA 抗体阳性,或抗 Sm 抗体阳性,或抗磷脂抗体阳性(包括抗心磷脂抗体,或狼疮抗凝物,或至少持续 6 个月的梅毒血清试验假阳性,三者中具备一项阳性)。

11. 抗核抗体　在任何时间和未用药物诱发"药物性狼疮"的情况下,ANA异常。

该诊断标准的11项中,符合4项或4项以上者,在除外感染、肿瘤和其他结缔组织病后,可诊断系统性红斑狼疮。

(二)实验室指标的检测流程(图7−2)

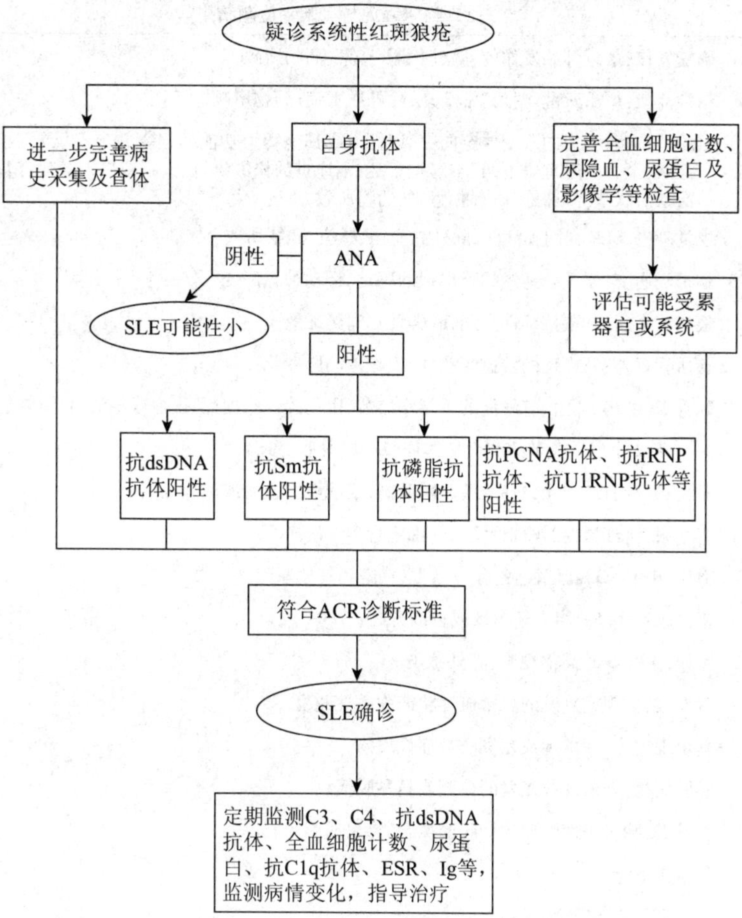

图7−2　系统性红斑狼疮的检测流程

(三)临床监测

1. 病情的活动评估　目前对于 SLE 的疾病活动性评估有多个评分体系,在临床上常用的是 SLEDAI 评分系统(表7−2),包括 SLE 患者临床症状及各种实验室检查项目,尤其是新近出现的症状,均可能提示疾病的活动。

表7－2　系统性红斑狼疮 SLEDAI 评分系统

积分	临床表现与实验室检测结果
8	癫痫发作:最近开始发作的,除外代谢、感染、药物所致
8	精神症状:严重紊乱干扰正常活动,除外尿毒症、药物影响
8	器质性脑病:智力的改变伴定向力、记忆力或其他智力功能的损害并出现反复不定的临床症状,至少同时有以下两项:感觉紊乱、不连贯的松散语言、失眠或白天瞌睡、精神运动性活动活跃或降低,除外代谢、感染、药物所致
8	视觉障碍:SLE 视网膜病变,除外高血压、感染、药物所致
8	脑神经病变:累及脑神经的新出现的感觉、运动神经病变
8	狼疮性头痛:严重持续性头痛,麻醉性止痛药无效
8	脑血管意外:新出现的脑血管意外,应除外动脉硬化
8	脉管炎:溃疡、坏疽、有触痛的手指小结节、甲周碎片状梗死、出血或经活检、血管造影证实
4	关节炎:2 个以上关节痛和炎性体征(压痛、肿胀、渗出)
4	肌炎:近端肌痛或无力伴肌酸激酶升高,或肌电图改变或活检证实
4	管型尿:血红蛋白、颗粒管型或红细胞管型
4	血尿:RBC >5/高倍视野,除外结石、感染和其他原因
4	蛋白尿:>0.5g/24h,新出现或近期升高
4	脓尿:WBC >5/高倍视野,除外感染
2	脱发:新出现或复发的异常斑片状或弥散性脱发
2	新出现皮疹:新出现或复发的炎症性皮疹
2	黏膜溃疡:新出现或复发的口腔或鼻黏膜溃疡
2	胸膜炎:胸膜炎性胸痛伴胸膜摩擦音、渗出或胸膜肥厚
2	C3、C4 下降
2	抗 dsDNA 抗体升高
1	发热:体温大于或等于38℃,排除感染原因
1	血小板减少:$<100 \times 10^9/L$
1	白细胞减少:$<3.0 \times 10^9/L$,排除药物原因

注:SLEDAI 评分对 SLE 病情的判断为 0~4 分为基本无活动,5~9 分为轻度活动,10~14 分为中度活动,≥15 分为重度活动。

　　上表的实验室检查项目中,抗 dsDNA 抗体及 C3、C4 水平的检测较为常用,对于评价病情活动及监测治疗效果方面应用价值较好,如当病情由活动期进入缓解期后,抗 dsDNA 抗体滴度可较前下降甚至转阴,而 C3、C4 水平则可上升。

　　2. 常规项目组合　由于在 SLE 患者血清中可出现多种自身抗体,对 SLE

初筛患者和随访患者应有针对性的选择常规项目组合(表7-3)。

表7-3　SLE初筛患者和随访患者的项目组合

SLE初筛患者	SLE随访患者
血常规	血常规
ESR	ESR
尿常规	尿常规
24小时尿蛋白定量	24小时尿蛋白定量
肾功能	肾功能
补体、免疫球蛋白	补体、免疫球蛋白
ANA,抗dsDNA抗体,抗ENA抗体谱	抗dsDNA抗体
抗磷脂抗体	

(四) 自身抗体检测在系统性红斑狼疮诊断中的价值

有研究显示,一些自身抗体(如ANA、抗SS-A/Ro抗体、抗SS-B/La抗体、抗磷脂抗体)在SLE确诊前几年时间内就已经出现阳性,而另外一些抗体(抗Sm抗体、抗rRNP抗体)则仅在SLE确诊前几个月出现阳性,抗dsDNA抗体出现时间介于上述两类抗体之间。虽然ANA、抗SS-A/Ro抗体、抗SS-B/La抗体、抗磷脂抗体在SLE确诊前出现时间较早,但是这些抗体往往在正常人及其他疾病中也可以出现阳性,因此对于SLE患者诊断的特异性并不高。而抗Sm抗体、抗rRNP抗体及抗dsDNA抗体虽然在SLE确诊前出现时间相对较晚,但此三种自身抗体往往仅出现于SLE患者血清中,而较少见于正常人及其他自身免疫病患者,因此针对SLE的特异性较高。然而,对于无任何临床表现同时有SLE特异性自身抗体阳性者是否需要提前干预治疗,目前尚无定论。

由于自身抗体的检测对SLE的诊疗具有极其重要的价值,表7-4对临床中常用的自身抗体检测项目进行归纳。

表7-4　系统性红斑狼疮患者部分自身抗体的作用

诊断价值	活动性监测	器官受累	预后作用	预警价值
ANA	抗dsDNA抗体	抗dsDNA抗体	抗dsDNA抗体	ANA
抗dsDNA抗体	AnuA	抗Sm抗体		抗dsDNA抗体
抗Sm抗体		抗SS-A抗体		抗Sm抗体
AnuA		抗SS-B抗体		抗SS-A抗体
PCNA		AnuA		抗SS-B抗体
		抗C1q抗体		APLA
				抗RNP抗体

三、病例分析

患者,女性,32岁。因"黄疸、贫血7天"入院。查体:巩膜和皮肤黄染,脾肋下可触及,其他无明显阳性体征。实验室检查,Hb 45g/L,网织红细胞计数百分比5%,尿蛋白(+++),血清总胆红素230μmol/L,直接胆红素37μmol/L,骨髓红系明显增生,抗人球蛋白试验阳性,ANA 1∶1280,抗Sm抗体阳性。

【点评】 患者溶血性贫血诊断明确,出现了高滴度的ANA,且抗Sm抗体是系统性红斑狼疮所特有,结合患者出现血液系统异常,肾脏累及,满足SLE的诊断标准,考虑系统性红斑狼疮诊断成立。

(柏明见 于 峰)

第三节 自身免疫性肝病

一、概述

自身免疫性肝病是一组由自身免疫功能异常导致的肝脏慢性进行性病变。突出特点是血清中存在多种自身抗体,本病包括自身免疫性肝炎(autoimmune hepatitis,AIH)、原发性胆汁性肝硬化(primary biliary cirrhosis,PBC)、原发性硬化性胆管炎(primary sclerosing cholangitis,PSC)。

• 自身免疫性肝炎

AIH是由自身免疫反应介导的,以高丙种球蛋白血症和多种器官的特异性及非特异性自身抗体产生为特征的肝脏炎症性病变。组织病理学上以汇管区大量淋巴细胞和浆细胞浸润并向周围肝实质侵入,形成界板炎症为其典型特征。

1. 病因及发病机制 本病病因尚未明确,目前遗传易感性被认为是主要病因,而病毒、药物及酒精被认为是在遗传易感基础上的促发因素。发病机制方面至今也仍不清楚,在多年实验研究基础上,形成一些假说,认为患者对本病的发生存在遗传因素,对自身免疫反应的调控失常,在一些诱发因素的启动下引发此病。例如,表达在肝细胞表面的肝特异性膜蛋白——去唾液酸糖蛋白受体

(ASGP - R)以及微粒体细胞色素 P450 2D6(CYP2D6)目前被认为是相对较明确的诱发 AIH 的抗原;位于 HLA - Ⅱ类分子 DR β 多肽链第 67 ~ 72 位氨基酸序列,尤其是第 71 位氨基酸与 AIH 的抗原呈递及激发的免疫反应密切相关。

2. 临床表现 AIH 多慢性起病(70%),主要表现为乏力,常伴有食欲缺乏及不同程度黄疸等,肝大较常见,其中半数患者表现为脾大。若患者合并甲状腺炎、炎症性肠病、类风湿关节炎等肝外自身免疫性疾病时,多提示疾病处于活动期。

根据 AIH 的自身免疫性抗体检查结果,结合临床情况,将 AIH 分为 3 型。

(1)Ⅰ型 AIH:本型较常见,在 AIH 中约占 80%,女性多见,起病较缓慢。血清中以 ANA 和 SMA 阳性为特征,在 AIH 患者中 SMA 检出率可达 90%,高滴度 SMA(1∶>1000)对诊断 AIH 的特异性几乎达 100%(IgG 类),此外 pANCA 及抗肌动蛋白(actin)抗体也可阳性。

(2)Ⅱ型 AIH:本型较少见,主要分布于欧洲和南美洲。血清中抗 LKM - 1 抗体和抗 LC 抗体阳性较常见,其中抗 LKM - 1 阳性率可达 90%。抗 LC 抗体多见于 20 岁以下患者,大于 40 岁患者少见,其抗体水平与Ⅱ型 AIH 患者疾病活动性密切相关,常与抗 LKM - 1 抗体同时存在,但特异性优于抗 LKM - 1 抗体。此型易伴随肝外自身免疫病,预后较Ⅰ型 AIH 差。由于此型患者 HCV 感染率高,可将其进一步分为两个亚型,Ⅱa 型为 HCV 抗体和 HCV RNA 阴性,多见于女性 HLA - DR3 阳性者,起病年龄小;Ⅱb 型为 HCV 抗体和 HCV RNA 阳性,多见于男性,起病年龄偏大,约 70% 患者可检测到 HCV 特定 GOR 抗原。

(3)Ⅲ型 AIH:患者血清中抗 SLA 抗体阳性是本型特征性抗体,虽然该抗体阳性率仅为 30%,但阳性预测值几乎为 100%,可同时可伴 ANA、SMA 和 AMA 阳性,但无抗 LKM - 1 抗体阳性。此型少见,以女性为主。

此外 AIH 患者血清中可见多克隆免疫球蛋白明显升高,以 IgG 升高最为明显。AST/ALT 水平一般较胆红素和 ALP 升高更明显。

AIH 多数患者的自发缓解率低,但经糖皮质激素及免疫抑制剂诱导缓解后可长期保持良好生活质量。10 年生存率在 90% 以上。

大多数情况根据临床表现结合血清转氨酶和 γ - 球蛋白水平、自身抗体及组织学特征,并排除其他原因的肝病,诊断 AIH 并不难,但对于不典型病例需依据国际 AIH 协作建立并经过多次修改的评分表系统(表 7 - 5)。

表7-5 自身免疫性肝炎的诊断评分系统

指标	评分	指标	评分
性别		酒精摄入量	
女性	+2	<25g/d	+2
ALP/AST(或 ALT)比值		>60g/d	-2
>3	-2	伴随其他非肝免疫病	+2
<1.5	+2	其他自身抗体	+2
γ-球蛋白或 IgG(大于正常值上限倍数)		组织学特征	
>2.0	+3	界板性肝炎	+3
1.5~2.0	+2	浆细胞浸润	+1
1.0~1.5	+1	玫瑰花结	+1
<1.0	0	无以上情况	-5
ANA、SMA、anti-LMK-1 滴度		胆管改变	-3
>1:80	+3	非典型特征	-3
1:80	+2	HLA	
1:40	+1	DR3 或 DR4	+1
<1:40	0	对治疗的反应	
AMA 阳性	-4	完全缓解	+2
病毒感染活动性标志物		缓解后复发	+3
阳性	-3	治疗前	
阴性	+3	确定 AIH	>15
肝毒性药物服用史		可能 AIH	10~15
有	-4	治疗后	
无	+1	确定 AIH	>17
		可能 AIH	12~17

● 原发性胆汁性肝硬化

PBC 是肝内中小胆管慢性进行性非化脓性炎症导致的慢性胆汁淤积性疾病。

1. 病因及发病机制　本病病因及发病机制尚未明确。目前认为主要是在遗传、感染及环境等多种因素的作用下,胆管上皮细胞异常表达高水平丙酮酸脱氢酶复合物 E2(PDC‒E2,是 AMA 主要的靶抗原)和 HLA‒Ⅰ、HLA‒Ⅱ类抗原并启动抗原呈递功能,激活 CD4$^+$、CD8$^+$ T 细胞,进而介导一系列针对胆管上皮细胞的特异性免疫病理损伤。

2. 临床表现　乏力和瘙痒是 PBC 比较突出的临床症状,部分患者可能出现右上腹不适。78% 以上的患者可出现乏力,通常与疾病严重程度与病理分期不呈正相关,但严重乏力影响患者的生活质量及生存率。PBC 患者一旦发生瘙痒,常预示疾病呈进行性加重。体检可见皮肤黄染、色素沉着、黄疸等表现,长期肝内胆汁淤积可以出现肝大、脾大等体征。与其他慢性肝病相比,PBC 更易进展为门脉高压。

3. 实验室检查　患者血清中可检测到 ANA、SMA、AMA、抗 Sp100 抗体、抗 gp210 抗体等,其中以 AMA 最为重要,是本病特征性改变,此抗体出现早、滴度高。在 AMA 中,以 AMA‒M2 型最具特异性,90% ~95% 的 PBC 患者可检测到 AMA‒M2,滴度 1∶>100 可确定为阳性;AMA‒M4 型在 PBC 患者中阳性率为 55%,多见于活动期、晚期患者,常与 AMA‒M2 型同时阳性,该抗体可能是疾病恶化的风险指标。抗 gp120 抗体被一致认为是 PBC 的高度特异性抗体。抗 gp210 抗体的存在及抗体滴度一般不随患者诊断的时间及临床过程而变化,但抗体阳性与阴性患者的预后有显著性差异,抗体阳性提示患者预后不良,抗 gp210 抗体可作为 PBC 患者的预后指标。抗 Sp100 抗体对 PBC 诊断的特异性为 97%,敏感性为 10% ~30%,其在 AMA 阳性的 PBC 患者中的阳性率为 60%,在 AMA 阴性的 PBC 患者中的阳性率仅为 20%,该抗体对 AMA 阴性的 PBC 患者的诊断具有重要价值。

PBC 患者胆红素一般呈轻、中度升高,以结合胆红素为主,若进行性升高提示预后不良;ALP 和 γ‒GT 的升高,早于胆红素的升高,超过正常值 5 倍以上,对诊断有重要意义;ALT/AST 比值一般不超过 5。PBC 患者血清中 IgM 往往明显升高。

● 原发性硬化性胆管炎

PSC 是以肝内、外胆道系统广泛炎症和纤维化至胆管的管腔进行性狭窄为特征的慢性胆汁淤积性疾病。胆管周围纤维化及小胆管丧失是其组织学特征。

1. 病因及发病机制　本病病因及发病机制尚不明确,遗传及免疫因素目前被认为是主要发病因素。研究表明 PSC 一级亲属中本病的发病率增加 100 倍,该现象提示 PSC 的发生与遗传因素密切相关。同时 PSC 常合并溃疡性结肠炎等其他自身免疫病,另外胆管周围 CD4$^+$T 淋巴细胞浸润的现象,也说明免疫介导的病理损伤是本病的重要发病机制。

2. 临床表现　乏力和瘙痒是 PSC 患者的主要症状,占 60% 以上,其次是黄疸和消瘦,发热和上腹痛是合并细菌性胆管炎的表现。PSC 可并发维生素缺乏、脂肪泻、代谢性骨病等全身并发症及胆结石、胆管梗阻性狭窄、细菌性胆管炎、胆管上皮癌等局部并发症。此外,还可伴随炎症性肠病、胰腺炎、自身免疫性甲状腺炎等多种自身免疫病。

3. 实验室检查　约 97% 的患者血清中存在 1 个或更多的自身抗体,如 AMA(阳性率约 35%)、ANA(阳性率约 6%)、SMA(阳性率约 1%)、ANCA(阳性率 40% ~77%),其中自身抗体 pANCA 虽然对 PSC 的诊断具有重要意义,但因其也可见于 PBC、AIH 以及溃疡性结肠炎患者,故特异性较低。pANCA 与 ANA、SMA 共同出现时更具诊断意义。

约 95% 的患者血清中 ALP >3 × 正常值上限(ULN),AST/ALT 比值通常小于 5。胆红素水平通常上下波动,持续升高时常提示疾病进展。血清 IgG、IgM 可升高。

● 重叠综合征

主要是 AIH 与 PBC、PSC 的重叠。

1. AMA 阳性 AIH　指血清 AMA 阳性,但肝组织病理学检查显示 AIH 的病理特征。本型对免疫抑制剂治疗反应好,不发展为 PSC。

2. 自身免疫性胆管炎　又称 AMA 阴性 PBC,是指血清 AMA 阴性,但有类似 AIH 的自身抗体,肝组织学检查显示胆管异常的病理特征。此型对免疫抑制剂治疗反应差。

3. AIH/PBC 重叠综合征　是指血清 AMA 阳性,肝组织病理学检查既可有 PBC 表现也可有 AIH 表现。

4. AIH/PSC 重叠综合征　是指血清可检测到类似 AIH 的自身抗体,但肝组织学检查以及胆管造影符合 PSC 的特征。

二、临床思路

(一)实验室指标的检测流程

对一些长期肝功能异常、免疫球蛋白增高(尤其对免疫抑制剂疗法有效)的慢性肝病患者应进行自身免疫性肝病的实验室检查(图 7-3)。

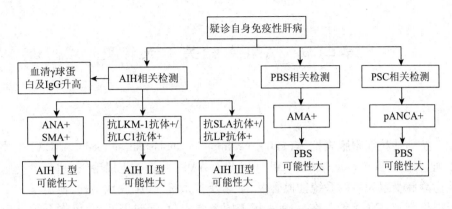

图7-3　自身免疫性肝病的检测流程

(二)临床监测

(1)抗LC1抗体与Ⅱ型AIH的疾病活动性具有相关性,监测其血清变化规律有助于评价病情及指导治疗。

(2)对于PBC患者的一级女性亲属应进行ALP水平的动态观察,并要定期监测AMA水平,以便早期诊断。

(3)PSC疾病进展率高,高水平胆红素、ALP等均是预后不良的影响因素。

三、病例分析

患者,女性,45岁。因"皮肤黄染4月余"入院。4个月前,患者发现皮肤及巩膜黄染,伴尿色发黄、乏力和腹胀。无饮酒史,近期无服药史。入院查体:全身皮肤及巩膜黄染,双下肢有凹陷性水肿,腹软,肝脾肋下未触及。化验结果:生化 ALT 138IU/L(<40IU/L)、AST 503IU/L(<45IU/L)、TBIL 135.7μmol/L(1.7~20μmol/L)、DBIL72.9μmol/L(0~6μmol/L);甲型肝炎、乙型肝炎、丙型肝炎、戊型肝炎、人类疱疹病毒、巨细胞病毒(CMV)血清学标志物阴性;凝血酶原活动度(PTA)36%;ANA滴度为1:1000,SMA滴度为1:1000,AMA(-)。初步诊断:自身免疫性肝炎。

【点评】　患者以皮肤黄染、乏力、腹胀等为临床表现,辅助检查示肝酶升高,间接胆红素及直接胆红素均增高,SMA、ANA滴度升高,考虑诊断为自身免疫性肝炎。患者病毒血清学标志物均阴性,考虑病毒型肝炎可能性不大;患者无饮酒史、近期无服药史,考虑酒精性肝炎及药物性肝炎可能性不大;必要时可完善肝穿刺活检病理检查以明确。

(崔婵娟　李俊霞)

第四节 ANCA 相关小血管炎

一、概述

抗中性粒细胞胞浆抗体(anti - neutrophil cytoplasmic antibody,ANCA)相关小血管炎(ANCA associated small vasculitis,AASV),是一组以毛细血管、微动脉及微静脉受累为主的系统性血管炎,常累及多系统,临床表现多样,血清学中多可以检测到 ANCA 的存在。1994 年美国教堂山(Chapel Hill)会议将系统性血管炎分为三类,包括大血管炎、中血管炎和小血管炎,AASV 属于小血管炎的亚类,主要包括三种类型,显微镜下多血管炎(microscopic polyangiitis,MPA)、韦格纳肉芽肿病(Wegener's granulomatosis,WG)及变应性肉芽肿性血管炎(churg - strauss syndrome,CSS),2012 年 Chapel Hill 会议再次更新以上系统,将 WG 改称为肉芽肿性多血管炎(granulomatosis with polyangiitis,GPA),将 CSS 改称为嗜酸性粒细胞性肉芽肿性多血管炎(EGPA)。

(一)流行病学

AASV 是西方国家常见的自身免疫病之一,欧洲年发病率 GPA 5 ~ 10/100 万,MPA 6 ~ 8/100 万,EGPA 1 ~ 3/100 万。近年来,我国本病发病呈逐渐增加趋势,这主要是与国内医生对此病认识的提高有关,但由于许多患者常以发热、乏力、肌肉疼痛等非特异症状作为首发表现,故临床工作中仍存在较多漏诊现象,需要引起重视。我国 AASV 患者以 MPA 为主,约占80%,GPA 约占20%,而 EGPA 则相对少见。其中 MPA 患者多见于老年人,部分患者在确诊时已经发展为肺间质纤维化,肾脏病变常为新旧病变夹杂存在,故影响患者的长期预后。AASV 在男性发病率略高于女性,可见从儿童到老年人的任何年龄阶段,老年AASV 患者预后差,发病时的年龄、肾损害程度和继发肺部感染是患者死亡的独立危险因素。我国 AASV 患者血清中的 ANCA 多为 pANCA 及抗髓过氧化物酶(MPO)抗体阳性。

(二)病因及发病机制

AASV 的发病病因主要包括遗传因素、环境因素、药物等因素,特别是 AN-CA 可能在其中起着较为重要的作用,动物实验发现,用小鼠 MPO 免疫 MPO 缺陷小鼠从而引起 MPO - 抗 MPO 抗体的免疫反应,之后将其抗 MPO 抗体或抗 MPO 阳性的脾细胞输注给 T/B 细胞免疫缺陷的 $Rag^{-/-}$ 小鼠,后者即可发生少免疫沉积性坏死性血管炎;体外实验也证实 ANCA 可以使经过预处理的中性粒细胞发生脱颗粒反应,产生大量具有致病活性的氧自由基及释放各种蛋白酶,从而进一步导致内皮细胞的损伤。

(三)临床表现

AASV 临床表现多样,可累及多个系统,可隐匿起病,也可急性发病,可有发热、乏力、体重下降等非特异性全身症状,亦可累及耳、鼻、喉、呼吸系统、肾脏、眼、皮肤、神经系统、消化系统及心血管系统等特异性器官。AASV 中的三类疾病(MPA、GPA 及 EGPA)临床表现有很多相似之处,但又各具特点(表7-6)。

表7-6 AASV 三种亚类的主要特点比较

	MPA	GPA	EGPA
好发年龄/岁	40~50	50~60	20~40
男女比例	2:1	2:1	大于1:1
典型临床表现	坏死性肾小球肾炎 肺毛细血管炎	上呼吸道、下呼吸道及肾 脏病变三联征	哮喘 嗜酸性粒细胞增多 系统性血管炎
嗜酸性粒细胞	可升高	正常	90%明显升高,大于 WBC 总数的10%
与 ANCA 关系	70% pANCA 阳性 MPO≫PR3	80% cANCA 阳性 PR3≫MPO	60% pANCA 阳性 MPO > PR3
病理特点	白细胞破碎性血管炎 无肉芽肿性炎症 肉芽肿性炎症	白细胞破碎性血管炎 上、下呼吸道坏死	嗜酸性粒细胞浸润 伴血管炎、肉芽肿 嗜酸性粒细胞性坏死

(四)实验室检查

实验室检查可见 WBC 增多、PLT 增多及贫血,血沉增快,CRP 升高,尿常规检查可见血尿、蛋白尿,血肌酐升高等。ANCA 的检测对于 AASV 的诊断、病情监测及预测复发提供了较大的帮助,当然组织病理学检查仍为确诊此病的金标准。

二、临床思路

(一)诊断标准

AASV 三种亚类疾病诊断标准各不相同,其中 MPA 目前尚无统一诊断标准,由于其既往曾归属于结节性多动脉炎(PAN),故 MPA 的诊断标准可参照PAN 的诊断。

美国风湿病学会1990年制定的PAN诊断标准如下,符合3条或以上可诊为PAN(包括MPA),敏感性与特异性分别为82.2%与86.6%。

1. 体重下降≥4kg　自发起病,体重下降≥4kg,除外饮食及其他因素。

2. 网状青斑　四肢或躯干的网状青斑。

3. 睾丸疼痛或触痛　睾丸疼痛或触痛,除外感染、创伤或其他原因。

4. 肌痛、无力或下肢压痛　弥漫性肌痛(除外肩胛和骨盆带),肌无力以及下肢肌肉压痛。

5. 单神经病或多神经病　出现单神经病、多发性单神经根炎或多神经病。

6. 舒张压>90mmHg　血压升高,舒张压>90mmHg。

7. BUN或Cr水平升高　BUN>40mg/dl或Cr>1.5mg/dl,除外脱水和(或)尿路梗阻等肾外因素。

8. 乙型病毒性肝炎　血清HBsAg或HBsAb阳性。

9. 动脉造影异常　动脉造影显示内脏动脉动脉瘤形成或血管阻塞,除外动脉粥样硬化或纤维肌性发育不良或其他非炎性因素。

10. 小到中等动脉活检见多形核细胞　血管壁组织学检查见粒细胞或粒细胞和单核细胞。

美国风湿病学会1990制定的WG的诊断标准如下,具备2项或2项以上者,可诊断为WG,敏感性与特异性分别为88.2%与92.0%。

1. 鼻或口腔炎症　逐渐加重的痛性或无痛性口腔溃疡,脓性或血性鼻分泌物。

2. 胸部影像学异常　胸片显示有结节、固定位置的肺浸润或空洞存在。

3. 尿沉渣异常　镜下血尿或尿沉渣中见红细胞管型。

4. 组织活检见肉芽肿改变　组织活检见动脉壁内、血管周围或血管外出现肉芽肿炎性改变。

美国风湿病学会1990制定的CCS的诊断标准如下,符合4项或4项以上者可诊断为CCS,敏感性和特异性分别为85.0%和99.7%。

1. 支气管哮喘　哮喘病史或呼气时出现弥漫性高调啰音。

2. 嗜酸性粒细胞增多　白细胞计数中嗜酸性粒细胞增多大于10%。

3. 单发或多发神经病变　由系统性血管炎所致单神经病变,多发单神经病变或多神经病变。

4. 非固定性肺浸润　由系统性血管炎所致胸片上迁移性或暂时性肺浸润。

5. 鼻窦炎　急性或慢性鼻窦疼痛或压痛史,或影像学检查见鼻窦不透光。

6. 血管外嗜酸性粒细胞浸润　病理示动脉、微动脉、静脉外有嗜酸性粒细胞浸润。

（二）实验室指标的检测流程（图7-4）

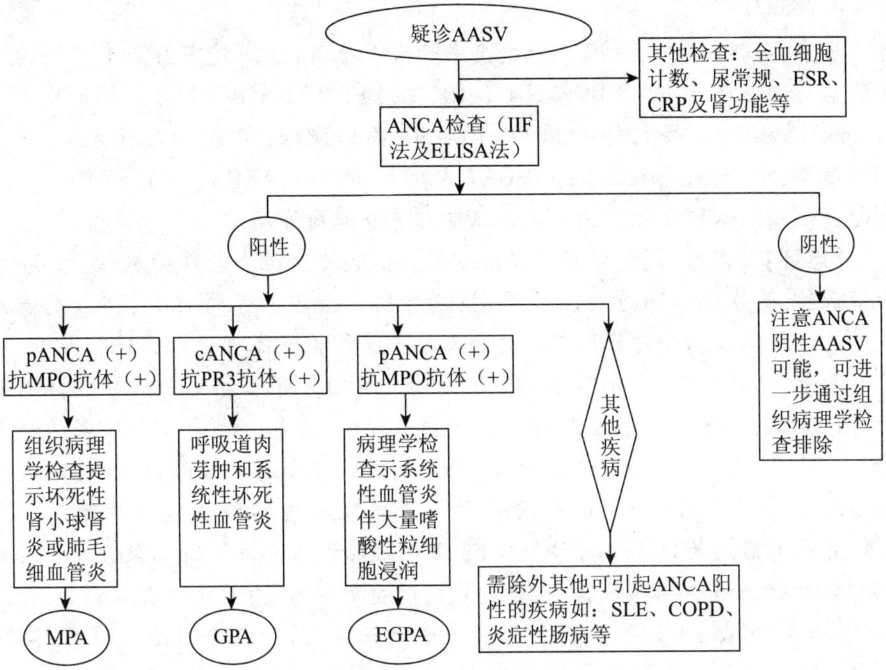

图7-4 ANCA相关小血管炎的诊断流程

（三）临床监测

AASV患者在急性期往往出现白细胞、血小板升高,ESR增快、CRP升高。

目前实验室对于ANCA的检测方法分为两种:间接免疫荧光法(IIF)及酶联免疫吸附试验(ELISA),大部分学者推荐应同时使用上述两种方法同时检测ANCA,若pANCA合并抗MPO抗体阳性或cANCA合并抗PR3抗体阳性,则二者分别用于诊断MPA及GPA的特异性均可达到99%。

关于ANCA对于判断病情的活动性和复发的价值目前还存在广泛争议,部分ANCA阳性的患者在疾病进入缓解期后ANCA滴度虽有下降,但仍然长期维持阳性。最近一项针对156名AASV患者的多中心前瞻性研究发现,ANCA水平的变化与病情缓解或复发无关。因此,目前认为,ANCA虽然是AASV的特异性诊断学指标,但单凭其水平的高低变化不足以判断疾病的活动性和进行治疗决策。

三、病例分析

患者,男性,61 岁,主因"咳嗽、痰中带血 1 个月,发现镜下血尿 1 周"入院。入院后检查,血常规:WBC $12.4 \times 10^9/L$,PLT $422 \times 10^9/L$,Hb 92g/L,ESR 110mm/h;尿常规:蛋白(+),RBC 70 ~ 80/高倍视野,变形 RBC 为主,伴少量 RBC 管型;Scr 301.7μmol/L;pANCA(+),抗 MPO - ANCA(+);CRP(+);B 型超声示双肾体积增大。胸片提示双侧肺泡及间质浸润。

【点评】 老年男性,临床多系统受累,包括:①肺脏。表现为咳嗽、咳痰、痰中带血丝,胸片提示肺泡及间质浸润;②肾脏。表现为急进性肾炎;③全身症状。包括发热、乏力、关节肌肉疼痛和体重下降。临床高度怀疑系统性疾病,由于该患者 pANCA 和抗 MPO 抗体同时阳性,因此 ANCA 相关小血管炎诊断明确。肾脏病理:符合少免疫沉积型坏死性新月体肾炎。故予以甲基强的松龙 500mg/次冲击 3 次,继之以强的松 40mg/d。4 周后逐渐减量,6 个月时减至 5mg/d,维持半年后停药;在应用激素 2 周后又加用环磷酰胺静脉滴注每月 0.8g,6 个月后改为每 3 个月注射 0.8g,2 年内累积剂量为 9.6g。激素冲击治疗 1 周后,咳嗽与咯血明显好转,复查胸片提示浸润影消失;激素冲击治疗 2 周后,Scr 下降至 160μmol/L 并于 2 个月后下降至正常;治疗 4 个月后 ANCA 转阴。目前病情稳定。

(柏明见 于 峰)

第五节 干燥综合征

一、概述

干燥综合征(Sjögren's syndrome,SS)是一种主要累及全身外分泌腺的慢性炎症性自身免疫病,主要侵犯唾液腺和泪腺,以淋巴细胞和浆细胞浸润为特征,腺体外系统(呼吸系统、消化系统、皮肤、关节等)亦可受累。

(一)流行病学

SS 最初于 1933 年由瑞典眼科医师 Henrik Sjögren 提出,主要表现为干燥性角结膜炎、口干燥症和类风湿关节炎三联征。1956 年 Block 等人将 SS 分为原发性及继发性两种。SS 发病率较高,其发病率仅次于类风湿关节炎。原发性干

燥综合征在我国人群的患病率为 0.3% ~0.7%,在老年人群中患病率为 3% ~
4%,女性患者明显多于男性,男女之比为 1∶9,女性患者最常见于 40 ~60 岁
之间。

(二)病因和发病机制

本病病因不清,目前考虑与以下因素有关,如遗传因素、病毒感染(EB 病
毒、HCV、HIV、CMV 等)、自身抗原的暴露、体内激素水平的异常等。发病机制
考虑为患者在多种因素联合作用下,机体的免疫功能出现异常,体液免疫异常
主要表现为 Ig 的增高及 SSA、SSB 等自身抗体的出现,细胞免疫异常主要表现
为 T、B 细胞的分化、成熟及功能异常,最终造成患者组织炎症性及破坏性病变。

(三)临床表现

多数患者病情呈缓慢进展,可累及多系统,表现复杂,主要有外分泌腺受累
及血管炎表现。全身症状主要包括乏力、低热、体重下降。口干、眼干、猖獗性
龋齿是其典型表现,亦可累及呼吸道、消化道、肾脏、小血管等。

(四)实验室检查

以下所述均为原发性干燥综合征患者的检查结果。在继发性干燥综合征
中,其他疾病的检查结果可能更具特异性,或者检查结果仅显示出其他疾病的
特点。

1. 一般检查 外周血全血细胞计数可见红细胞、白细胞和血小板减少,患
者可出现轻度的正色素性贫血,ESR 可升高,血清白蛋白可减低,外周血 T 细胞
减少,B 细胞增高等。

2. 免疫学检查

(1)高球蛋白血症:高球蛋白血症是本病的特点之一。90% 的 SS 患者白蛋
白减少和多克隆型球蛋白增高,三种主要免疫球蛋白皆可增高,以 IgG 最明显,
亦可有 IgA 和 IgM 增高。巨球蛋白或混合型冷球蛋白血症较少见,此类患者临
床常有高黏滞综合征。

(2)ANA:约2/3 的患者抗核抗体阳性(大多为颗粒型)。以抗 SS-A(Ro)和
抗 SS-B(La)抗体的阳性率最高,分别为 75% 和 52%。其中抗 SS-B 抗体的特异
性最高,仅出现于干燥综合征和 SLE 患者中,另外,抗 Ro 蛋白 52kD 部分的抗
体更常见于 SS 患者,而抗 Ro 蛋白 60kD 的抗体更常见于 SLE 患者,而且这两种
抗体在 SLE 患者中的阳性率和滴度常低于干燥综合征患者,所以可作为标记性
抗体。当两者均为阳性时,应首先考虑干燥综合征的可能。

(3)器官特异性抗体:抗唾液腺导管上皮细胞抗体的阳性率在原发性干燥
综合征患者中为 25%,在干燥综合征合并类风湿关节炎的患者中高达 70% ~

80%。抗甲状腺球蛋白抗体和抗胃壁细胞抗体阳性率各为30%,抗线粒体抗体和 Coombs 试验的阳性率各为10%。

(4)类风湿因子(RF):约3/4患者 RF 阳性,以 IgM 型 RF 为主。

(5)α-胞衬蛋白(α-FA):是 SS 患者血清中的一种新的自身抗体,可能与发病有关。IgG 型 α-胞衬蛋白抗体的敏感性为52%,特异性为96%,而 IgA 型 α-胞衬蛋白抗体有更高的敏感性和特异性。

(五)针对腺体的特殊检查

1. 唾液腺检查 主要包括唾液流量测定、腮腺造影、腮腺闪烁扫描和放射性核素测定、唇腺活检。

2. 泪腺检查 包括 Schirmer 试验(滤纸试验)、角膜染色试验、泪膜破碎时间测定(BUT 试验)、结膜活检。

针对上述腺体的病理活检,可见泪腺、腮腺、颌下腺等腺体内有大量的淋巴细胞浸润,以 B 细胞为主。

二、临床思路

(一)诊断标准

2002 年修订的干燥综合征国际诊断(分类)标准如下。

1 口腔症状 3 项中有 1 项或 1 项以上。

(1)每日感口干持续 3 个月以上。

(2)成年后腮腺反复或持续肿大。

(3)吞咽干性食物时需用水帮助。

2. 眼部症状 3 项中有 1 项或 1 项以上。

(1)每日感到不能忍受的眼干持续 3 个月以上。

(2)有反复的沙子进眼或沙磨感觉。

(3)每日需用人工泪液 3 次或 3 次以上。

3. 眼部体征 下述检查有 1 项或 1 项以上阳性。

(1)Schirmer 试验(+)(≤5mm/5min)。

(2)角膜染色(+)(≥4 分,van Bijsterveld 计分法)。

4. 组织学检查 下唇腺病理示淋巴细胞灶≥1(指 $4mm^2$ 组织内至少有 50 个淋巴细胞聚集于唇腺间质者为 1 灶)。

5. 涎腺受损 下述检查有 1 项或 1 项以上阳性。

(1)涎液流率(+)(≤1.5ml/15min)。

(2)腮腺造影(+)。

(3)涎腺同位素检查(+)。

6. 自身抗体 抗 SS-A 抗体或抗 SS-B 抗体(+)(双扩散法)。

干燥综合征的具体分类如下。

1. 原发性干燥综合征 无任何潜在疾病的情况下,有下述 2 条则可诊断。

(1)符合上文国际诊断(分类)标准中 4 条或 4 条以上,但必须含有条目 4(组织学检查)和(或)条目 6(自身抗体)。

(2)条目 3、4、5、6 中任 3 条阳性。

2. 继发性干燥综合征 患者有潜在的疾病(如任一结缔组织病),而符合上文国际诊断(分类)标准的 1 和 2 中任 1 条,同时符合条目 3、4、5 中任 2 条。

3. 必须除外 颈头面部放疗史,丙型肝炎病毒感染,艾滋病,淋巴瘤,结节病,格雷夫斯病,抗乙酰胆碱药的应用(如阿托品、莨菪碱、溴丙胺太林、颠茄等)。

(二)实验室指标的检测流程

SS 的检查方法是大部分 SS 分类标准的基础。因此,确诊一名疑似 SS 的患者,需要风湿病科医生、眼科医生和口腔科医生的协作。图 7-5 是一种阶梯式的检查方法,是基于上文所示的 2002 年干燥综合征国际诊断(分类)标准。

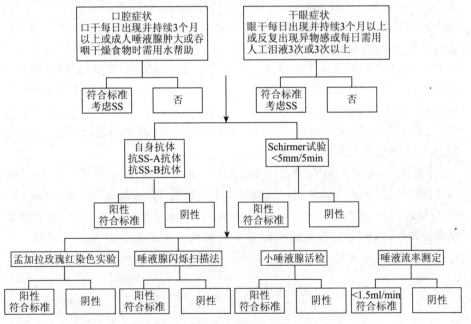

图 7-5 干燥综合征的诊断流程(《凯利风湿病学》第八版)

六条标准分别是：①眼干燥的症状；②口干症状或唾液腺肿大；③眼干的证据（Schirmer 试验阳性或角膜染色试验异常）；④唾液分泌功能障碍的证据（唾液流率测定、闪烁扫描法和唾液腺造影发现异常）；⑤存在抗 SS-A 或 SS-B 抗体；⑥小唾液腺（MSG）活检阳性。患者必须至少具备上述六条标准中的四条，且必须包括自身抗体或活检阳性。还需要排除其他结缔组织疾病、淋巴瘤、结节病、淀粉样变、HIV 感染和应用抗胆碱能药物治疗。可以通过简单的病史采集、体格检查和实验室检查来证实患者是否满足诊断 SS 必需的四条标准。如果需要，患者应该通过眼科医生、口腔外科医生、耳鼻喉科医生和核医学医生来完成整个检查。

（三）临床监测

本病经治疗后，高 Ig 血症可缓解，另外抗 SS-A 抗体/抗 SS-B 抗体可用于本病的预后判断。

三、病例分析

患者，女性，51 岁。主诉：口干、眼干 7 年，腮腺肿大 2 个月。病史：7 年前患者出现口干难忍，进食有哽咽感，进干食需水送，眼干、眼涩难以忍受，有异物感，需每日滴注人工泪液缓解，大便干燥，外阴分泌物少，外阴瘙痒，牙齿松动，牙齿逐渐脱落。于当地医院对症治疗，效果不佳。渐出现双手遇冷变白、发绀，遇热缓解，无蝶形红斑，无口腔溃疡，无肌痛、肌无力。体格检查：满口龋齿。舌体干燥、皲裂。双侧腮腺 I 度肿大。余未见异常。血常规：WBC 3.41×10^9/L、RBC 3.45×10^{12}/L、HGB 110g/L、PLT 63×10^9/L。ESR 50mm/h，CRP 1.81mg/dl，ASO、RF 阴性，ANA 1∶640 阳性，抗 SS-A 抗体（＋＋＋）、抗 SS-B 抗体（＋＋），IgG 2130mg/dl。PPD 试验阴性，双侧泪腺实验阳性：小于 5mm/5min。腮腺造影：双侧腮腺摄取及排泌功能延迟。

【点评】 ①中年女性，慢性病程；②口干、眼干 7 年，腮腺肿大 2 个月；③查体见满口龋齿，舌体干燥、皲裂，双侧腮腺 I 度肿大；④ 实验室检查见 ANA 1∶640 阳性，抗 SS-A 抗体（＋＋＋），抗 SS-B 抗体（＋＋），IgG 2130mg/dl；双侧泪腺实验阳性，腮腺造影示双侧腮腺基本无功能。无其他自身免疫病证据。诊断：原发性干燥综合征。

（关秀茹　梅轶芳）

第六节 强直性脊柱炎

一、概述

强直性脊柱炎(ankylosing spondylitis, AS)多见于青少年,是以中轴关节慢性炎症为主,也可累及内脏及其他组织的慢性进展性风湿性疾病,是脊柱关节炎中的一种。脊柱关节炎(spondyloarthritis)是一组有着共同临床特征的疾病,既往称为脊柱关节病或血清阴性脊柱关节病,包括 AS、反应性关节炎、银屑病关节炎、炎性肠病性关节炎、幼年脊柱关节病以及未分化型脊柱关节病,该组疾病 HLA - B27 基因阳性率高,有家族聚集现象,累及中轴及以下肢为主的关节,有肌腱端炎及一些特征性的关节外表现。这一组疾病都可能逐渐发展为 AS。

(一)病因及发病机制

本病病因和发病机制迄今未明,遗传基因和环境因素在本病的发病中共同发挥作用。已证实 AS 的发病和 HLA - B27 密切相关,并有明显家族聚集倾向,HLA - B27 阳性的 AS 患者一级亲属,近半数 HLA - B27 阳性,其中又有近半数罹患本病;同卵双生子 HLA - B27 和 AS 的一致率则超过 50%,提示本病与 HLA - B27 强相关。正常人群的 HLA - B27 阳性率因种族和地区不同差别很大,我国为 6% ~8%,可是我国 AS 患者的 HLA - B27 的阳性率为 90% 左右。迄今已发现 28 种以上的 HLA - B27 亚型,其中 B2704、B2705 和 B2702 与 AS 呈正相关,而 B2709 和 B2706 与 AS 呈负相关。但是,大约 80% 的 HLA - B27 阳性者并不发生 AS,以及大约 10% 的 AS 患者为 HLA - B27 阴性,这提示还有其他因素参与发病,如肠道细菌及肠道炎症。

(二)病理表现

病理改变为复发性、非特异性炎症,主要见于滑膜以及关节囊、韧带或肌腱骨附着点。骶髂关节是本病最早累及的部位,病理表现为滑膜炎,软骨变性、破坏,软骨下骨板破坏,血管翳形成以及炎症细胞浸润等。后期纤维骨化导致骶髂关节封闭。附着点病指肌腱、韧带、关节囊等附着于骨的部位炎症、纤维化以至骨化,为本病基本病变。多见于骶髂关节、椎间盘、椎体周围韧带、跟腱、跖筋膜、胸肋连接等部位。初期表现淋巴细胞、浆细胞及少数多核白细胞浸润。炎症过程引起附着点侵蚀、附近骨髓炎症、水肿乃至造血细胞消失,进而肉芽组织形成,最后受累部位钙化、新骨形成。在此基础上又发生新的附着点炎症、修复,如此多次反复,出现椎体方形变、韧带钙化、脊柱"竹节样"变、胸廓活动受限等临床表现。

（三）临床表现

AS 一般起病隐匿。男性多见,且一般较女性严重。发病年龄多在 10～40 岁,以 20～30 岁为高峰。本病的全身表现一般不严重,少数重症者有发热、乏力、消瘦。

骶髂关节是本病最早累及的部位,患者逐渐出现臀髋部或腰背部疼痛和（或）发僵,尤以卧久（夜间）或坐久时明显,翻身困难,晨起或久坐起立时腰部发僵明显,但活动后减轻。24%～75% 的 AS 患者在病初或病程中出现外周关节病变,以膝、髋、踝和肩关节居多。1/4 的患者在病程中发生眼色素膜炎。可并发 IgA 肾病和淀粉样变性。

本病在临床上表现的轻重程度差异较大,有的患者病情反复持续进展,1～2 年内就可以出现明显的脊柱强直以及驼背变形等;而有的患者可长期处于相对静止状态,可以正常工作和生活。

（四）实验室检查

本病无特异性实验室指标。RF 阴性,活动期可有 ESR、CRP、Ig（尤其是 IgA）升高。90% 左右患者血 HLA－B27 阳性。

（五）影像学检查

放射学骶髂关节炎是诊断本病的关键,因此提高其敏感性和可靠性均甚为重要。

1. 常规 X 线片　经济简便,应用最广。腰椎是脊柱最早受累部位,除观察有无韧带钙化、脊柱"竹节样"变、椎体方形变以及椎小关节和脊柱生理曲度改变等外,尚可除外其他疾患。

2. 骶髂关节 CT 检查　CT 分辨力高,层面无干扰,能发现骶髂关节轻微的变化,有利于早期诊断。

3. 骶髂关节 MRI 检查　MRI 检查能显示软骨变化,因此能比 CT 更早期发现骶髂关节炎。借助造影剂进行动态检查,还可以估计其活动程度,有利于疗效评价和预后判定。

二、临床思路

（一）诊断标准

目前多采用 1984 年修订的纽约分类标准。

1. 临床标准　①腰痛、晨僵 3 个月以上,活动可改善,休息无改善;②腰椎额状面和矢状面活动受限;③胸廓活动度低于相应年龄、性别的健康人群。

2. 影像学标准(骶髂关节炎分级同纽约标准) 双侧≥Ⅱ级或单侧Ⅲ~Ⅳ级骶髂关节炎。

3. 诊断 ①肯定 AS:符合影像学标准和 1 项(及以上)临床标准者。②可能 AS:符合 3 项临床标准,或符合影像学标准而不伴任何临床标准者。

为了达到早期诊断、早期治疗的目的,欧洲风湿病联盟(EULAR)和国际强直性脊柱炎评估工作组(ASAS)于 2009 年标准中,将 HLA－B27 与骶髂关节炎放在同等重要的位置。

(二)临床监测

AS 患者临床症状缓解时,ESR、CRP 往往可下降或降至正常。

三、病例分析

患者,男性,22 岁。1 年前出现右膝关节肿痛,诊断为"滑膜炎",给予成分不明中药治疗,关节肿痛逐渐缓解。半年前出现左足跟疼痛,腰背痛,诊断为"腰椎间盘突出",经理疗、睡硬板床等治疗,症状逐渐加重。其祖父有腰背痛病史。检查 HLA－B27 阳性,ESR:83mm/h。CRP:11.4mg/L。骨盆平片示右侧骶髂关节面略毛糙。骶髂关节 CT 示双侧骶髂关节面毛糙,见囊性变。诊断为强直性脊柱炎。

(林志国 梅轶芳)

第七节 系统性硬化症

一、概述

系统性硬化症(Systemic Sclerosis,SSc)是结缔组织异常增生的自身免疫病。本病呈慢性病程,女性多见,临床表现多样。尽管在过去的 20 年里 SSc 的预后有了很大的改善,但它仍是致死率最高的结缔组织病之一,且不能治愈。本病高发年龄为 30~50 岁,男女比例为 1:(3~4),许多病例呈散发性。

(一)病因和发病机制

SSc 的病因尚不清楚,归纳起来涉及以下几个方面:① 遗传因素。部分患者有明显家族史;② 感染因素。不少患者发病前常有急性感染,包括咽峡炎、扁桃体炎、肺炎、猩红热、麻疹、鼻窦炎等;③ 结缔组织代谢异常。患者存在广泛的结缔组织病变。对患者的成纤维细胞培养显示胶原合成的活性明显增高;④ 血管异常。患者多有雷诺现象,不仅限于肢端,也发生于内脏血管;⑤ 免疫功能异常。

SSc 的发病机制复杂,尚未完全阐明,整体来说,SSc 的发病机制必须整合以下三个主要特点:血管损伤和破坏、自身免疫的先天或适应性激活,以及广泛的血管和间质纤维化。

(二)临床表现

起病隐匿,早期表现不典型。雷诺现象常为本病的首发症状,90% 以上先于皮肤病变几个月甚至二十余年。皮肤病变为本病标志性特点,呈对称性。一般先见于手指及面部,然后向躯干蔓延。60%~80% 病例关节周围肌腱、筋膜、皮肤纤维化可引起关节疼痛。约 70% 患者出现消化道异常。晚期可出现肺与心脏病变。

(三)实验室检查

1. 一般检查 血常规可见小细胞低色素性贫血、嗜酸性粒细胞增多,部分患者可有白细胞减少,ESR 增快,尿常规可有尿蛋白阳性或镜下血尿、管型尿。

2. 免疫学检查 蛋白电泳示球蛋白增高,有高 γ 球蛋白血症;以 Hep-2 细胞为底片,抗核抗体(ANA)阳性率达 95%,荧光图形多为斑点型、着丝点型(抗着丝点抗体)和核仁型;可检测出抗 Scl-70 抗体,30% 的患者类风湿因子阳性、20% 的患者抗 U1RNP 抗体阳性,少部分患者出现抗核仁抗体、抗 PM/Scl 抗体、抗 RNA 多聚酶 I 抗体、抗 RNA 多聚酶 III 抗体阳性。

(四)其他检查

1. 甲皱微循环显微镜检查 通过甲皱微循环显微镜检查,可观测到系统性硬化症患者特征性的微循环结构异常,即毛细血管襻的动脉支和静脉支粗糙扩张,毛细血管襻顶部增宽,血流缓慢,血细胞淤积,部分区域毛细血管襻环消失。

2. 组织病理学检查 早期可见真皮间质水肿,真皮上层小血管周围轻度淋巴细胞浸润;硬化期可见真皮及皮下组织胶原纤维增生、纤维化,胶原肿胀、透明样变和均质化,基质增加,血管内膜增生,血管壁水肿、增厚,管腔狭窄;晚期可见表皮及附属器官萎缩,真皮深层及皮下组织钙盐沉积。内脏损害如肺脏、肾脏、食管主要表现为间质纤维化,血管内皮细胞肿胀,内膜增生,管腔狭窄,中层黏液样变,纤维素样坏死,致使内脏灌注不足。

3. 影像学检查 X 线可发现皮下钙化,末端指骨溶解变细,甚至消失,食管钡餐可发现食管运动异常,X 线、CT 检查可示肺间质纤维化样影像学变化、肺动脉段膨出。

二、临床思路

(一)诊断标准

目前多采用 1980 年美国风湿病学会(ACR)提出的系统性硬化症的分类标准作为诊断标准。

1. **主要条件** 肢端硬化:从指端到掌指关节或趾端到跖趾关节的皮肤呈对称性增厚、紧绷,此变化也可累及整个肢体、面部、颈部及躯干(胸部和腹部)。

2. **次要条件**

(1)指端硬化:以上皮肤改变仅出现在手指末端;

(2)指端凹陷性瘢痕或指垫(指腹)组织消失:这种改变是由于缺血引起;

(3)两侧肺基底纤维化:标准的胸 X 线片提示双肺底网状的纹理或结节状密度增高影,可以是弥散性斑点或"蜂窝肺"外观,这些改变非原发性肺部病变而致。

当患者具有以上主要条件或至少两项次要条件时,可以诊断为系统性硬化症。但对于早期患者,症状表现不典型时,临床医师的经验、判断及密切随访十分重要。

(二)实验室指标的检测流程(图 7 - 6)

随着研究的进展,越来越多的检验项目应用于 SSc 患者,对 SSc 的分类有着重要的作用,见图 7 - 7。

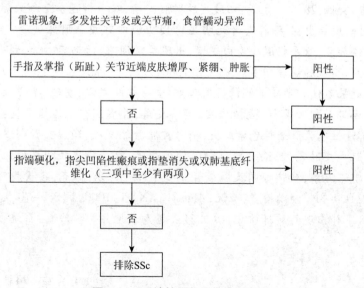

图 7 - 6 系统性硬化症的诊断流程

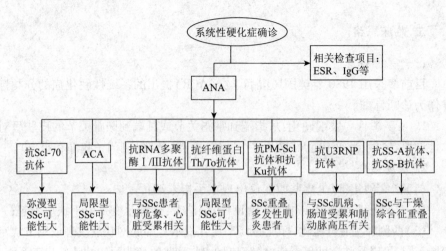

图 7-7 系统性硬化症实验室指标的检测流程

(三)临床监测

抗 Scl-70 抗体阳性 SSc 患者往往死亡率增加,而 ACA 阳性者往往预后较好。

三、病例分析

患者,女性,28 岁。主诉:四肢皮肤肿胀变硬,双手指遇冷变白变紫 4 年,加重 5 个月。现病史:4 年前患者无明显诱因出现四肢皮肤肿胀变硬,未予以治疗,后病情加重,双手指遇冷变白变紫,出现吞咽困难,活动后心悸,到当地医院检查,胸片示:双肺纹理增多。ANA 1:1000,诊断为"系统性硬皮病",应用强的松治疗,效果不佳。半年前病情再次加重,全身皮肤发黑、发硬、无弹性、不能捏起,整个面部呈假面具样,表情固定,嘴唇变薄,吞咽困难。体格检查:消瘦,全身皮肤弥漫性色素沉着伴色素脱失,全身皮肤紧绷发硬,颈、胸、背部皮肤干燥,无汗毛,肌肉皮肤萎缩,面具脸,张口、伸舌受限,双手指皮肤明显硬化,似腊肠状,伴有雷诺现象,双肺可闻及爆裂音。心率 82 次/分,律齐,各瓣膜听诊区未闻及病理性杂音。辅助检查:血沉 34mm/h,ANA 1:1000,抗 Scl-70 抗体阳性,胸片示双下肺出现间质纤维化,心脏彩色超声未见异常。诊断:系统性硬化症(弥漫型)。

(关秀茹　梅轶芳)

第八节 混合性结缔组织病

一、概述

混合性结缔组织病(mixed connective tissue disease,MCTD)最早用来描述一种综合征,以系统性红斑狼疮(SLE)、系统性硬化病(SSc)、多发性肌炎/皮肌炎(PM/DM)或类风湿关节炎(RA)患者的临床表现重叠在一起为特征,与其他结缔组织病在血清学方面的区别主要在于具有高滴度的斑点型抗核抗体(ANA)和抗 U1snRNP 抗体,而不会出现 SLE 特异的抗 Sm 抗体。Sharp 认为这是一种不同于某一特定结缔组织病(CTD)的独立性疾病。

(一)流行病学

白种人的发病率不清,日本的一项研究表明 MCTD 的发病率是 2.7%,女性多见,占 80%。发病年龄从 4 岁到 80 岁,大多数患者在 30~40 岁出现症状,平均年龄为 37 岁。我国发病率不详,但临床上本病患者并不少见。

(二)病因和发病机制

MCTD 是一种免疫功能紊乱的疾病:①高丙种球蛋白血症;②高滴度的抗nRNP(U1RNP)抗体;③循环及肾脏免疫复合物存在;④血管壁、肌纤维内、肾小球基底膜和表皮真皮交界处有 IgG 和补体的沉积;⑤有抗淋巴细胞毒抗体;⑥滑膜、小肠、心脏、肝、肌肉、唾液腺、肺等组织均有淋巴细胞和浆细胞浸润。和 SLE 不同的是 MCTD 对阳光不敏感,虽然普鲁卡因胺引起抗 U1RNP 抗体升高,但药物和本病无关。

(三)临床表现

MCTD 最常见的临床表现是多关节炎、雷诺现象、肺部受累、手肿胀、指(趾)皮肤硬化、肌炎以及食管功能障碍,而脱发、皮疹、淋巴结病、肝脾肿大、浆膜炎和心、肾及中枢神经系统损害是较少见的表现。关节炎的主要表现为关节肿痛,严重者有关节溃烂、畸形,但皮下结节少见。皮肤硬化多见于指(趾)末端和面部,很少广泛累及。脏器受累主要有肺、心血管、肾脏以及神经系统。肺部受累可表现为弥漫性间质浸润和肺弥散功能障碍,可有肺动脉高压。心脏损害最常见的表现是心包炎,见于 1/3 患者,其次为二尖瓣脱垂、心室扩大、心律失常等。神经精神症状也不少见。半数患者有血液系统受损,最常见的症状是出血,血小板和白细胞减少偶见,20% 的患者出现脾肿大。MCTD 的肾脏病变少见,常可表现为无症状蛋白尿、血尿、肾病综合征或不同程度肾功能不全。

(四)实验室检查

1. 一般检查　外周血表现为轻至中度贫血,白细胞减少,血小板降低,ESR 增快。

2. 免疫学检查　典型的血清学特征为:①高滴度的斑点型 ANA;②高效价的抗 nRNP 抗体;③抗 Sm 抗体为阴性;④抗 dsDNA 抗体罕见阳性;⑤补体水平正常或偏高。

其他免疫学异常包括:约 3/4 病例有高球蛋白血症,约半数病例 RF 阳性,Coombs 实验阳性,抗 SS-A 抗体和抗 SS-B 抗体可阳性,90% 病例可测出循环免疫复合物,免疫印迹法示 68kD 多肽抗体阳性率可达 70%。直接免疫荧光检查:正常非曝光皮肤示表皮细胞核呈斑点型荧光模式,系 IgG 沉积。此种表皮核内荧光染色认为是与高滴度的抗 PNP 抗体有关;约 30% 病例在真皮交界处有免疫球蛋白沉积,血管壁、肌纤维内、肾小球基底膜亦可见 IgG、IgM 和补体沉积。

二、临床思路

(一)诊断标准

对有雷诺现象、关节痛或关节炎、肌痛、手肿胀的患者,如果有高滴度斑点型 ANA 和高滴度抗 U1RNP 抗体阳性,而抗 Sm 抗体阴性者,要考虑 MCTD 的可能,高滴度抗 U1RNP 抗体是诊断 MCTD 必不可少的条件。如果抗 Sm 抗体阳性,应首先考虑 SLE。目前有四个 MCTD 的诊断标准(表 7-7~7-9)。但对照研究显示:Alarcon-Segovia(1986 年)和 Kahn(1991 年)提出的两个诊断标准,敏感性和特异性最高,分别为 62.5%~81.3% 和 86.2%。部分患者最初诊断为 MCTD,后来发展为 RA 或 SLE,经过长期随访有一半以上的病例仍符合 MCTD 的诊断。

表 7-7　Sharp 诊断标准(美国)

主要标准	次要标准
严重肌炎	脱发
肺部受累	白细胞减少
CO 弥散功能小于 70% 和(或)肺动脉高压和(或)肺活检显示增殖性	贫血
血管病变	胸膜炎
雷诺现象或食管蠕动功能减低	心包炎
手指肿胀或手指硬化	关节炎
抗 ENA ≥1:10000(血凝法)和抗 U1RNP 阳性和抗 Sm 阴性	三叉神经病
	颊部红斑
	血小板减少
	轻度肌炎
	手肿胀

注:肯定诊断—符合 4 条主要标准,抗 U1RNP 滴度≥1:4000(血凝法)及抗 Sm 阴性;可能诊断—符

合 3 条主要标准及抗 Sm 阴性;或 2 条主要标准和 2 条次要标准抗 U1 RNP 滴度 >1∶1000(血凝法);可疑诊断—符合 3 条主要标准,但抗 U1RNP 阴性;或 2 条主要标准,伴抗 U1RNP≥1∶100;或 1 条主要标准和 3 条次要标准,有抗 U1RNP≥1∶100。

表 7 - 8　Kasukawa 诊断标准(日本)

混合症状	常见症状	抗 snRNP 抗体
SLE 样表现	雷诺现象	阳性
多关节炎	手指或手肿胀	
淋巴结病变		
面部红斑		
心包炎或胸膜炎		
白细胞或血小板减少		
SSc 样表现		
指端硬化		
肺纤维化,限制性通气障碍或弥散功能减低		
食管蠕动减少或食管扩张		
PM 样表现		
肌肉无力		
血清肌酶水平升高(CPK)		
肌电图(EMG)示肌源性损害		

注:确诊标准—至少 2 条常见症状中的 1 条阳性,抗 snRNP 抗体阳性及三种混合表现中,任何两种内各具有 1 条以上的症状。

表 7 - 9　Alarcon - Segovia 标准和 Kahn's 标准

Alarcon - Segovia 标准	Kahn's 标准
血清学标准	血清学标准
抗 RNP 1∶1600	高滴度抗 - RNP,IFANA 斑点型大于 1∶1200
临床标准	临床标准
手肿	手指肿
滑膜炎	滑膜炎
肌炎(生物学证据)	肌炎
雷诺现象	雷诺现象
肢体硬化	

注:Alarcon - Segovia 标准—存在 3 条以上临床标准,但必须包括滑膜炎或肌炎;Kahn's 标准—存在雷诺现象同时加 2 ~ 3 个 MCTD 临床标准。

（二）实验室指标的检测流程（图7-8）

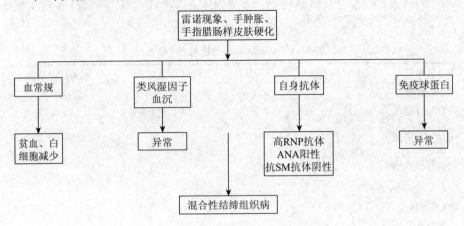

图7-8　混合性结缔组织病的检测流程

三、病例分析

患者,女性,35岁。主诉:双手双足遇冷后变白、变紫、变红,口腔溃疡10余年,加重1周。病史:患者于10余年前无明显诱因出现双手双足遇冷后变白、变紫、变红,双手、足背肿胀,反复发生口腔溃疡,无发热,无脱发,无关节肿痛,未予重视,病情反复发作,近1周上述症状加重。体格检查:一般情况可。口腔内多发溃疡,较大者如黄豆大小,溃疡表面覆盖少许白斑,双手背部肿胀,心肺腹未见异常,双下肢无水肿。辅助检查:血常规、尿常规正常,肝功能正常,肾功能正常,电解质正常,血糖正常,血脂正常,IgG 17.9g/L,补体正常,血沉47mm/h,CRP 9.6mg/L,抗核抗体阳性,抗双链DNA抗体阴性,抗U1RNP抗体阳性。诊断:混合性结缔组织病。

（关秀茹　梅轶芳）

第九节　多发性肌炎/皮肌炎

一、概述

特发性炎症性肌病(idiopathic inflammatory myositis, IIM)是一组异质性疾病,根据病理和临床表现的不同分为多种亚型,包括:①多发性肌炎(polymyositis,PM);②皮肌炎(dermatomyositis,DM);③其他结缔组织病伴发 PM 或 DM;④恶性肿瘤相关性 PM 或 DM;⑤儿童皮肌炎(juvenile dermatomyositis);⑥包涵体肌炎(inclusion body myositis,IBM);⑦无肌病性皮肌炎(amyopathic dermatomyositis)。PM/DM 患病率为 $0.5 \sim 8.4/10^5$,成人男女发病率之比为 $1:2$,发病高峰分布在 $10 \sim 15$ 岁和 $45 \sim 60$ 岁两个时期。

PM/DM 的病因和发病机制尚不明确,目前认为与遗传、免疫、感染、药物、神经、内分泌及代谢有关。PM/DM 的组织病理学改变主要表现为肌纤维炎性细胞浸润,肌纤维变性、坏死、被吞噬,可见肌细胞再生及胶原结缔组织增生。

(一)临床表现

PM 和 DM 均为累及横纹肌的 IIM,临床上以对称性近端肌无力为主要表现,DM 尚有特征性皮疹;病理上以横纹肌肌纤维变性和间质炎症为特点。作为系统性疾病,PM/DM 常累及多脏器,伴发肿瘤和其他结缔组织病。

1. PM　近端肢体肌无力为其主要临床表现,起病隐匿,患者下蹲、起立、平卧位抬头、翻身、正坐、重症患者发音、吞咽以及呼吸均感困难。部分患者出现肺间质病变。心脏可以受累,多数症状轻微,心电图示 ST-T 改变。消化道受累时,钡剂造影可见食管扩张、蠕动差,为食管上部及咽部肌肉受累所致。一般不出现肾脏病变。

2. DM　特征性皮肤改变为其主要临床表现,其余症状与 PM 相同。皮疹出现时间可在肌炎之前、同时或之后,一般皮疹与肌肉受累程度不相关。典型的皮疹包括:Gottron 征,即四肢肘、膝关节伸侧面和内踝附近、近掌指关节、指间关节伸面紫红色丘疹;上眼睑和眶周可有特殊的水肿性淡紫色斑(又称"向阳性皮疹");肩背部,颈部,前胸领口"V"字区红色皮疹;部分患者双手外侧掌面皮肤出现角化、裂纹,皮肤粗糙脱屑。

(二)实验室检查

1. 一般检查　血常规可见白细胞增高,ESR 增快,CRP 升高,血清肌红蛋白增高,血清免疫球蛋白升高伴补体下降,其中血清肌红蛋白的高低可用于衡量疾病的活动程度,当有急性广泛性肌肉损害时,可出现肌红蛋白尿。

2. 血清肌酶谱　肌酸激酶(CK)、天冬氨酸氨基转移酶(AST)、乳酸脱氢酶(LDH)、丙氨酸氨基转移酶(ALT)及醛缩酶(ALD)等在肌炎活动时升高。其中 CK 的敏感性最高,特异性相对较好,95% 以上的 CK 来自骨骼肌,在疾病初期即可升高,疾病开始稳定、临床症状尚未好转时降低,因此对本病的诊断、治疗和判断预后具有重要意义。因 CK-MM 是 CK 的主要组成部分,所以在诊断 PM/DM 时不需加做同工酶。由于 PM/DM 可伴有肝脏损害,因此经治疗后如 CK 下降而其他酶改变不明显时须具体分析,不能认为治疗无效。在所有肌酶中LDH恢复最慢,可在临床症状明显好转及其他实验室指标均恢复正常时仍高于参考范围。

3. 自身抗体　与PM/DM诊断有关的自身抗体虽然特异性高但敏感性差,检出率低。

(1)与PM/DM诊断有关的自身抗体

◈ 抗Jo-1抗体:该抗体又称PL-1抗体,其抗原为组氨酰tRNA合成酶,存在于细胞质内,为ENA组分之一,分子量55kD。该抗体有高度的肌炎特异性,多见于PM。

◈ 抗Mi-2抗体:主要见于DM,抗Mi-2抗体阳性者对治疗反应好,预后好,伴肿瘤的DM和儿童型DM罕见抗Mi-2抗体。

◈ 抗PL-7、PL-12抗体:抗PL-7、PL-12抗体与间质性肺炎和PM有关,阳性率仅5%左右,对诊断间质性肺炎和PM的特异性较高,敏感性较差。

◈ 抗SRP抗体:阳性患者多起病急、肌炎重、心悸,男性多见,对治疗反应差。此抗体阳性虽对PM更具有特异性,但阳性率小于5%。

(2)与PM/DM重叠综合征诊断有关的自身抗体

◈ 抗PM-Scl抗体:抗PM-Scl抗体最多出现于PM与硬皮病的重叠综合征,阳性率可达24%;也可单独出现于PM或系统性硬皮病,阳性率分别为8%和2%~5%。PM-Scl抗体阳性的硬皮病患者有皮肤钙沉着和关节炎的可能性较PM-Scl抗体阴性者大,预后好,几乎无内脏损害,10年生存率达100%。

◈ 抗Ku抗体:该抗体又称抗p70/p80抗体,Ku抗原为结合在DNA链末端部分的蛋白,位于间期(interphase)细胞的胞核和核仁内,由66kD和86kD两种蛋白组成。这两种蛋白组成一个与DNA结合的异二聚体,可能在转录和细胞增殖中起作用。据日本学者报道,抗Ku抗体在日本PM与系统性硬皮病患者中的阳性率为26%,而特异性达99%。

◈ 抗SS-A(Ro)和SS-B(La)抗体:约8%的PM/DM患者可有抗SS-A或SS-B抗体,多为重叠SS或SLE。

(三)其他检查

1. 肌电图(EMG)　EMG检查在PM/DM早期即可提示患者出现肌源性损害,表现为低波幅,短程多相波;插入电位活动增强,自发性纤颤波;自发性杂乱高频放电。部分患者可以出现神经源性损害。

2. 肌活检　光镜下PM/DM的病理表现为肌纤维变性、萎缩,灶性或散在性肌纤维坏死;肌膜核增多及核内移。

二、临床思路

(一)诊断标准

目前临床上PM/DM的诊断普遍采用Bohan/Peter于1975年提出的诊断

标准。

1. 对称性近端肌无力　肢带肌和颈前伸肌对称性无力,持续数周至数月,伴或不伴食管或呼吸道肌肉受累。

2. 肌活检异常　肌纤维变性、坏死,细胞吞噬、再生、嗜碱性变,核膜变大,空泡变,核仁隆起明显,筋膜周围结构萎缩,纤维大小不一,伴炎性渗出。

3. 血清肌酶升高　血清骨骼肌肌酶升高,如 CK、AST、ALT、LDH 等。

4. 肌电图示肌源性损害　肌电图示三联征改变:即时限短,小型多相的运动电位,纤颤电位,正弦波和插入性激惹,异常的高频放电。

5. 特征性皮肤损害　包括:①向阳性皮疹,即淡紫色眼睑皮疹伴眶周水肿;②Gottron's 征,即掌指关节、指间关节伸侧的红斑性鳞屑疹;③双膝、肘、踝关节、面部、颈部和躯干上部的红斑性皮疹。

判定标准:疑诊 PM 应符合前 4 条中任意 2 条标准,拟诊 PM 应符合前 4 条中任意 3 条标准,确诊 PM 应符合前 4 条标准;疑诊 DM 应符合第 5 条及前 4 条中任意 1 条标准,拟诊 DM 应符合第 5 条及前 4 条中任意 2 条标准,确诊 DM 应符合第 5 条及前 4 条中任意 3 条标准。

(二)实验室指标的检测流程(图 7 - 9)

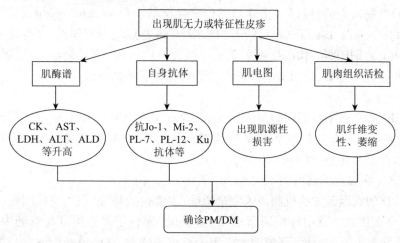

图 7 - 9　PM/DM 的检测流程

(三)临床监测

在大多数 PM/DM 患者中,CK 可作为一个较好的监测病情及判断治疗效果的指标,CK 在疾病活动时升高较早,经治疗后,CK 值的下降早于患者临床症状的缓解。但部分早期及晚期伴肌萎缩的 PM/DM 患者 CK 值并不增高。

三、病例分析

患者,男性,20岁。主因"出现皮疹及四肢近端肌肉疼痛、乏力5个月"就诊。查体:颜面、颈部、胸部、背部弥漫性红斑,四肢散在点片状红斑,部分脱屑;胸部皮肤散在痤疮,眼睑轻度水肿。实验室检查:AST 54.7U/L,ALT 52.6U/L,LDH 560U/L,HBDH 363U/L,CK 1208U/L,ESR 28mm/h,抗 Mi-2 抗体阳性。肌电图为肌源性损害。诊断:皮肌炎。

(冯 雪 冯珍如)

第十节 炎症性肠病

一、概述

炎症性肠病(inflammatory bowel disease,IBD)是一组病因尚未明确的慢性非特异性肠道炎症性疾病,主要包括溃疡性结肠炎(ulcerative colitis,UC)和克罗恩病(Crohn's disease,CD),两者的临床、病理特点既有相同点,又有差异,有时临床上鉴别困难。IBD 过去主要见于西方发达国家,但近十年来,发展中国家发病率逐渐升高,这对 IBD 的诊断与治疗提出了新的挑战。

(一)流行病学

IBD 的发病率在不同的国家不相同,西方国家 IBD 发病率相对较高,但近年来,亚洲国家 IBD 的发病率呈持续增长的趋势。UC 发病年龄多在 30~70 岁,CD 发病年龄在 30~40 岁。

(二)病因及发病机制

IBD 的病因及发病机制尚未完全明确,主要包括环境因素、遗传因素、感染因素、免疫因素。其中环境因素中"卫生假说"解释了发达国家与发展中国家 IBD 发病率不同的原因,环境因素作用于遗传易感者,在肠道菌群的参与下,启动了肠道免疫系统,最终导致免疫反应和炎症过程,由于免疫调节紊乱,这种免疫炎症反应表现为过度亢进或难于自限,导致 IBD 的发生。

(三)临床表现

临床上,UC 主要表现为持续性或反复发作的腹泻、黏液血便伴腹痛、里急后重和不同程度的全身症状。病程多在 4~6 周以上,可有皮肤、黏膜、关节、眼和肝胆等肠外表现。黏液血便是 UC 最常见的表现。CD 临床表现呈多样化,包括消化道表现、全身表现和肠外表现。消化道表现主要有腹泻和腹痛,可伴有血便;全身性表现主要有体重减轻、发热、食欲缺乏、疲劳、贫血等,青少年患者可见发育迟缓。肠外表现与 UC 相似。常见的并发症有瘘管、腹腔脓肿、肠狭窄和梗阻,肛周病变(肛周脓肿、瘘管、皮赘、肛裂等)。较少见的有消化道大出血、急性穿孔,病程长者可发生癌变。

(四)实验室检查

1. 粪便检查 包括粪便常规检查及便培养(不少于 3 次),根据流行病学特点进行阿米巴肠病、血吸虫病等疾病相关检查以排除其感染的可能。同时需排除细菌、病毒、真菌或其他寄生虫感染引起的腹泻;对于疑有艰难梭菌感染的患者应行粪便艰难梭菌培养及其毒素检查;疑有肠结核者,可行粪便涂片抗酸染色以鉴别。近年来研究显示粪便钙卫蛋白、乳铁蛋白等生物标志物对 IBD 的诊断、鉴别诊断、疾病活动性评估等有较好的应用价值。

2. 血液检查 应常规检查全血细胞计数、ESR、CRP、肝功能。贫血、ESR增快、CRP 升高及血清白蛋白降低是疾病活动的重要表现。血清自身抗体检查对 IBD 特异性不高,鉴别时仅供参考,血清 pANCA 阳性、ASCA 阴性提示 UC 可能性大;血清 pANCA 阴性、ASCA 阳性提示 CD 可能性大。

IBD 患者伴发结核感染或与肠结核难以区分时可行结核菌素试验、血清结核抗体检测、结核菌素斑点试验(TB – SPOT)以及组织中抗酸杆菌的鉴定以明确。

(五)影像学及内镜检查

影像学检查包括腹部 B 超、腹部 X 线、钡剂灌肠造影(严重病例不推荐选用)等检查。乙状结肠镜、结肠镜(重症患者相对禁忌证)是确诊及病情活动性评估的"金标准"。

二、临床思路

(一)诊断标准

UC 的诊断建立在典型症状基础上,同时需排除阿米巴痢疾等感染性肠炎及 CD、放射性肠炎等非感染性肠炎,结合典型的内镜表现可确诊。CD 诊断标准见表 7 – 10。IBD 的诊断流程见表 7 – 11。

表 7 - 10　WHO 推荐的克罗恩病诊断标准

标准	临床	影像	内镜	活检	手术标本
①非连续性或节段性病变		+	+		+
②铺路石样表现或纵行溃疡		+	+		+
③透壁炎症	+	+		+	+
④非干酪样肉芽肿				+	+
⑤裂隙和瘘管形成	+	+			+
⑥肛周病变	+				

注:具有上述①②③者为疑诊;再加上④⑤⑥三者之一可确诊;具备④者,只要加上①②③三者中任何两项亦可确诊。

表 7 - 11　炎症性肠病的诊断流程

诊断流程	UC	CD
疑诊	典型临床表现,需进一步完善诊断	
拟诊	临床特征 + 影像学或内镜检查所见	
排除	肠道血吸虫病 阿米巴肠病 肠结核 缺血性肠病 放射性肠炎 结肠 CD	肠道感染(肠结核、阿米巴肠病、耶尔森菌肠炎、HIV 感染合并结肠病变、放线菌病) 肠道淋巴瘤 憩室炎 缺血性肠病 白塞综合征 UC 非甾体抗炎药相关性肠病
确诊	拟诊 + 排除其他原因 + 典型组织病理学特征 在 TB 高发地区:TB 培养阴性(活检或切除肠段)	

注:TB—结核分枝杆菌。

(二)实验室指标的检测流程

目前尚无针对 IBD 特异的实验室指标,目前已有的部分实验室指标可用于 IBD 的鉴别诊断,更多的实验室检查是用于 IBD 的疾病活动性评估,用于指导治疗(图 7 - 10)。

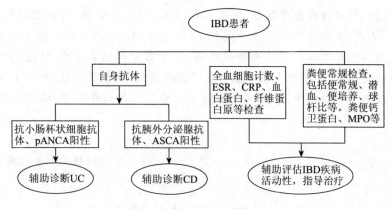

图 7 – 10 IBD 的检测流程

(三)临床监测

IBD 患者的病情往往呈缓解与复发相交替,应将患者的病情活动状况作为指导治疗的重要依据。UC 与 CD 的活动性评估方法不同,主要依靠患者的临床表现,如大便次数、腹痛、便血等临床表现,必要时需要定期的检测相关实验室指标,如 Hb、ESR、CRP 等,内镜检查能够客观的观察到黏膜的病变情况,但在病情较重的患者行内镜检查时,应注意引起肠道异位感染风险的可能。UC 病情活动度评估有 Truelove 和 Witts 分级及 Sutherland UC 疾病活动度指数评分,CD 应用 Harvey – Bradshaw 简化 CD 活动指数评估病情,其中 Truelove 和 Witts 分级依靠实验室检查较多,相对较为客观。

三、病例分析

病例一

患者,女性,34 岁。患者 4 年前无明显诱因出现间断的腹痛、腹泻伴间断发热,腹痛呈阵发性隐痛,便后缓解,每日腹泻 3 ~ 4 次,便中带血,查隐血阳性,镜下见 WBC 50 ~ 100/ 高倍视野,RBC 30 ~ 50/ 高倍视野,查血常规提示,Hb 88g/L,ESR 43mm/h,CRP 70mg/L,给予对症处理,效果欠佳。1 年前患者出现外阴溃疡,后出现关节疼痛,给予激素治疗,效果欠佳。现为进一步诊治,收住院,入院后查体示,口腔及外阴溃疡表现,双手关节压痛、变形,查肠镜示:全结肠多发溃疡表现,病理示肠黏膜急慢性炎症。诊断:溃疡性结肠炎。

病例二

患者,女性,49 岁。主因"间断腹痛、腹泻 1 年余,肛周脓肿半年"入院,患者1年前无明显诱因出现腹痛,呈阵发性绞痛,可自行缓解,后出现间断腹泻,每日2~4次,查便常规见少量白细胞,大便隐血阳性,ESR、CRP增高明显,Hb 90g/L,当地医院考虑为慢性感染性腹泻,给予患者抗感染治疗,效果欠佳。半年前患者出现肛周"流脓",当地医院给予抗感染治疗,效果欠佳,病情呈进行性加重。现为进一步就诊,于我院查肠镜示回肠呈鹅卵石样改变,病理示回盲部溃疡。诊断:克罗恩病。

(柏明见　李俊霞)

第十一节　抗磷脂综合征

一、概述

抗磷脂综合征(antiphospholipid syndrome,APS)是指由抗磷脂抗体(antiphospholipid antibody,APLA)介导的以动静脉血栓形成为特征的非器官特异性的自身免疫病。APLA是一组能与多种含有磷脂结构的抗原物质发生免疫反应的抗体,主要有狼疮抗凝物(LA)、抗心磷脂抗体(ACL)、抗 β_2 糖蛋白 I (β_2 -GP I)抗体、抗磷脂酰丝氨酸抗体等。APS患者血中检出APLA是确立APS诊断的必要条件。临床上应用最广泛的是ACL、LA和抗 β_2 -GP I 抗体。APS多见于年轻人,女性居多,占60%~80%。

（一）病因及发病机制

APS患者发生动静脉血栓与APLA有关,APLA在体外有抗凝作用,而在体内却与血栓形成及凝血有关。APLA可以选择性地抑制血管内皮细胞合成和释放 PGI_2 ,同时APLA可介导内皮细胞上黏附分子受体和组织因子表达,与血小板磷脂结合后激活血小板,使其释放 TXA_2 。由于 PGI_2 降低而 TXA_2 显著增高,致使血管收缩,血流缓慢,抗血小板凝集功能减弱,导致血栓形成。APLA还可以促进磷脂依赖性凝血过程的发生,启动凝血过程。

此外,APLA与胎盘抗凝蛋白结合,抑制X因子和凝血酶原的活化,抑制磷脂依赖的Ⅶ、Ⅳ和X因子的活化,APLA抑制其在绒毛表面的转运,使胎盘的局部抗凝能力下降,导致胎盘血栓形成及自发流产。

（二）临床表现

APS患者的典型三联征为血小板减少、血栓形成及习惯性流产。临床上,可将 APS 分为三类。

1. 原发性 APS 指没有或非继发于感染、肿瘤、服用药物或系统性红斑狼疮等自身免疫病者。

2. 继发性 APS 指继发于系统性红斑狼疮、类风湿关节炎、干燥综合征等自身免疫病及肿瘤、服用药物者。

3. 恶性 APS 患者在短期内出现进行性血栓形成,血栓量大,累及中枢神经系统、心脏等重要器官,造成器官功能衰竭,乃至死亡。

(三)实验室检查

1. 常规检查 可见血小板减少,中性粒细胞减少,Coombs 试验阳性。

2. 狼疮抗凝物质(LA) LA 因首先在 SLE 患者体内发现,且在体外有抗凝作用而得名。LA 检测筛选试验有活化的凝血活酶时间,白陶土凝血时间及 Russell 蛇毒凝血时间等。LA 对诊断 APS 有较高的特异性。

3. 抗心磷脂抗体(ACL) ELISA 检测的 ACL 对诊断 APS 敏感性较高,特异性相对较低,常作为筛选试验。

4. 抗 β_2 – GP I 抗体 它与血栓的相关性强,假阳性低,是临床可靠的实验诊断依据。

二、临床思路

(一)诊断标准

抗磷脂综合征的初步分类标准(2006)如下,符合至少 1 项临床标准加上 1 项实验室标准,则可以确诊抗磷脂综合征。

1. 临床标准

(1)血管性血栓形成

◈ 发生在任何组织或器官的一次或一次以上的动脉、静脉或小血管栓塞。

◈ 由造影、多普勒超声或组织病理学证实的栓塞,除外浅表静脉栓塞。

◈ 组织病理学证实有血管栓塞,血管壁应无明显炎症证据。

(2)病态妊娠

◈ 怀孕 10 周或超过 10 周时,发生一次或一次以上无法解释的死胎,经过超声证实或直接的胎儿检查确证。

◈ 怀孕 34 周或不足 34 周时,发生一次或一次以上形态正常胎儿因严重的先兆子痫严重的胎盘功能不全而早产。

◈ 在怀孕 10 周之内,发生三次或三次以上连续的无法解释的自发流产,除外母体解剖和内分泌异常及父母染色体方面的原因。

（3）实验室标准

◈ 至少间隔12周的2次或2次以上血浆中出现狼疮抗凝物。

◈ 至少间隔12周的2次或2次以上用标准ELISA在血清或血浆中检测到中或高滴度的IgG或IgM型抗心磷脂抗体。

◈ 至少间隔12周的2次或2次以上检测到抗β_2-GPI抗体，至少检测2次，间隔至少12周。

（二）实验室指标的检测流程（图7-11）

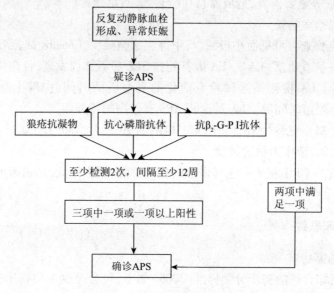

图7-11　APS的检测流程

三、病例分析

患者,女性,48岁。因"反复鼻出血2年,左下肢胀痛16天,呼吸困难5天"入院。患者2年前,无明显诱因反复出现鼻出血,每次5~10ml不等,每月2~3次,伴轻度头晕、乏力,无牙龈出血,无肉眼血尿,无黑便,无月经量增多,无皮下出血点,当地卫生所对症治疗,效果欠佳。入院前16天,患者劳累后出现左下肢阵发性胀痛,静卧可缓解,未治疗。入院前5天休息过程中,突发呼吸困难,遂入我院。既往自发性流产2次。入院辅助检查:WBC 8.9×10^9/L,PLT 76×10^9/L,Hb 110g/L,RBC 2.04×10^{12}/L,RET 1.5%,尿常规、血离子、肝肾功能正常。凝血:PT 14.5s,INR 1.27,APTT 41s,D-二聚体>35mg/L。抗心磷脂抗体（ACL）阳性;心脏彩色多普勒示三尖瓣反流速度增快,静脉彩色多普勒示左髂股静脉内血栓形成,胸正侧位片示右下肺盘状不张。临床诊断:抗磷脂综合征,肺栓塞可能性大。

(邱红梅 冯 雪)

第十二节 重症肌无力

一、概述

重症肌无力(myasthenia gravis,MG)是一种慢性自身免疫病,最初认为因神经肌肉接头部位乙酰胆碱受体(AchR)减少而发病,之后发现部分 MG 患者神经肌肉接头出现酪氨酸激酶受体减少,而乙酰胆碱受体正常。临床上按是否出现抗 AchR 抗体,将 MG 分为抗 AchR 抗体阳性 MG 及抗 AchR 抗体阴性 MG。

(一)流行病学

目前全世界大约有 100 万 MG 患者,平均年发病率约为 7.40/100 万,患病率约为 1/5000。随着人们对该病认识水平的提高及诊断方法的不断改进,文献报道的 MG 发病率逐年上升。MG 患者常出现胸腺瘤,调查显示,约 21% 的 MG 患者伴有胸腺瘤。本病可发生于任何年龄,在 40 岁之前,女性发病高于男性(男:女 =3:7),在 40~50 岁男女发病率相当,在 50 岁之后,男性发病率略高于女性(男:女 =3:2)。少数患者可有家族史(家族遗传性重症肌无力)。

(二)临床表现

本病呈缓解与复发相交替,临床表现为受累横纹肌易于疲劳,这种无力现象是可逆的,经过休息或给予抗胆碱酯酶药物即可恢复,但易于复发。

本病全身骨骼肌均可受累,以眼外肌受累最为多见,表现为眼睑下垂、复视等,本病以眼睑下垂为首发症状者高达 73%,尤以儿童多见。本病患者常出现咀嚼无力、吞咽困难、声音嘶哑,甚至出现呼吸困难,在短时间内可使患者致死。部分患者常因病情突然加重或治疗不当,引起呼吸肌无力或麻痹而致严重呼吸困难时,称为重症肌无力危象。

临床分型多用改良 Osserman 分型:①Ⅰ型,眼肌型,病变仅局限于眼外肌,无其他肌群受累和电生理检查的证据;②ⅡA型,轻度全身型,四肢肌群轻度受累,伴或不伴眼外肌受累,通常无咀嚼、吞咽和构音障碍,生活能自理;③ⅡB型,中度全身型,四肢肌群中度受累,伴或不伴眼外肌受累,通常有咀嚼、吞咽和构音困难,自理生活困难;④Ⅲ型,重度激进型,起病急、进展快,发病数周或数月内累及咽喉肌,半年内累及呼吸肌,伴或不伴眼外肌受累,生活不能自理;⑤Ⅳ型,迟发重度型,隐袭起病,缓慢进展,两年内逐渐由Ⅰ、ⅡA、ⅡB型累及呼吸肌;⑥Ⅴ型,肌萎缩型,起病半年内可出现骨骼肌萎缩。

(三)实验室检查

MG 患者根据临床特征诊断不难。临床诊疗中可进行以下检查辅助诊断。

(1)药物试验:①新斯的明试验;②依酚氯铵试验。静脉注射上述抗胆碱酯酶药物后,MG 患者症状很快改善者为阳性。

(2)血清检查:约85%的 MG 患者血清中抗 AchR 抗体增高,2/3 患者 IgG 升高,伴甲亢者 T3、T4 升高。但阴性者不能排除 MG 诊断,应注意抗 AchR 抗体阴性 MG 的可能。约在50%的抗 AchR 抗体阴性的全身型重症肌无力患者血中可检测到抗骨骼肌特异性受体酪氨酸激酶(muscle – specific receptor tyrosine kinase,MuSK)抗体。其余患者可能存在某些神经肌肉接头未知抗原的抗体,抗体水平或亲和力过低的原因而无法检测到。部分患者存在抗横纹肌抗体,包括抗连接素(titin)抗体、抗兰尼碱受体钙释放通道抗体(RyR – Ab)等。

(3)电生理检查:肌电图提示肌收缩力量降低,振幅变小。肌肉动作电位幅度降低10%以上,单纤维兴奋传导延缓或阻滞。

(4)胸部 X 线或胸腺 CT 检查:胸腺增生或伴有胸腺肿瘤,也有辅助诊断价值。

(5)肌肉活检:神经肌肉接头处突触后膜皱褶减少,变平坦,AchR 数目减少。

二、临床思路

(一)实验室指标的检测流程(图7 – 12)

所有患者均应查抗 AchR 抗体,如果抗 AchR 抗体阳性,结合相应的临床表现,可确诊 MG。如果抗 AchR 抗体阴性,患者出现较典型的面肌无力及肌肉萎缩表现,应继续完善抗 MuSK 检测。可疑 MG 患者还可进行单纤维肌电图 SFEMG(single – fibre electromyography)检查。

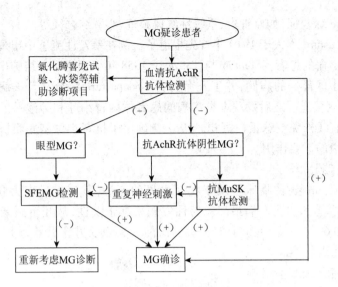

图 7-12　MG 的检测流程

三、病例分析

患者,男性,40 岁。近 2 个月来出现活动后四肢无力现象,4~5 分钟后出现明显无力症状,休息后减轻。10 天前上述症状于活动后明显加重,伴呼吸乏力,期间患者无饮水呛咳、视物重影等表现。为进一步明确诊断,遂收入院。1年前行胸腺瘤摘除术。查体见上肢、下肢疲劳试验均阳性,其余无明显异常。查血清抗 AchR 抗体阳性。诊断:重症肌无力伴胸腺瘤型。

(柏明见　冯珍如)

第十三节　Goodpasture 病

一、概述

Goodpasture 病又名抗肾小球基底膜(GBM)抗体病,若该类疾病患者同时表现有肺出血和急性肾衰竭,此时临床上可称为 Goodpasture 综合征(肺出血-肾炎综合征)等。需要注意的是,还有一些其他临床疾病状态也可以表现为

Goodpasture 综合征,如血管炎、系统性红斑狼疮、心肾综合征等。

Goodpasture 本人于 1919 年首先报道了一例在暴发性流感中出现肾小球损伤合并肺出血的患者。Stanton 与 Tange 于 1958 年又报道了一组肺出血合并新月体性肾小球肾炎的病例,并正式命名为 Goodpasture 综合征。该病在我国于 1965 年首次报道。之后发现本类疾病的患者体内肾小球和肺泡壁的毛细血管基底膜上有线样免疫球蛋白沉积。1967 年确定了抗肾小球基底膜抗体在本病发病机制中的重要作用。

(一)流行病学

Goodpasture 病在临床上属于相对少见的疾病,其年发病率为 0.1 ~ 0.5/100 万,以春季和初夏发病最多。男性发病率高于女性,从儿童到老年均可发病,35 岁和 60 岁左右为其两个发病高峰,前一高峰以男性患者为主,而后一高峰以女性患者为主。

(二)病因及发病机制

目前该病的确切病因仍然不清,可能为多种病因共同作用的结果,一般认为与以下因素有关:①感染。呼吸道感染,病毒感染是本病最常见的诱因;②接触汽油蒸气、羟化物、松节油及吸入各种碳氢化合物常可诱发本病。

由于某些病因使机体同时产生了抗肺泡及肾小球基底膜的自身抗体,并由此对肾小球与肺泡基底膜产生了攻击。1962 年 Steblay 等人证实,Goodpasture 病的肾损害是由抗 GBM 抗体所介导的。近年来随着分子生物学及生物化学的飞速发展,人们发现IV型胶原 α_3 链的 NC1 结构域是抗 GBM 抗体的靶抗原,继而克隆了该抗原基因 Co14A3,定位于第二条染色体 q35 ~ 37 区域。目前推测,在生理条件下该抗原决定簇隐匿在 α3NC1 结构域中,各种诱发因素(如毒素、病毒感染、细菌感染、肿瘤、免疫遗传因素等)及内毒素等均可激活上皮细胞、内皮细胞及系膜细胞,并释放炎性介质(如 IL – 1、RDS、前列腺素、中性蛋白酶等),GBM 等在细胞酶的作用下,高级结构解离,暴露出相关抗原决定簇,诱发机体产生自身抗体从而导致本病的发生。

本病患者 HLA – DR2 等抗原频率明显增高,表明 HLA 二类抗原相关的淋巴细胞在本病中起一定作用。动物实验发现,如果仅给受试动物注射抗 GBM 抗体,虽然可以产生 GBM 上线条样沉积,但动物并不发病;而只有同时输入患病动物 T 淋巴细胞后,受试动物才能发病,因此推测,T 淋巴细胞在本病发病机制中也起着重要作用。

(三)临床表现

本病在临床上,肺部病变往往出现于肾脏病变之前,肾功能多急速恶化,患者可于数周至数月内死亡。患者全身症状可表现为乏力、体重下降等,临床特征性表现为典型的三联征即肺出血、急进性肾小球肾炎和血清抗 GBM 抗体阳性。

1. 肺出血　约49%的患者以咯血为首发症状,从咯血丝至大咯血不等,严重者(尤其吸烟者)大咯血不止甚至窒息死亡。

2. 肾脏病变　肾脏病变的临床表现多样,轻度肾损害者,尿液检查和肾功能可基本正常。但大多数患者表现为急进性肾炎综合征,短期内进展为少尿或无尿。

大多数患者并发贫血,如出现大量甚至致命的肺出血,患者可发生呼吸功能衰竭;出现肾损害的患者,可发生高血压、肝脾肿大、心脏扩大,并有眼底改变、皮肤紫癜及便血等。

(四)实验室检查

1. 尿液检查　可见血尿、红细胞管型、颗粒管型、白细胞增多,并可有中等量蛋白尿。

2. 痰液检查　可见含铁血黄素的巨噬细胞。

3. 血液检查　若肺内出血严重或持续时间较长,可出现小细胞、低色素性贫血,半数患者血白细胞总数超过 $10 \times 10^9/L$。血液生化以血肌酐进行性增高为主要表现。

4. 特异性自身抗体检查　多种方法可测定血清抗 GBM 抗体,此项为诊断该病最为重要的检查。

5. 影像学检查　如患者有肺部受累,胸部 X 线可显示弥散性点状浸润阴影,从肺门向外周散射,肺尖常清晰。

6. 肾活检病理检查

(1)光镜检查:典型者可表现为新月体性肾小球肾炎,新月体往往比较新鲜,多为细胞性新月体,并可伴纤维素样坏死。

(2)免疫荧光检查:可见沿肾小球基底膜线条样沉积物,主要为 IgG。

二、临床思路

(一)实验室指标的检测流程(图7-13)

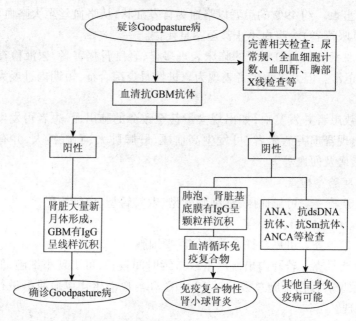

图7-13 Goodpasture 病的检测流程

(二)抗 GBM 抗体的检测与临床评估

目前检测抗 GBM 抗体的方法有多种,如间接免疫荧光法、免疫印迹法及 ELISA 法。目前临床中常用 ELISA 法检测抗 GBM 抗体,其敏感性及特异性均较好。监测血清抗 GBM 抗体滴度可指导本病患者的治疗:如血浆置换治疗一般持续 10~14 天,直至血清抗 GBM 抗体转阴为止;病情稳定 6~12 个月,血清抗 GBM 抗体转阴者可考虑肾移植。

三、病例分析

患者,男性,20 岁。主诉:肉眼血尿 20 天,咯血 10 天。患者 20 天前受凉后感乏力,发热 38℃,伴咳嗽、咳少量白痰,2 天后出现持续全程肉眼血尿,伴尿中泡沫增多,双下肢对称凹陷性水肿,进行性加重,尿量不少。当地医院查尿蛋白(+++),尿隐血(+++),ALB 23g/L,血肌酐 143μmol/L,B 型超声示双肾体积增大、皮质增厚,给予强的松 40mg/d,水肿减轻,血尿无好转。10 天前患者出现痰中带鲜血,3~4 次/天,10~20ml/d,未予处理。5 天前患者自觉尿量减少,约 500ml/d。3 天前至急诊科查 Hb 84g/L,血肌酐 593μmol/L,血钾 6.01mmol/L,同时出现少尿,给予甲基强的松龙 500mg 冲击 1 次,血液透析 1 次,收入病房。患者自发病以来体重下降 10kg。既往史无特殊。入院体格检查:BP 120/70mmHg,P 85 次/分,R 24 次/分,T 36.6℃。急性病容。双肺呼吸音粗,双下肺可闻及较多细湿啰音。心脏和腹部查体未见异常。双膝关节以下轻度凹陷性水肿。

入院后检查血常规:Hb 81g/L,ESR 26mm/h;尿检:RBC 满视野,尿红细胞位相提示为变形红细胞;24 小时尿蛋白定量:1.67g/24h。血生化:Scr 634.0μmol/L,BUN 26.3mmol/L,ALB 24.3g/L;免疫:ANAs 阴性,抗 GBM 抗体阳性。胸片:两肺满布粟粒状模糊影,以两肺中下野显著,部分融合成团片状,肺野透过度差。

【点评】 此患者血肌酐短期内迅速升高,出现少尿,B 型超声提示双肾体积增大、皮质增厚,符合急性肾衰竭症状。患者出现血尿、蛋白尿、水肿及快速进展的肾功能损害,符合急进性肾炎综合征症状。患者在出现急性肾衰竭的同时有肺出血,即"肺出血-肾炎综合征",同时查血清抗 GBM 抗体阳性,因此诊断为抗 GBM 病。

(柏明见　于　峰)

第十四节　血栓性微血管病

一、概述

血栓性微血管病(thrombotic microangiopathy,TMA)是一组急性临床综合征。主要表现为微血管病性溶血性贫血、血小板下降以及微血管内血栓形成而造成的器官受累。经典的 TMA 主要包括溶血尿毒综合征(hemolytic uremic syndrome,HUS)和血栓性血小板减少性紫癜(thrombotic thrombocytopenic purpura,TTP)两类。其他类型的 TMA 还包括恶性高血压、硬皮病肾危象、妊娠相关肾病等。1925 年,Moschcowitz 首次报道了 TTP 的病例。1955 年,Gasser 将临床上表现为血小板减少、溶血性贫血和肾衰竭三联征的疾病命名为 HUS。

（一）病因及发病机制

本病发病的确切病因尚未明确,已知的病因和发病机制较多,但最终均可导致微血管内皮细胞损伤,诱发微血栓形成。可将本病病因及发病机制分成以下几类。

1. 病因明确　①细菌感染(大肠杆菌、侵袭性肺炎链球菌);②补体系统异常(遗传性、获得性);③ ADAMTS – 13 缺陷(遗传性、获得性);④维生素 B_{12} 缺陷;⑤药物相关(奎宁等)。

2. 疾病相关　①HIV 和其他病毒感染;②肿瘤、化疗、放疗;③异基因造血干细胞移植、实体器官移植、钙调素抑制剂;④HELLP 综合征;⑤口服避孕药;⑥结缔组织病,如系统性红斑狼疮、抗磷脂综合征;⑦肾小球病;⑧胰腺炎;⑨恶性高血压;⑩血管内皮生长因子(VEGF)拮抗剂;⑪其他家族遗传病。

（二）临床表现

TMA 在临床上主要表现为微血管病性溶血性贫血、血小板减少,以及微血栓形成引起各个脏器供血不足及功能障碍,以神经系统、肾脏及心血管系统受累最为常见。

（三）实验室检查

(1)血常规可发现贫血和血小板减少(后者即使在参考范围,若呈进行性下降趋势,临床意义也很大),网织红细胞计数升高。

(2)外周血涂片可见破碎红细胞(常大于 1%),Coombs 试验阴性(在系统性红斑狼疮和侵袭性肺炎链球菌感染引起的 HUS 中可阳性),血清非结合胆红素和 LDH 升高,血和尿游离血红蛋白升高,血清结合珠蛋白减少,凝血功能常正常。

(3)肾脏受累时可出现蛋白尿、血尿、血肌酐升高。

(4)提示本病发病原因的辅助检查包括大便培养(大肠杆菌或志贺菌属),志贺毒素检测或通过 PCR 检测志贺毒素的基因,ADAMTS – 13 活性及抗 AD-AMTS – 13 抗体的检测;痰培养和胸片;血清补体水平的测定(包括 C3、C4、B 因子、H 因子及 I 因子)及补体基因筛查;外周血单核细胞表面 MCP 的表达等。

二、临床思路

(一)实验室指标的检测流程(图7-14)

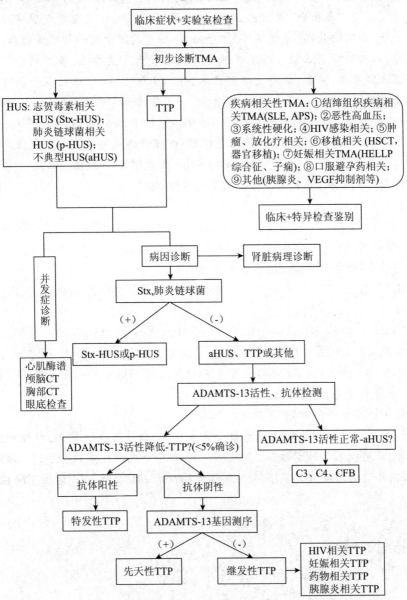

图7-14 TMA 血栓性微血管病检测流程

三、病例分析

患者,男性,23岁。主因"发现血小板减少5年、蛋白尿1年"入院。患者5年前劳累后出现鼻出血、皮下出血点、神志障碍、发热,外院检查发现贫血和血小板减少,血肌酐升高(具体不详)。予血浆、糖皮质激素及丙种球蛋白后,症状渐缓解,血肌酐降至正常。后患者不规律服用激素及达那唑,多于激素减量或停药后出现头痛、头晕、口周及四肢麻木,伴血小板下降,当地医院予糖皮质激素及血浆输注后改善。2年前停用激素。1年前尿检:尿蛋白(++),血压升高,予降压治疗。11天前外院化验示:Hb 93g/L,PLT 21×10^9/L,Scr 272μmol/L,为进一步诊治入院。患者发病来无光过敏、口腔溃疡或关节肿痛。既往史无特殊。体格检查:T 37.2℃,BP 160/100mmHg,库欣综合征面容。心肺查未见异常。腹壁可见紫纹,余未见异常。双下肢不肿。

辅助检查如下。

(1)血液系统:Hb 103g/L,Ret 升高,PLT 110×10^9/L;间接胆红素:67μmol/L;LDH 266IU/L;外周血涂片可见破碎 RBC:1%;Coombs 试验(-);骨髓穿刺:巨核细胞增多,余未见异常。凝血功能正常。

(2)肾脏:尿蛋白(++),定量3.33g/24hr,RBC 5~7/高倍视野,Scr 296μmol/L。

(3)免疫系统:IgG 6.46 g/L,IgA 和 IgM 正常;C3 0.53 g/L,C4 正常。ANA 1∶100,抗 dsDNA 抗体和抗 ENA 谱(-),ACL(-)。PAIgG 38.00%。血清 ADAMTS-13 活性:24%(正常值70%~80%),抗 ADAMTS-13 抗体(+)(IgG型)。血清 H 因子浓度正常,抗 H 因子抗体(-)。

肾穿刺活检符合 TMA 肾损害。

【点评】 本病例临床表现为血小板减少、微血管溶血性贫血、中枢神经系统异常、肾功能不全和发热等"五联征",结合其肾脏病理表现,故 TTP 诊断明确,推测其发病与抗 ADAMTS-13 抗体所致血清 ADAMTS-13 活性下降相关。

(柏明见 于 峰)

参考文献

1. 王海燕. 肾脏病临床概览. 北京：北京大学医学出版社，2009.

2. Yonekawa K. Goodpasture Syndrome. Textbook of Clinical Pediatrics. Springer Berlin Heidelberg，2012：2789 – 2791.

3. Fischer EG，Lager DJ. Anti – glomerular basement membrane glomerulo nephritis：a morphologic study of 80 cases. Am J Clin Pathol，2006，125(3)：445 – 450.

4. Goodpasture EW. The significance of certain pulmonary lesions in relation to the etiology of influenza. Am J Med Sci，1919，158：863 – 870.

5. Hellmark T，Johansson C，Wieslander J. Characterization of anti – GBM antibodies involved in Goodpasture's syndrome. Kidney Int，1994，46：823 – 829.

6. Herody M，Bobrie G，Gouarin C，et al. Anti – GBM disease：predictive value of clinical，histological and serological data. Clin Nephrol，1993，40(5)：249 – 255.

7. Kalluri R，Sun MJ，Hudson BG，et al. The Goodpasture autoantigen：structural delineation of two immunologically privileged epitopes on α_3(IV) chain of type IV collagen. J Biol Chem，1996，271(15)：9062 – 9068.

8. Kluth DC，Rees AJ. Anti – glomerular basement membrane disease. J Am Soc Nephrol，1999，10：2446 – 2453.

9. Lerner RA，Glassock RJ，Dixon FJ. The role of anti – glomerular basement membrane antibody in the pathogenesis of human glomerulonephritis. J Exp Med，1967，126(6)：989 – 1004.

10. Papiris SA，Manali ED，Kalomenidis I，et al. Bench – to – beside review：pulmonary – renal syndromes – an update for the intensivist. Crit Care，2007，11(3)：213.

11. Pusey CD. Anti – glomerular basement membrane disease. Kidney Int，2003，64：1535 – 1550.

12. Radhakrishnan J，D'Agati V，Appel GB. Anti – glomerular basement membrane disease and Goodpasture syndrome. In：Brenner B(ed) Brenner and Rector's the kidney，8th ed. Philadelphia：Saunders Elsevier，2007.

13. 王吉耀. 内科学. 第2版. 北京. 人民卫生出版社，2010：1139 – 1145.

14. Feng S，Kroll MH，Nolasco L，et al. Complement activation in thrombotic microangiopathies. Brit J Haematol，2013，160(3)：404 – 406.

15. HM Tsai. Autoimmune Thrombotic Microangiopathy：Advances in Pathogenesis，Diagnosis，and Management. Semin Thromb Hemost，2012，38(5)：469 – 482.

16. Goldberg RJ，Nakagawa T，Johnson RJ，et al. The Role of Endothelial Cell Injury in Thrombotic Microangiopathy. Am J Kidney Dis，2010，56(6)：1168 – 1174.

17. 栗占国,张奉春,鲍春德. 类风湿关节炎. 北京:人民卫生出版社,2009.

18. 中华医学会风湿病学分会. 类风湿关节炎诊断和治疗指南. 中华风湿病学杂志,2010,14(4):265 - 269.

19. 施桂英,栗占国. 关节炎诊断与治疗. 北京:人民卫生出版社,2009.

20. 赵金霞,苏茵,刘湘源. 早期类风湿关节炎分类标准及其诊断意义的探讨. 中华风湿病学杂志,2012,16(10):651 - 656.

21. Duarte C,Couto M,Ines L,et al. Epidemiology of systemic lupus erythematosus. In:Lahita RG,Tsokos G,Buyon J,et al. Systemic lupus erythematosus. 5th ed. London:Elsevier,2011:673 - 696.

22. Pons - Estel GJ,Alarcon GS,Scofield L,et al. Understanding the epidemiology and progression of systemic lupus erythematosus. Semin Arthritis Rheum,2010,39:257 - 268.

23. Tsokos GC. Systemic Lupus Erythematosus. N Engl J Med,2011,365:2110 - 2121.

24. 陆再英,钟南山. 内科学. 第7版. 北京:人民卫生出版社,2008:856 - 865.

25. Hochberg MC. Updating the American College of Rheumatology revised criteria for the classification of systemic lupus erythematosus. Arthritis Rheum,1997,40:1725.

26. Bombardier C,Gladman DD,Urowitz MR,et al. Derivation of the SLEDAI. A disease activity index for lupus patients. The Committee on Prognosis Studies in SLE. Arthritis Rheum,1992,35(6):630 - 640.

27. Arbuckle MR,McClain MT,Rubertone MV,et al. Development of autoantibodies before the clinical onset of systemic lupus erythematosus. N Engl J Med,2003,349:1526 - 1533.

28. Elkon KB. Autoantibodies in SLE. In:Klippel JH,Dieppe PA,eds. Rheumatology. 2nd ed. London:Mosby,1998.

29. Ruiz - Irastorza G,Khamashta MA,Castellino G,et al. Systemic lupus erythematosus. Lancet,2001,357:1027 - 1032.

30. 朱平,林文棠. 实用临床免疫学. 北京:高等教育出版社,2008:385 - 396.

31. Yarnell E. Primary Biliary Cirrhosis. Alternative and Complementary Therapies,2012,18(3):148 - 151.

32. Hirschfield GM,Karlsen PT,et al. primary sclerosing cholangitis. Available From:http://dx. doi. org/10. 1016/S0140 - 6736(13)60096 - 3;2013.

33. Heneghan MA,Yeoman AD,Verma S,et al. Autoimmune hepatitis. Available From:http://dx. doi. org/10. 1016/S0140 - 6736(12)62163 - 1;2013.

34. Charles Jennette J,Falk RJ,Andrassy K,et al. Nomenclature of Systemic Vasculitides. Arthritis Rheum,1994,37(2):187 - 192.

35. 赵明辉. ANCA 相关小血管炎及其进展. 首届中国肾脏内科医师年会,北京,2008.

36. 陈灏珠,林果为. 实用内科学. 第13版. 北京:人民卫生出版社,2009:2738 - 2741.

37. Bosch X,Guilabert A,Font J. Antineutrophil cytoplasmic antibodies. Lancet,2006,368:

404 – 418.

38. Walsh M, Flossmann O, Berden A, et al. Risk factors for relapse of antineutrophil cytoplasmic antibody – associated vasculitis. Arthritis & Rheumatism, 2012, 64(2):542 – 548.

39. Schmitt WH, van der Woude FJ. Clinical applications of antineutrophil cytoplasmic antibody testing. Curr Opin Rheumatol, 2004, 16:9 – 17.

40. Langford CA. Antineutrophil cytoplasmic antibodies should not be used to guide treatment in Wegener's granulomatosis. Clin Exp Rheumatol, 2004, 22:3 – 6.

41. 张乃峥. 临床风湿病学. 上海:上海科学技术出版社, 1999:287 – 299.

42. 中华医学会风湿病学分会. 干燥综合征诊断及治疗指南. 中华风湿病学杂志, 2010:766 – 768.

43. 蒋明,张奉春. 风湿病诊断与诊断评析. 上海:上海科学技术出版社, 2004:147 – 158.

44. 张胜利,黄烽. 脊柱关节炎的发展历史. 强直性脊柱炎. 北京:人民卫生出版社, 2011:1 – 7.

45. 栗占国,唐福林. 凯利风湿病学. 第 8 版. 北京:北京大学医学出版社, 2011:1393 – 1436.

46. 中华医学会风湿病学分会. 系统性硬化病诊断及治疗指南. 中华风湿病学杂志, 2011:256 – 259.

47. 中华医学会消化病学分会炎症性肠病学组. 炎症性肠病诊断与治疗的共识意见(2012 年广州). 中华内科杂志, 2012, 51(10):818 – 831.

48. Charles N, Michael Fried, Krabshuis, et al. World Gastroenterology Organization Practice Guidelines for the Diagnosis and Management of IBD in 2010. Inflamm Bowel Dis, 2010, 16:112 – 124.

49. Stange EF, Travis SPL, Vermeire S, et al. European evidence – based consensus on the diagnosis and management of ulcerative colitis:definitions and diagnosis. J Crohn's Colitis, 2008, 2:1 – 23.

50. Silvio Danese, Claudio Fiocchi. Ulcerative Colitis. N Engl J Med, 2011, 365:1713 – 1725.

51. Ooi CJ, Fock KM, Makharia GK, et al. The Asia – Pacific consensus on ulcerative colitis. J Gastroen Hepatol, 2010, 25:453 – 468.

52. Iskandar HN, Ciorba MA. Biomarkers in inflammatory bowel disease:Current practices and recent advances. Transl Res, 2012, 159:313 – 325.

53. Vilela EG, da Gama Torres HO, Martins FP, et al. Evaluation of inflammatory activity in Crohn's disease and ulcerative colitis. World J Gastroenterol, 2012, 18(9):872 – 881.

54. Papp M, Norman GL, Altorjay I, et al. Utility of serological markers in inflammatory bowel diseases:Gadget or magic? World J Gastroenterol, 2007, 13:2028 – 2036.

55. Arias – Loste MT, Bonilla G, Moraleja I, et al. Presence of Anti – proteinase 3 Antineutrophil Cytoplasmic Antibodies(Anti – PR3 ANCA) as Serologic Markers in Inflammatory Bowel Dis-

ease. Clin Rev Allerg Immu,2013,DOI 10. 1007/s12016 - 012 - 8349 - 4.

56. Zahir ST,Binesh F,Salmanroghani H,et al. Study the Level of ASCA and Panca Antibodies in Inflammatory Bowel Diseases in Comparison with Biopsy Findings. World J Med Sci,2012,7 (2):72 - 76.

57. Gary S. Firestein,Ralph C. Budd,等. 抗磷脂综合征 // Gary S. Firestein 主编. 凯利风湿病学. 第 8 版. 栗占国,唐福林,主译. 北京:北京大学医学出版社,2011:1381 - 1390.

58. De Groot PG,Meijers JC,Urbanus RT. Recent developments in our understanding of the antiphospholipid syndrome. Int J Lab Hematol,2012,34(3):223 - 231.

59. 刘毅. 风湿免疫系统疾病. 北京:人民卫生出版社,2012:142 - 150.

60. 中华医学会风湿病学分会. 混合性结缔组织病诊断及治疗指南. 中华风湿病学杂志,2011:42 - 45.

61. McGrogan A,Sneddon S,de Vries CS. The incidence of myasthenia gravis:a systematic literature review. Neuroepidemiology,2010,34:171 - 183.

62. Mao ZF,Mo XA,Qin C,et al. Incidence of thymoma in myasthenia gravis:a systematic review. J Clin Neurol,2012,8(3):161 - 169.

63. Carr AS,Cardwell CR,McCarron PO,et al. A systematic review of population based epidemiological studies in Myasthenia Gravis. Bmc Neurol,2010:10 - 46.

64. Meyer A,Levy Y. Geoepidemiology of myasthenia gravis. Autoimmun rev,2010,9(5):383 - 386.

65. Meriggioli MN,Sanders DB. Autoimmune myasthenia gravis:emerging clinical and biological heterogeneity. Lancet Neurol,2009,8(5):475 - 490.

66. Andersen JB,Engeland A,Owe JF,et al. Myasthenia gravis requiring pyridostigmine treatment in a national population cohort. Eur J Neurol,2010,17(12):1445 - 1450.

67. Gilhus NE. Autoimmune myasthenia gravis. Expert Review of Neurotherapeutics,2009,9 (3):351 - 358.

68. 王德炳. 内科学. 北京:北京大学医学出版社,2012:901 - 909.

69. Cruellas MGP,Santos Trindade Viana V dos,Levy - Neto M,et al. Myositis - specific and myositis - associated autoantibody profiles and their clinical associations in a large series of patients with polymyositis and dermatomyositis. Clinics(Sao Paulo),2013,68(7):909 - 914.

70. Ghirardello A,Bassi N,Palma L,et al. Autoantibodies in polymyositis and dermatomyositis,2013,15(6):335.

第八章

移　植

移植(transplantation)是指将健康细胞、组织或器官从原部位移植到自体或异体的一定部位,借以维持和重建机体生理功能的现代医疗手段。提供移植物的个体称为供体(donor),接受移植物的个体称为受体(recipient)或宿主(host)。移植可分为自体移植、同种异体移植、异种移植,目前应用最广的是同种异体移植。移植能否成功的关键是是否发生移植排斥反应及移植排斥反应的强弱,有时也取决于外科手术。

第一节　移植免疫特点

一、移植免疫特点

人类白细胞抗原(HLA)具有高度多态性,在进行同种异体移植后,由于供者、受者的 HLA 抗原不同,移植物进入受者体内后,受者的免疫系统识别移植抗原并视其为外来异物,激活免疫系统产生免疫应答,导致排斥反应的发生。供受者之间 HLA 的差异程度决定了同种异体移植后发生免疫排斥反应的强弱。

1. 移植抗原的识别与免疫应答　机体对于"自我与非我"的识别是在胸腺中完成。成熟 T 细胞对抗原有识别的特异性,T 细胞不是对天然存在的抗原分子进行识别,而是识别经过降解并与抗原呈递细胞(APCs)表面 HLA 分子结合的抗原多肽。CD4 具有与 HLA - Ⅱ类分子结合的特异性,而 CD8 分子则具有与 HLA - Ⅰ类分子相结合的特异性。

2. 抗原递呈　可溶性外来抗原需由 APC 摄入加工并降解为多肽片段,这些多肽与 APCs 表面 HLA 分子结合,才能被 TCR 识别。受者免疫系统可通过两种途径识别同种异体抗原:直接性抗原呈递途径和间接性抗原呈递途径。直接性抗原呈递途径由受者 T 细胞直接对供者抗原呈递细胞表面的完整的 HLA 分子进行识别;而间接性抗原呈递则由受者 T 细胞识别经自身 APCS 摄入加工异体 HLA 分子后所呈递的抗原多肽片段。

3. T 细胞活化　TCR 识别外源性抗原信号后,通过 TCR/CD3 复合体传递抗原特异性信号,同时在非特异性协同刺激信号作用下,T 细胞发生激活信号的跨膜传递,导致转录因子的活化和转化,进入基因的激活和表达。其中,急性排斥反应常通过直接识别,活化以 CD8$^+$CTL 为主的 T 细胞;慢性排斥反应则是间接识别以活化 CD4$^+$Th 为主。

4. 受者对同种异体移植抗原的免疫应答过程　T 细胞活化并大量增殖,释放大量细胞因子,激活巨噬细胞、NK 细胞等,同时大量细胞毒性 T 细胞活化,通过多种途径引起免疫应答过程,导致移植物的损伤。免疫系统经历抗原识别、T 细胞活化、增殖分化和产生免疫应答四个过程,最终导致移植物被排斥。

5. 抗体在排斥反应中的作用　受者体内抗供者 HLA 抗体与细胞排斥反应、急性血管性排斥反应和慢性排斥反应相关。供受者血型不符或受者体内存有针对供者的预致敏抗体时能引起超级排斥反应。

二、免疫排斥反应类型与发生机制(表 8 - 1)

(一)免疫排斥反应类型

根据排斥发生的机制、时间、临床表现、组织学特征、处理及预后的不同,宿主抗移植物反应(HVGR)又可分为三种类型:超急性排斥反应、急性排斥反应和慢性排斥反应。

1. 超急性排斥反应(hyperacute rejection,HR)　是由抗体介导和补体参与的体液免疫反应,由于受者体内预存有针对供者特异性抗原的抗体,移植物再灌注后,抗原抗体迅速结合,引起瀑布样级联反应,导致移植物迅速被破坏。超急性排斥反应主要发生在异种移植,供受者 ABO 血型不合,较多发生在多次妊娠、再次移植、或受者曾接受供者供血的输血治疗,受者体内存有对供者特异性抗原的预存抗体。通常发生在移植 1 周内,甚至在血管重建数分钟至数小时内,临床表现为移植后 1 周内移植物功能丧失。超急性排斥发生迅速,反应强烈,不可逆转,目前尚无有效的治疗手段,一旦发现需立即切除移植物,否则会导致受者死亡。移植前认真进行 ABO、Rh、HLA 配型和交叉配型,加之切取移植物和再灌注时熟练精确的手术操作,多可避免此类排斥反应的发生。

2. 急性排斥反应(acute rejection,AR)　是排斥反应中最常见的一种,是由

T 淋巴细胞介导的细胞免疫。最常发生于术后 5～15 天。临床表现多有发热、移植部位胀痛和移植器官功能减退等。病理特点是移植物实质和小血管壁上有以单个核细胞为主的细胞浸润、间质水肿与血管损害,后期在大动脉壁上有急性纤维素样炎症。免疫学改变包括淋巴细胞总数增加,CD3$^+$CD4$^+$细胞亚群比例增高,CD3$^+$CD8$^+$亚群比例降低等。急性排斥反应确诊主要依据病理学改变,确诊后需立即调整免疫抑制剂方案,大多数可缓解。

3. 慢性排斥反应(chronic rejection) 较少见,常发生于一次或多次急性排斥反应之后,也可发生于没有急性排斥反应的患者。病理学因素包括免疫学和非免疫学因素。临床表现为移植器官进行性的功能减退直至丧失;病理特点是血管壁细胞浸润、间质纤维化和瘢痕形成,有时伴有血管硬化性改变。本型反应虽然进展缓慢,但用免疫抑制治疗无明显的临床效果,再次进行移植是唯一可行的办法。

(二)免疫排斥反应的机制

移植排斥反应的机制和过程与一般免疫应答相似,只是参与的细胞是一种特殊类型的 Tc 细胞,称为细胞毒性 Tc 细胞(alloreactive CTL)。这种 Tc 细胞能识别并杀伤遗传学上无关供体表达外来抗原分子的移植物中的靶细胞,从而导致组织不相容移植物的排斥反应。造成排斥反应损伤效应的机制除 Tc 细胞介导的细胞毒作用外,尚有 NK 细胞介导的直接细胞毒作用和 ADCC、抗体介导的补体依赖性细胞毒作用和炎症效应以及细胞因子介导的系列炎症效应等。在不同情况下,各种机制分别参与的程度有所侧重,所以不同类型排斥反应的表现也不尽相同。

表 8-1 器官移植中的排斥反应

排斥反应	发生的时间	产生的机制	特点
超急性排斥反应	几分钟到数小时	由供体特异性抗体产生	对免疫抑制药物和抗排斥治疗不敏感
加速的排斥反应	24 小时到 7 天	主要由 T 细胞介导,但是也包含体液排斥的成分	这一排斥反应对抗排斥治疗的反应性依赖于是否包含体液免疫(即 HLA 抗体),如果由 T 细胞介导,则反应较好
急性排斥反应	几周到半年	T 细胞介导的细胞免疫	细胞免疫介导的急性排斥反应,对抗排斥治疗有反应
慢性排斥反应	1 年左右	细胞免疫	主要组织改变是纤维化,血管和内皮细胞层增厚和功能性组织的丢失

三、宿主抗移植物反应(host versus graft reaction,HVGR)与移植物抗宿主反应(graft versus host reaction,GVHR)

骨髓造血干细胞移植时,来自供体表达 HLA 的抗原呈递细胞和其他免疫细胞发挥着双重作用,即一方面作为同种异体抗原介导 HVGR,另一方面则作为过客细胞的重要膜分子参与 GVHR。GVHR 的产生机制为主要由于骨髓中成熟 T 细胞被不相容的宿主 HLA 抗原活化,进而增殖、分化为效应 T 细胞,并破坏宿主组织。产生 GVHR 的条件为宿主与移植物之间组织相容性不符;移植物中具备足够数量的免疫活性细胞;移植物受者处于免疫无功能或免疫功能极度低下的状态。

免疫耐受是指免疫系统对一个特定的抗原系列产生持久的免疫无反应、且这一状态的发生和维持均不需长期使用免疫抑制剂。器官移植的理想状态是使移植物受者对供者抗原产生耐受。

四、移植相关的实验室检查

器官移植前后需完善一系列相关的实验室检查,尤其是移植前的检查,明确患者是否有移植的禁忌证,帮助患者选择合适的供者,制定术前手术方案及术后治疗策略,提高移植的成功率。实验包括两大类,即一般的实验室检查和与移植密切相关的特殊实验室检查项目。

一般实验室检查项目包括血、尿、便常规,生化,感染筛查,免疫性疾病和免疫功能的检查等。

特殊实验室检查项目包括组织分型和配型,ABO 血型的检查和配型,群体反应性抗体(PRA)检查,造血干、祖细胞计数等,详见第一章相关内容。

(杨慧荣　王冰洁)

第二节　常见的组织或器官移植

临床器官移植术的建立至今已有50多年的历史,经历了理论、技术及伦理等多重考验,逐步走向成熟并越来越多地被人们所接受,成为临床治疗不可逆器官衰竭及某些恶性肿瘤的唯一手段。目前可实施的临床移植包括肝移植、肾移植、心脏移植、肺移植等实体器官移植和造血干细胞移植等。

● 肾移植

一、概述

肾脏的所有组织均表达 HLA – Ⅰ 类抗原,而 HLA – Ⅱ 类抗原只在肾小球、肾小管、血管内皮细胞等部分组织中表达。移植前要通过 ABO 血型配型、HLA 配型和交叉配型选择合适的供者器官。

二、检测

供者肾选择须遵循以下原则:①以 ABO 血型完全相同者为好,至少能够相容。但近年随抗体吸附技术及免疫抑制剂的发展,目前已有 ABO 不相容的肾移植成功病例报道。②选择最佳的 HLA 配型的供者器官。HLA 抗原共包括 A、B、C、DP、DQ、DR 抗原六大类型,其中 DR 抗原是否相容最为重要,其次为 A、B 抗原。③选择淋巴细胞毒试验阴性的供者。用受者的血清与供者的活淋巴细胞在补体参与下使抗原抗体结合,用荧光液染色后,通过荧光倒置显微镜观察死亡细胞的比例,阴性 < 10%,10% ~ 15% 为弱阳性,阳性 > 15%。该实验可协助判断供受者的组织相容性,细胞死亡率越高预示移植后超急性排斥反应的发生率越高。④群体反应抗体的检测(PRA),PRA 是各种组织器官移植术前筛选致敏受者的重要指标,用于检测受者血清内抗 HLA – IgG 抗体的特异性及滴度。RPA≥10% 为阳性,阳性程度越高提示患者体内抗 HLA 抗体含量越高,移植后移植物的存活率越低。

（一）ABO 血型鉴定

临床常规采用盐水介质凝集试验或凝胶微柱法进行 ABO 血型鉴定。A 型人血清中有抗 B 抗体;B 型人血清中有抗 A 抗体;O 型人血清中有抗 A 及抗 B 抗体;AB 型人血清中无抗 A 抗体及抗 B 抗体。配型对供、受者 ABO 血型的要求,见表 8 – 2。

表 8 – 2 配型所需供、受者 ABO 血型相同或相容

受者血型	供者血型
O	O
A	A、O
B	B、O
AB	A、B、AB、O

（二）HLA 配型

1. 首次肾移植　在首次肾移植的成人患者中，HLA 全相合移植肾存活率显著高于不全相合者，供体与受体间 HLA 位点匹配程度同移植肾远期预后呈明显正相关，每增加一个错配位点都会导致移植肾远期存活率明显降低。虽然目前免疫抑制剂的发展迅速，但多项研究仍显示 HLA 匹配程度在供者选择方面起到重要作用。

在 HLA 单倍相容的情况下，成人首次肾脏移植 10 年肾脏存活率的比较：同胞间移植存活率＞其他活体移植存活率＞尸肾移植存活率。

供者、受者 HLA 位点匹配程度与肾移植排斥反应和肾移植长期存活率相关。如受者体内预存的抗 HLA 抗体，必须避免供者 HLA 抗原与受者体内 HLA 抗体在肾移植时发生超急性排斥反应

2. 再次肾移植

（1）再次肾移植的受者中高敏受者显著增加，二次移植致敏率为 40%，三次及以上的致敏率高达 60%。因此，HLA 相容的供体和受者的 PRA 检测尤为重要。

（2）影响肾移植存活率的危险因素有供者死亡原因、HLA 配型（HLA 抗原检测）、PRA 百分比（抗 HLA 抗体检测）、供者年龄。

三、临床思路（图 8 - 1）

肾移植分为活体移植和尸肾移植。活体移植包括同胞间移植和其他活体移植，影响长期存活的主要是 Ⅰ 类抗原，尤以 HLA - B 抗原重要；Ⅱ 类抗原对长期存活和短期存活均有影响，尸肾中以 HLA - DR 抗原最为重要。在成人首次肾脏移植的患者，1 年存活率活体移植可达 97%，尸肾移植为 94%。

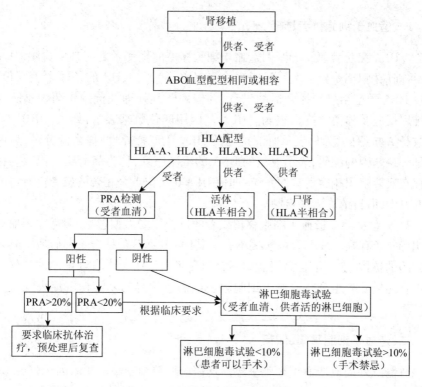

图 8 - 1 肾移植配型的流程图

● 造血干细胞移植

造血干细胞是造血与免疫系统的起始细胞,具有自我复制和多向分化能力,如能获得相当数量的造血干细胞短期内可重建血液及免疫系统。造血干细胞移植即用预处理方案清除受者造血与免疫系统,回输自体或供者造血干细胞,重建造血及免疫系统的过程。根据造血干细胞来源器官不同,可分为胎肝移植、脐血移植、骨髓移植及外周造血干细胞移植。自 1959 年首例 Syn - BMT 实施以来,随着 HLA 配型技术的进步及临床经验总结,目前造血干细胞移植已广泛应用于再生障碍性贫血等非肿瘤性疾病及急性白血病、淋巴瘤、多发性骨髓瘤等肿瘤性疾病。

一、造血干细胞供者选择

1. HLA 配型检测　异基因造血干细胞移植前供受者之间必须检测 HLA 配型,目前应用 DNA 分子序列配型法检测 MHC 的 A、B、DR 的各两个基因位点。通过 HLA 配型结果选择合适的供者,并借助于预处理及抗排斥药物预防移植物排斥反应及移植物抗宿主病。HLA 基因用四位数来表示,如 A * 0101,前两位数是 A 抗原的编码,表示血清抗原的 HLA 免疫特异性,称为低分辨;后两位数是等位基因的编码,表示亚型的 DNA 的不同序列,称为高分辨。但因为体内尚存在次要组织相容性抗原系统,即使 HLA 6 个位点全相合的患者仍有可能发生 GVHD,但目前尚无法检测。

2. 血型检测　造血干细胞移植供者的选择不受血型影响,但需完善血型检测明确是否存在主要不合或次要不合。其中,主要不合是指受者血清中有供者红细胞的抗体,次要不合是指血型不合但受者血清中无供者红细胞的抗体。主要不合的供受者组合行造血干细胞输注前需应用羟乙基淀粉沉淀去红避免急性溶血。

二、造血干细胞采集、保存

骨髓及外周血造血干细胞采集前均需应用粒细胞集落刺激因子(G – CSF)动员,采集物单个核细胞需达 $5 \times 10^6/kg$、$CD34^+$ 细胞计数达 $2 \times 10^6/kg$。

三、造血干细胞回输及造血重建

骨髓液需在采集后 6 小时内回输,经液氮冻存的干细胞需由 37℃ 水浴溶解后输注。造血干细胞回输前后予常规抗排斥治疗。回输后定期监测血常规,无输血支持前提下如中性粒细胞计数大于 $0.5 \times 10^9/L$,血小板计数达 $20 \times 10^9/L$ 并能持续 7 天以上为临床白细胞及血小板植活标志。此外,性染色体检测或 DNA 短片段串联重复(STR)检测为异基因造血干细胞植活的直接证据。

(杨慧荣　王冰洁)

第三节 排斥反应的免疫监测

移植排斥反应(transplantation rejection)是由受者免疫系统识别供体抗原所引起的一系列免疫反应,最终导致移植物功能丧失或受者机体损害。从 20 世纪 80 年代起,随着免疫抑制剂如 CsA 和 FK506 的成功研制及广泛临床应用,移植物排斥反应明显减少,存活期明显延长,但是排斥反应仍然是影响移植物长期生存的重要因素,因此对于排斥反应的监测是移植术后管理的重要内容。目前已基本清楚排斥反应的发生机制和临床类型,对其监测和抑制的研究也取得了一定的成就。

一、概述

排斥反应的监测主要包括受体全身状况的评价,移植物功能的测定,移植物组织病理学检查,受体免疫系统的评估及免疫抑制剂的血药浓度。根据排斥反应发生的时间,结合临床资料加以分析,能区分不同类型的排斥反应。超急性排斥反应多发生在术后 1 周内,甚至在术中即刻或术后数小时内发生,若移植物迅速出现功能性破坏,即可临床诊断,后经组织病理学确诊。急性排斥反应通常发生在术后 7 ~ 10 天发生,慢性排斥反应多在术后 1 个月或更长时间发生。需要注意的是急性和慢性排斥反应在时间上难以确切的鉴别,需结合临床资料及组织病理学检查。免疫功能的监测包括体液免疫监测和细胞免疫监测,与排斥反应相关的主要是细胞免疫,主要包括:淋巴细胞计数及淋巴细胞亚群 CD3、CD4/CD8 细胞的比例等。

二、移植排斥反应免疫学监测内容

(一) 体液免疫水平检测

主要包括 ABO 等血型和抗 HLA 抗体、抗供者组织细胞抗体、抗血管内皮细胞抗体、冷凝集素等的检测。测定方法可以根据相应抗原的特性,采取各种交叉配型、补体依赖的细胞毒性试验等。移植术前检测受者血清 PRA 水平,可以判断器官移植时受体对移植物的敏感程度。

体液免疫的实质是抗体介导的排斥反应,受者体内介导排斥发生的抗体统称为供者特异性抗体,抗 HLA 抗体是目前应用群体反应性抗体最常检测的供者特异性抗体,临床上积累了大量有关抗体导致移植物损伤的证据。在抗体介导的体液性排斥中,补体起着协调和加强免疫的调节作用,C4d 是补体经典途径活化过程中 C4 被抗原抗体复合物激活后的裂解产物。例如在正常肾脏中,可在肾小球的系膜区、动脉内膜和肾小管基膜检测到 C4d,但在肾小管管周毛细血管并无沉积,因此 C4d 在移植肾管周毛细血管沉积,就为移植肾内发生抗体介导补体参与的体液免疫反应提供了直接原位的证据。最近有研究报道记忆 B 细胞与移植后早期急性体液免疫反应存在相关性。虽然目前相关的基础研究并不多,但为既往致敏受者移植后急性体液性排斥反应的发病机制研究,并为临床制定有效的预防和治疗措施提供了新的思路。输血、妊娠等既往致敏史及供受者 HLA 错配是诱发移植后早期急性体液性排斥反应的重要因素。移植后早期动态监测群体反应性抗体水平可以为既往致敏受者肾移植后急性体液性排斥反应提供最直接的诊断依据,但由于移植前群体反应性抗体监测不能完全反映受者的预致敏状态,因此,如何准确安全地评估不同患者移植前后体内免疫状态、及时预测和诊断急性体液排斥反应是临床急待解决的问题。

(二)细胞免疫水平的检测

1. 外周血 T 细胞及其亚类计数   外周血 T 细胞计数用单克隆抗体免疫荧光法或流式细胞仪测定 T 细胞及其亚群,在急性排斥的临床症状出现前 1~5 天,T 细胞总数和 CD4/CD8 比值升高,巨细胞病毒感染时比值降低;不同单位报道的比值不同,一般认为当比值大于 1.2 时,预示急性排斥即将发生;比值小于 1.08 则感染的可能性很大。如果能进行动态监测,对急性排斥和感染的鉴别诊断会有重要价值。另外,淋巴细胞转化试验对测定 T 细胞总数和功能状态也有一定意义。应用 CD 系列单克隆抗体做荧光染色,借助荧光显微镜或流式细胞仪分析计数。

2.4 小时 T 细胞转化试验   检测受者致敏 T 细胞,即取受者外周血淋巴细胞,不经培养直接加入 3H-TdR,置 CO_2 孵箱温育 4 小时,检测细胞 3H-TdR 掺入量。该法是一项预报急性排斥反应危象较为满意的方法。

3. NK 细胞活性测定   移植后因免疫抑制剂的应用,NK 细胞的活性受抑制,但在急性排斥前会明显增高。取供者淋巴灭活后作为刺激细胞,分离患者淋巴细胞作为反应细胞,将两种细胞混合直接做 CML,测得的结果受 Tc 细胞和 NK 细胞共同影响;另外,对其进行动态监测的意义更大一些。

(三)细胞因子检测

IL-1、IL-2、IL4、IL-6、IFN-7 和 sIL-2R 等多种细胞因子已作为监测移植排斥反应的常用项目,发生移植排斥反应时这些细胞因子的水平均可升高。

血清 IL-2R 浓度在急性排斥反应和病毒感染时升高,并且以动态监测为好。T 细胞激活后可释出 IL－2R,在急性排斥和病毒感染时 IL－2R 的血清含量升高,以巨细胞病毒感染时增高最明显。环孢菌素 A 肾毒性的肾功能减退时血清肌酐值增高,而 IL－2R 明显降低。血清肌酐值和 IL－2R 同时增高对急性排斥的诊断有意义。但个体间血清 IL－2R 的含量差别显著,无公认的诊断标准,限制了它的临床的应用,动态检测可克服这一缺点。此外,计数供者外周血单个核细胞中分泌 IL－2 的特异性 T 细胞比值,可判断有无 GVHR 发生的可能。

黏附因子及其配体的检测,如 ELAM－1、VCAM、ICAM 等,也可作为急性排斥反应的监测指标。

(四)补体水平及黏附分子的检测

发生移植排斥反应时,受体补体消耗增加,导致血清中补体成分的减少。可检测总补体的活性和单个补体成分。细胞黏附分子可通过抗原呈递、介导白细胞在内皮黏附及外渗、以及介导效应细胞和靶细胞识别参与排斥反应发生。

(五)急性时相反应物质的检测

CRP、IL－1、IL－6、TNF、HSP 等是发生炎症反应的标志性分子,移植排斥反应实际上是针对移植物的免疫炎症,CRP 等急性时相反应物质在急性排斥反应时有增高的可能,尤其在移植后发生细菌或真菌感染时。

(六)尿微量蛋白检测

尿微量蛋白(如 $\alpha1－MG$ 和 MA)与器官移植受者早期肾功能损伤的评估关系密切。不仅有助于判断大器官移植尤其是肾移植时排斥反应的发生,也可作为免疫抑制剂肝肾毒副反应的观察指标。

第四节　常用免疫抑制剂及其血药浓度监测

一、概述

Vine W 等于 1987 年首先报道了环孢素 A(cyclosporine,CsA)的药物浓度监测(therapeutic drug monitoring,TDM)。自此,全球逐渐开展了免疫抑制剂的临床药物浓度监测。1995 年 Kahan BD 也提出,由于存在个体代谢差异以及药物在体内分布差异,对于治疗窗狭窄的免疫抑制药物,需要进行密切的临床药物浓度监测以预测治疗效果,避免药物剂量使用不当引起免疫抑制作用不足或导致药物毒副反应。事实上,TDM 在不同学科里很大程度依据标准剂量或体重调整药物剂量并监测全血或血浆药物浓度,通过检测药物浓度、调整药物剂量达到预先规定的靶浓度,从而避免药物过量引起中毒或药物不足而不能达到预期的治疗效果。

在器官移植领域,免疫抑制剂的用药原则是根据受者年龄、性别、体重、HLA 匹配程度和 PRA 等指标选择合适的免疫抑制剂,根据药物的半衰期和药代动力学选择恰当的服药时间和给药途径,依据不同的治疗时期选择不同的理想靶目标浓度,最终依据监测的药物浓度调整免疫抑制剂的用量。一般来说,治疗早期免疫抑制剂用量宜大,后期逐渐减量维持。对于再次移植及致敏患者、中青年患者剂量偏大,老年受体及亲属供体移植患者剂量宜小。同时,治疗期间既要考虑药物的疗效,还需充分考虑药物对个体的毒副反应,如剂量累积后感染及恶性肿瘤的发生等。所以,免疫抑制剂的药物浓度监测在器官移植术后非常重要。

二、常用免疫抑制药物分类

(一)根据合成方法分类

1. 微生物酵解产物 CsA 类、FK506、西罗莫司(rapamycin,RaPa)及其衍生物 SDZ RAD、米唑立宾(mizoribine,MZ)等。

2. 完全有机合成物 激素类、硫唑嘌呤(azathioprine,Aza)、来氟米特(Leflunomide)、breqinar(BQR)等。

3. 半合成化合物 骁悉(mycophenolate mofetil,MMF)、SDZIMM125、脱氧精瓜素(Deoxyspergualin,DSG)等。

4. 生物制剂 抗胸腺细胞球蛋白(antithymocyte globulin,ATG)、抗淋巴细胞球蛋白(antilymphocyte globulin,ALG)等。

(二)根据作用机制分类

1. 细胞因子合成抑制剂 CsA 类、FK506。

2. 细胞因子作用抑制剂 RaPa、Leflunomide。

3. DNA 或 RNA 合成抑制剂 MZ、MMF、BQR、Leflunomide。

4. 细胞成熟抑制剂 DSG。

5. 非特异性抑制细胞生长诱导剂 SKF105685。

三、常用免疫抑制剂

1. 环孢素 A 环孢素 A 又称 CsA,最早于 1970 年由 Thiele 和 Kis 从采自挪威南部 Hardanger Vidda 地区土壤中获得的多孢子木真菌中提取获得,1978 年最先被应用于肾移植后的排斥预防,目前仍在抗排斥治疗中占据举足轻重的地位。其作用机制是抑制 T 细胞活化过程中 IL－2、IL－3 和 IFN－γ 等细胞因子基因的转录,抑制 IL－2 的生成及其受体的表达。用 CsA 治疗可以大大降低皮肤、心、肾、肝、胰腺、骨髓、肺、小肠等移植排斥反应的发生率并明显提高了移植物的存活率。但过量使用会引起严重的毒副反应,主要是肾毒性和肝毒性,其他的可逆性反应包括腹泻、牙龈增生、恶心、呕吐、多毛症、震颤、高血压及高脂血症等。

CsA 的免疫抑制强度及不良反应程度均具有一定的剂量相关性,同时鉴于 CsA 的药代动力学在不同个体及同一个体的不同时期均具有可变性,且 CsA 的有效浓度及中毒浓度相对接近,CsA 是属 TDM 常规监测的药物。为了尽量减低用药后毒性反应的发生,又能有一个稳定恒定的取血时间点,临床的传统习惯都是在早上服药前取血测定(C0 也就是 C 谷)。但近年来研究表明,服药后 2 小时取血测定 C2 对急性排斥反应具有更佳的监测效果。与 C0 相比,C2 监测可使急性排斥的发生率降低 25%,并可降低急性排斥发生的严重程度。在术后 3 天达到目标 C2 浓度的患者中,3 月时急性排斥发生率仅为 12.5%。Barama 等报告,在肾移植中 C2 是一个减低排斥反应发生概率的敏感的预测指标。

2. 他克莫司　他克莫司(tacrolimus)又称 FK506,商品名为普乐可复(prograf),是 1984 年日本藤泽药品公司从放线菌中分离出的 23 环大环内酯类抗生素。1989 年 Starzl 等首次将其用于肝移植,取得了良好的效果。FK506 的免疫抑制作用机制与 CsA 相似,它可与细胞质中的 FK506 结合蛋白(FKBP)结合,形成药物－FKBP 复合物,抑制钙离子依赖性丝氨酸或苏氨酸磷酸酶－calcineurin 活性,阻断早期淋巴细胞基因表达必须的去磷酸化过程,进而抑制 T 细胞特异性的转录因子活化,其对 T 细胞的抑制作用比 CsA 强 10 到 100 倍。对 B 细胞的活化也有潜在的抑制作用。对肝移植的效果优于环孢素,也可用于心脏、肾脏、骨髓移植等。

FK506 口服后被迅速吸收,平均口服生物利用度仅为 20% 左右,治疗窗浓度范围小(5～20ng/ml),而且患者个体之间存在着较大程度的差异,所以药物剂量需要个体化,以到所需求的全血谷值浓度。FK506 最常见的不良反应为神经毒性及继发性糖尿病,其他不良反应还包括肾毒性、高血压、高血脂、低血镁等。

3. 西罗莫司　雷帕霉素(rapamycin,RAPA)商品名西罗莫司(Sirolimus),是从吸水性链霉菌(streptomyces hygroslopicus)发酵液中提取出来的一种大环内酯抗生素类免疫抑制剂。RAPA 是一种新型抗排斥反应药物,1999 年 9 月由美国食品药品监督管理局批准上市。

与 FK506 及 CsA 的作用机制不同,它与细胞质内 FKBP – 12 结合,阻断哺乳动物西罗莫司靶蛋白,进而阻断 IL – 2 介导的信号传导通路,阻断 T 细胞由 G1 期进入 S 期。其活性比 CsA 强近 100 倍,肾毒性比 CsA 及 FK506 低,与 CsA 有良好的协同作用。

RAPA 作为一种新型强效的免疫抑制剂,目前主要用于防止器官移植术后急性排斥反应的发生,可以单独使用或者与 CsA 或 FK506 联合使用。多项临床试验表明 RAPA 与 CsA 联合应用不仅能降低急性排斥发生率,而且通过早期减量并停用 CsA 明显降低肾毒性。同时,与 CsA 相比,RAPA 被认为可降低移植后恶性肿瘤及慢性移植肾肾病的发生率。

与 CsA 产生的肾毒性、神经毒性和高血压等不良反应不同,RAPA 主要不良反应是骨髓抑制和高血脂。由于 RAPA 药代动力学参数的差异,临床要求在用药过程中监测药物浓度,以期达到理想的治疗效果,又能最大限度地避免毒副反应。

4. 骁悉　骁悉(Mycophendate Mofetil,MMF)是霉酚酸(MPA)的 2 – 乙基酯类衍生物,在体内脱酯化后形成具有免疫抑制活性的代谢产物 MPA,MPA 通过抑制次黄嘌呤单核苷酸脱氢酶(IMPDH),抑制鸟嘌呤的合成,选择性阻断 T 和 B 淋巴细胞的增殖,发挥免疫抑制作用。研究表明,MMF 还能通过抑制淋巴细胞活化过程中第一及第二信号的激活,从而达到免疫抑制的目的。自从 Sollinger 首次成功地将 MMF 应用于肾移植之后,该药物因具有独特的免疫抑制作用和无肾毒性而备受关注。据报道,MMF 能使急性排斥反应的发生率降低 50%。目前认为钙调神经素类抑制剂(CsA、FK506 等)可导致慢性移植肾肾病,MMF 作为无肾毒性的强效免疫抑制剂可以用于肾移植术后的维持用药。尽管 MMF 无肾毒性,但它也存在着其他方面的不良反应。

MMF 常见的主要不良反应是对消化系统、血液系统的影响。另外,用药使感染特别是巨细胞病毒(CMV)感染疾病和恶变的发生率增加。由巴塞罗那科学委员会的 Grinyo 等主持的欧洲 MMF 合作研究小组曾对 491 例肾移植患者进行研究,验证了以上各项不良反应,并且存在 MMF 3g/d 不良反应总体发生率大于 2g/d 这样一个趋势。Johnson 等新近研究发现,MMF 的不良反应与年龄也存在一定关系,老年肾移植受者中胃肠道症状、机会性感染更常见。

MMF 口服后经肠道进入体内,即迅速水解为 MPA,其中大部分与血浆白蛋白结合,称结合 MPA,非结合者称游离 MPA。在肝脏转变成无活性的麦考酚酸葡糖苷酸结合物(MPAG),再由肾脏排泄。MPA 的生物利用度以总体 MPA AUC 0～12h 来表示,MPA AUC 0～12h 代表口服药物后 0～12 小时 MPA 浓度时间曲线下的面积,C30 代表口服 MMF 后 30 分钟时的血药浓度,Cmin 代表谷值浓度,Cmax 代表峰值浓度。早期的研究表明,MMF 的血液学等不良反应及排斥反应与 MPA AUC 0~12h 密切相关。

监测 MMF 血药浓度,进行个体化给药时,应考虑到影响 MMF 吸收、分布、代谢和排泄、游离 MPA 比率以及药物间相互作用等诸多因素。临床上根据监测 MMF 的浓度来调整 MMF 的用量可以减少腹泻、腹痛、恶心、呕吐、胃肠道出血、白细胞减少症、贫血、血小板减少症、感染和恶性肿瘤等不良反应的发生,同时可以减少排斥反应的发生。目前,德国许多移植中心常规进行 MMF 浓度检测,我国大多数移植中心尚未开展此项工作。

5. FTY720 FTY720 是一种来源于子囊菌冬虫夏草的新型免疫抑制剂。FTY720 与传统的免疫抑制剂比较,是一种作用机制完全不同的新型免疫调节剂,属于鞘胺醇 1 - 磷酸受体亲和剂。通过调节淋巴细胞对趋化因子的反应性诱发淋巴细胞归巢至淋巴结,抑制活化的淋巴细胞对移植物或炎症组织造成浸润从而保护移植器官。

测定 FTY720 浓度可以采用高相液相色谱方法(high performance liquid chromatography - mass spectrometry,HPLC - MS)。监测结果表明 FTY720 的剂量与药物吸收和食物相互作用呈独立的线性关系。该药也有较长吸收时相,到达最大浓度的时间一般为 24 小时。由于 FTY720 溶于水和乙醇,所以有较高的生物利用度。有作者报道在剂量不受限制的 FTY720 毒性药理学研究中,FTY720 主要损伤的靶器官是肺气管平滑肌,导致气管肥大、增生及支气管狭窄,但在临床试验中常见的副反应为恶心、腹泻、厌食。FTY720 绝大部分在肝脏混合功能性氧化酶系统中代谢,由于不影响 CsA、FK506 和 Rapamycin 的代谢,相互间无影响。

6. 其他 除上所述,还有一些药物如单克隆抗体抑制剂、多克隆抗体抑制剂及中药(如雷公藤、灵芝、水菖蒲、山茱萸)等,目前尚无结论是否行药物浓度监测。

四、免疫抑制剂体内浓度监测

目前国内外测定免疫抑制剂血药浓度的方法有:酶免疫分析法、放射免疫法(RIA)、荧光偏振免疫分析法(FPIA)、化学发光微粒子酶免疫分析法(CME-IA)、高效液相 - 质谱(HPLC - MS)联用技术、胶束电动毛细管电泳法(MEKC)等。可根据使用的免疫抑制剂类型和临床实验室条件,选择不同的监测方法。

(闫存玲 王冰洁)

参考文献

1. 何维. 医学免疫学. 第 2 版. 北京: 人民卫生出版社, 2010.

2. 金伯泉. 医学免疫学. 第 5 版. 北京: 人民卫生出版社, 2008.

3. 王兰兰. 临床免疫学检验. 第 5 版. 北京: 人民卫生出版社, 2012.

4. Yi Zhang, Gerard Joe, Elizabeth Hexner, et al. Alloreactive memory T cells are responsible for the persistence of graft – versus – host disease. J Immunol, 2005, 174: 3051 – 3058.

5. 王建中. 实验诊断学. 第 2 版. 北京: 北京大学医学出版社, 2010.

6. 张晓莉, 徐莹, 李勇. 免疫抑制药物在抗移植排斥反应过程中的应用. 中国组织工程研究与临床康复, 2011, 15(53): 10023 – 10026.

7. 张善堂, 唐丽琴, 聂松柳. 免疫抑制剂的治疗药物监测研究进展. 中国临床保健杂志, 2012, 15(4): 433 – 436.

8. Chena YL, Hirabayashi H, Akhtar S, et al. Simultaneous determination of three isomeric metabolites of tacrolimus (FK506) in human whole blood and plasma using high performance liquid chromatography tandem mass spectrometry. J Chromatogr B Anslyt Technol Biomed Life Sci, 2006, 830(2): 330 – 341.

第九章

免疫性疾病检验结果的质量保证

免疫性疾病相关检验项目大多通过临床免疫学方法,对与免疫反应相关的各种免疫物质如免疫细胞、抗原和抗体等进行检测,提高了免疫性疾病的诊断、鉴别诊断、评估治疗效果、判断预后和早期预测的水平。但由于免疫性疾病的复杂性、抗原或抗体表现的异质性、检验方法的局限性、被测物质在体内的含量过低等,使检验结果受到多因素的影响。因此,确保免疫性疾病检验结果的准确性和稳定性非常重要。质量保证(quality assurance,QA)是临床实验室为证明提供给患者临床诊疗有效性数据而采取的一系列措施,涵盖了实验室内进行检测前、中、后的所有活动。

第一节 合格标本的质量保证

要保证检验结果的准确,满足临床工作的需要,首先要保证检验标本的合格。标本的合格主要涉及患者准备、标本的正确采集、输送及保存等环节。其中送检标本的质量是其核心,如防止溶血、乳糜血、血液污染,治疗药物及激素测定还应注意标本采集的时间,甚至患者体位都能对检测结果造成影响。

一、外源性干扰因素的避免

送检标本的质量是否符合要求基于两个基本原则:①必须满足检测结果正确性的各项要求;②检验结果必须能真实、客观地反映患者当前病情。因此,应尽可能避免一切干扰因素,因其可以影响到检测结果的准确性。

(一)常见的外源性干扰因素

外源性干扰因素包括血标本类型、溶血标本、标本被细菌污染、标本贮存时间过长、血标本凝固不全和患者的饮食、药物等。

1. **血标本类型**　免疫相关检测项目最好使用血清标本,这是因为相应检测方法所建立的程序及参考范围所应用的标本等均为血清标本。若条件不允许需使用血浆,应重新对方法进行评估及验证。

2. **溶血标本**　要注意避免出现严重溶血。血红蛋白中含有血红素基团,具有类似过氧化物的活性,因此,在以 HRP 为标记酶的 ELISA 测定中,如血清标本中血红蛋白浓度较高,则其就很容易在温育过程中吸附于固相,从而与后面加入的 HRP 底物反应显色。

3. **标本被细菌污染**　样本的采集及血清分离中要注意尽量避免细菌污染,一是细菌的生长,其所分泌的一些酶可能会对抗原抗体等蛋白产生分解作用;二是一些细菌的内源性酶如大肠杆菌的 β - 半乳糖苷酶本身会对用相应酶做标记的测定方法产生非特异性干扰。

4. **标本贮存时间过长**　标本在 2 ~ 8℃下保存时间过长,IgG 可聚合成多聚体,在间接法 ELISA 测定中会导致本底过深,甚至造成假阳性。血清标本如果是以无菌操作分离,则可以在 2 ~ 8℃下保存 1 周,如为有菌操作分离,则建议冷冻保存。样本的长时间保存,应在 - 80℃以下。

5. **血标本凝固不全**　血液采集后,如收集管中无促凝剂和抗凝剂,则血液通常在半小时后开始凝固,18 ~ 24 小时完全凝固。日常检验中,常在血液还未开始凝固时即离心分离血清,此时因血液没有完全凝固,离出的"血清"并非为完全的血清,其中仍残留部分纤维蛋白原,如将其加入微孔中,在 ELISA 测定过程中仍可以形成肉眼可见的纤维蛋白块,易造成假阳性结果。因此,血液标本采集后,应使其充分凝固后再分离血清,或标本采集时用带分离胶的采血管或于采血管中加入适当的促凝剂。

6. **冷冻保存标本避免反复冻融**　冷冻保存的血清标本须注意避免因停电等造成的反复冻融。标本的反复冻融所产生的机械剪切力将对标本中的蛋白等分子产生破坏作用,从而引起假阴性结果。此外,冻融标本的混匀亦应注意,反复颠倒混匀即可,不要进行剧烈振荡。此外,标本在保存中如出现细菌污染所致的浑浊或絮状物时,应再次离心沉淀后取上清液检测。

7. **饮食、药物的影响**　餐后采集的血液标本,其血清出现乳糜状,可以影响许多检验项目测定的正确性。由于人们饮食的多样性,消化、吸收及代谢等的生理功能又各不相同,因此控制这一因素的唯一的办法是空腹采集标本,特别是血液标本。通常是早晨空腹采血,但空腹并非时间越长越好,空腹一般指进食后 12 小时,空腹时间越长,患者处于饥饿时间过久,可使血糖、蛋白质降低,胆红素升高。但急诊检验及受饮食影响较少的检验项目如某些抗原、抗体的测定等,则不受其限制。药物的影响是一个非常复杂的问题,每种药物对每项检验结果影响的研究还不可能完全做到,在不影响临床对患者治疗的前提下,尽量在不服药期间采集标本。

(二)血液标本要求

空腹静脉采血 3ml 或 5ml,无需抗凝,真空采血管内可加分离胶和促凝剂,采血前 12~14 小时禁食,可少量饮水,一般不会对检验结果产生明显影响。在抽血前 1 天应保持平常的饮食习惯,不喝酒,晚餐后不喝咖啡或浓茶。第 2 天早上采血前不吃早餐,少喝或不喝水,避免剧烈运动。

(三)标本采集及注意事项

(1)除非是卧床的患者,一般在采血时取坐位,因体位会影响水分在血管内外的分布,对检测结果会产生一定的影响。如体位从立位到卧位时,一些检测指标会下降,如 Hb 下降4%;HCT 下降6%;IgG、IgA 下降7%;IgM 下降5%;K^+下降1%;Ca^{2+}下降4%;ALT 下降7%;ALP、AST 下降9%;三酰甘油下降6%;甲状腺素下降11%。

(2)采静脉血时止血带结扎时间不能过久(一般小于 1 分钟)。要特别注意采血不能在输液的同侧进行,更应杜绝在输液管内采血,因输液成分会影响检测结果或使血液稀释导致检测结果偏低。

(3)多数免疫项目需要用血清试管(带分离胶和促凝剂)采集标本,应避免剧烈震荡,以免溶血对结果产生影响。一般采血后 2 小时内送检。

(四)标本的唯一标识及患者信息

不同的检验项目应有不同的标识,如真空采血管基本上可做到这一点。标本容器的标签上至少应注明下列内容:患者姓名及登记号(病案号)、标本 ID 号、检验项目、送检科室、标本类型、采集标本的时间,标本接受部门应当场核对,确保无误。

二、标本流转的质量保证

(一)标本的运送和处理

(1)标本采集后应立即送检,传送过程中应密闭、防震、防污染、防止标本及唯一标识丢失和混淆,应注意防蒸发和保温问题。到达实验室后要及时分离血清。

(2)建立和实施标本运送程序,确保运送安全和标本质量,做好标本运送交接记录。

◈ 根据检验项目的性质,运送标本人员确定运送的时间范围,并与实验室工作人员进行确认。

❖ 交接和运送人员的记录。注意详细记录交接时间和交接人(包括拒收记录),应规定记录时间到分钟,同时规定好特殊状态标本的接收要求。

(二)拒收标本的规定

(1)标本标签信息不全或医嘱停止的标本。

(2)唯一标识错误或不清楚的,如标签脱落或字迹不清。

(3)标本量太少,不足以完成检验目的所要求的检测。

(4)溶血、乳糜或黄疸的标本,如有长期乳糜血患者(短期内控制饮食不能避免乳糜者),与临床医生及患者沟通,并标注"乳糜血,结果供参考"字样。

(5)用错标本容器或容器破损的标本。

(6)在输血输液侧采集的标本。

三、(分析后)标本的正确储存

完成检测后标本储存的目的为了必要时的复查及追加检验项目。各临床实验室应对检验后的标本储存时间和储存方法(2~8℃冰箱、低温冷冻或室温)做出规定,储存时间的长短和方法主要视工作需要及分析物稳定性而定。

血清标本的贮存稳定情况如下。

(1)如不能及时检验或需隔日检验标本,应密封后冰箱(2~8℃)储存。标本保存1周:冰箱冷藏(2~8℃)储存;标本保存1个月:一般分离血清后,−20℃存放;标本需长期保存(3个月以上者):对分离血清后−80℃保存,还应避免反复冻融,以免影响检测结果。

(2)对检测后的标本,根据具体情况而定,通常免疫检测项目一般保存1周(2~8℃)。

(3)补体容易失活、降解。待测血清在室温(18~25℃)可稳定6小时,2~8℃可稳定7天,故应于抽血分离血清后立即测定。保存于−80℃可稳定数月,并避免标本反复冻融。而且待测血清须新鲜,不得溶血。

(4)类风湿因子(RF)检测要求血清需新鲜,标本于2~8℃应在48小时内检测,保存时间过长须置−20℃冻存。避免使用血浆和反复冻融。

(5)抗核抗体(ANA)测定要求,待检血清在2~8℃应在3天内检测,保存时间过长须置−20℃冻存。避免使用血浆和反复冻融。

(6)C反应蛋白(CRP)测定,室温(18~25℃)可保存12小时,2~8℃可稳定5天,−20℃可稳定1个月。

(7)抗链球菌溶血素O(ASO)测定,2~8℃可稳定48小时,−20℃可稳定1个月以上。

检测后废弃标本的处理应根据有关法律法规执行,如《医疗卫生机构医疗废物管理办法》及《医疗废物管理条例》。

第二节　临床免疫学方法的质量保证

免疫学检测目前涉及的项目范围极为广泛,如免疫球蛋白、补体、自身抗体、淋巴细胞、细胞因子、肿瘤标志物、病原体标志物等。免疫性疾病相关项目检测大多数应用的是临床免疫学方法。检测体系的建立、检测系统的选择和性能验证、室内质控、室间质评和室内比对等是临床免疫学方法质量保证的重要内容,是决定检验结果准确性和稳定性的关键,也是临床免疫学方法质量保证的核心。

一、临床免疫学方法性能验证

对于所选择的方法及产品的性能数据,实验室可采用以下方法进行性能验证。定性检测项目的性能验证主要从以下几个方面进行:敏感性、特异性、重复性、符合率、检出限、比对试验、cut off 值验证;定量检测项目的性能验证主要从以下几个方面进行:正确度、精密度、可报告范围、参考范围、携带污染率、比对试验。具体实施方案如下。

(一)定性方法

1. 敏感性、特异性和符合率验证　敏感性为将实际患病者正确诊断为阳性的百分率;特异性指将实际无病者检测为阴性的百分率。

验证方法:选取 20 份已知阳性(至少含弱阳性 5 份、强阳性 1 份)和 20 份已知阴性的样本,这些样本为临床上明确诊断的阳性血清、阴性血清或临床血清盘。用常规检测方法检测,计算检测阳性或阴性结果所占百分率。已知样本临床诊断结果或临床血清盘检测定性方法性能指标,见表 9-1。

表 9-1　已知样本临床诊断结果或临床血清盘检测定性方法性能指标

实验方法	比对方法(明确诊断或临床血清盘)		
	阳性	阴性	总数
阳性	A	B	A + B
阴性	C	D	C + D
总数	A + C	B + D	A + B + C + D

注:A—真阳性例数;B—假阳性例数;C—假阴性例数;D—真阴性例数。

结果计算：

敏感性 $=[A/(A+C)]×100\%$

特异性 $=[D/(B+D)]×100\%$

对定性方法进行评价时，多数情况下样本的临床诊断是未知的，实验方法只能与比对方法相比较，此种情况下不能简单用灵敏度或特异度来评价实验方法，应用"符合率"来描述二者的一致程度，见表 9－2。

表 9－2　实验方法与比对方法检测定性方法性能指标

实验方法	比对方法		
	阳性	阴性	总数
阳性	A′	B′	A′＋B′
阴性	C′	D′	C′＋D′
总数	A′＋C′	B′＋D′	A′＋B′＋C′＋D′

结果计算：

符合率 $=[(A′+D′)/(A′+B′+C′+D′)]×100\%$

2. 重复性验证　重复性验证是相同测量系统、相同操作条件和相同地点并且在短时间段内对同一或相似被测对象重复测量结果的一致性。包括批内重复性的验证、批间重复性的验证。

批内重复性验证方法为将已知浓度的质控品常规检测方法重复检测 20 次。然后计算均值，标准差（SD）和变异系数（CV）。批间重复性验证方法为将已知浓度的质控品常规检测方法每天检测 1 次或 2 次，检测 10 天或 20 天。然后计算均值，SD 和 CV。

3. 检出限验证　检出限验证是指所选用的方法可以从样品中检测待测物质的最小浓度或最小量。参考 CLSI EP－A 来进行。

4. 比对试验

（1）人员间比对试验

◈ 验证方法：选取至少 2 份阴性标本（至少其他标志物阳性 1 份以上）、3 份阳性标本（至少含弱阳性 2 份）进行比对。比对人员用常规方法同时检测这 5 份标本（其他如地点、仪器、试剂、时间等均应相同）。

◈ 样本来源：临床上明确诊断的阳性血清、阴性血清或临床血清盘。

（2）不同检测方法的比对

◈ 验证方法：至少选择 2 份阴性标本（至少其他标志物阳性的 1 份以上）、3 份阳性标本（至少含弱阳性 2 份）进行比对。

◈ 样本来源:临床上明确诊断的阳性血清、阴性血清或临床血清盘。

(3)验证标准:符合率应该大于或等于80%。

5. cut off 值验证　可用下列方法之一进行验证。

◈ 选择 60 份健康人新鲜血清和 60 份目标标志物阴性而有其他免疫标志物阳性的患者新鲜血清,共 120 份,分 3~5 批 3~5 天进行检测,计算平均数(mean)、标准差(s),cut off 验证值为:mean +3s。

◈ 选择弱阳性(cut off 值 ±20%)患者新鲜血清或质控品,共 120 份,分 3~5 批 3~5 天进行检测,计算 mean、s,cut off 验证值为:mean -3s。

(二)定量方法

1. 正确度验证　正确度是指大量测试结果的平均值与真值或接受参照值之间的一致程度,正确度反映测试的系统误差,与随机误差无关。

(1)使用配套分系统位时,实验室可使用制造商的溯源性文件,并制订适宜的正确度验证计划。

(2)使用配套分析系统时,实验室采用有证参考物质、正确度控制品等进行正确度验证,或与经确认的参考方法(参考实验室)进行结果比对,以证明实验室检验结果的正确度。

(3)如以上方法无法实现,可通过以下方式提供实验室检测结果可信度的证明:①参加适宜的能力验证计划(PT)或室间质评计划(EQA),且在最近一个完整的周期内成绩合格;或②与已获 ISO 15189 医学实验室认可的实验室或其他使用相同检测方法或配套系统的实验室进行结果比对。

2. 精密度验证　指在规定条件下,对同一或相似被测对象重复测量得到测量示值或测得量值间的一致程度。一般选取两个浓度的水平样品,按照常规检测方法每个批次测一个样本 20 次(批内精密度);按照常规检测方法每个批次测一个样本 8 次,重复测 5 日(批间精密度)。计算出各自均值、SD 以及 CV。

3. 可报告范围验证　指实验室自己确立或所选用方法的检测患者结果的范围。大部分方法的可报告范围与线性范围、测量范围是一致的。有些方法的线性范围或测量范围远大于人体生理或病理水平的范围,可报告范围需定在合理的人体数值范围内,避免检测结果出现"荒诞值"。

◈ 高限的评估:收集临床患者标本作为高值标本,选取健康人群标本作为低值标本,浓度范围的确定应以分析项目的线性要求为准。低值标本为 1 号,高值标本为 6 号,二者 4:1 混匀为 2 号,二者 3:2 混匀为 3 号,2:3 混匀为 4 号,1:4 混匀为 5 号,2~5 号标本的浓度计算为标本浓度 = (C1V1 + C6V6)/(V1 + V6),C 为浓度、V 为体积;6 个不同浓度的标本,随机排列,每个标本测定 2 次。取第 1、2 点检测结果计算均值来推算各检测水平的理论值,并以理论值为 x,实际检测为 y 值,EXCEL 做图判断,同时列出回归方程并计算相关系数。线性范

围判断标准 = 实际测定值/理论值×100%,90% ~110% 之间均可以接受。

◈ 低限的评估:选取临床低值标本,与蒸馏水一起按上述比例稀释,重复测定 10 次,计算均值和 SD。以均值 ±2SD 为范围,空白均值 +2SD 为检测低限(LLD),不同浓度的标本均值 -2SD 与空白均值 +2SD 进行比较,大于者为生物检测限(BLD)。

4. 线性范围验证

(1)验证原理:分析测量范围即定量检测项目的线性范围,是整个检测系统(包括仪器、试剂、校准品、质控品、操作程序、检验人员等)对应于系列分析浓度的仪器最终输出的信号间是否呈恒定比例的性能,是一个很重要的仪器性能分析指标。

(2)验证方法

◈选择低浓度标本若干份混合后离心,其浓度用 L 表示,选择高浓度标本若干份混合后离心,其浓度用 H 表示。

◈重复测定高值和低值标本浓度,取平均值作为样品的理论值。

◈按表 9-3 配制系列评价样品。每个浓度的样本重复检测 2 次。

表 9-3　系列浓度样品制备方法

标本号	1	2	3	4	5	6	7
制备方法	6L	5L+1H	4L+2H	3L+3H	2L+4H	1L+5H	6H
预期值							
实测值1							
实测值2							
实测均值							

(3)验证结果:以预期值为 X,测定均值为 Y,计算回归方程 $Y = aX + b$。计算相关系数 $r \geqslant 0.975, r^2 \geqslant 0.95$。实际测定值/理论值×100%,90% ~110% 之间均可以接受。

5. 参考范围验证　指一群健康人针对特定项目的检测结果的 95% 的可信区间。若实验室采用厂家或出版物提供的参考范围,必须明确该参考范围是否适用于本实验室服务的人群。若适合,实验室可选择至少 20 份体检合格的健康人样本对其进行验证,95% 以上个体的检测结果在参考范围内,即其中落在参考范围以外的数据不超过 2 个(5%),则结果为可接受,可确定该项目的参考范围。如有超过 5% 的个体检测结果落在参考范围外,应按 50 例、100 例依次扩大验证人群。也可依据 CLSI C28-A 文件要求,统计至少 120 个或更多样本的检测结果建立实验室自己的参考范围。

6. 携带污染率评价方案　收集高浓度样本 H 和低浓度样本 L,将高浓度样本 H 等体积分成 11 个高浓度样本;另将低浓度样本 L 等体积分成 10 个低浓度样本,共得到 21 个样本,分别对这 21 个样本进行检测(测试顺序:3L→2H→1L→2H→4L→2H→1L→2H→1L→2H→1L)。L－L 值为紧跟在低值标本后低值标本的结果,H－L 值为紧跟在高值标本后低值标本的结果,SD 是(L－L)结果的 SD 值,按下式计算携带污染率(%)。

携带污染率 = [H－L 结果的平均值 － L－L 结果的平均值] × 100%

判断标准为当携带污染指标小于 3SD 时,携带污染率符合标准。

7. 比对试验　对于参考范围相同的检测系统,选取 10 份在参考范围内的样品,10 份参考范围外的样品。操作者用常规检测方法进行检测,将比对的两种检测系统同一时间按常规操作进行检验。将比对的两种检测系统测得值一个设定为 X,一个设定为 Y。用 Spass 软件计算相关性统计分析并给出线性回归方程 Y = aX + b 和相关分析。如 $r > 0.975$ 或 $r^2 > 0.95$,则认为 X 取值范围合适,直线回归统计的斜率和截距可靠。如 $r < 0.975$ 则说明试验方法的精密度较差或 X 取值范围不合适,直线回归统计的斜率和截距不可靠,需改善方法的精密度后重新试验。

二、室内质量控制

室内质量控制(internal quality control,IQC),简称室内质控,是指实验室内为达到质量要求所进行的操作技术和活动。由实验室工作人员,采取一定的方法和步骤,连续评价本实验室工作的可靠性、一致性、稳定性程度,旨在监测和控制本实验室工作的精密度,提高本室常规工作中批内、批间样本检验的一致性,以确定测定结果是否可靠、可否发出报告的一项工作。质控品是保证质控工作的重要物质基础,质控品可购买或自行配制。作为较理想的质控品至少应具备以下特性:①人血清基质,分布均匀;②无传染性;③添加剂和调制物的数量少;④瓶间变异小;⑤冻干品复溶后稳定,2～8℃时大于或等于 24 小时,－20℃不少于 20 天,某些不稳定成分在复溶后前 4 小时的变异应小于 2%;⑥到实验室后应有 1 年以上的有效期。

(一)定性检验

定性检验指只提供两种反应结果的检测方法(即阳性/阴性或者是/否)。阳性结果只说明分析信号超过了分析阈值(检出限)或临界值(临界值的设定给出简要的敏感性和特异性组合)。临床免疫学方法进行的检测大多为定性检验。开展定性检验应遵循下列原则。

1. 质控品的选择　依据情况可选用商品质控品(第三方质控品或检测系统配套的质控品)或自制质控品。

2. 质控品的水平　至少包括阴性质控品和弱阳性质控品两个水平。

3. 质控规则　阴、阳性质控品的检测结果分别为阴性、阳性表明在控,若相反则为失控。若以数值计算来判定失控情况,可参照定量检验进行。

4. 开展质控特别应注意以下问题。

(1)试剂盒内阴、阳性对照不等同质控品,弱阳性质控品是保证检测质量的关键。

(2)室内质控不合格的失控处理:① 停止发放报告;② 查找原因,质控品是否有效,试剂、仪器及操作是否有问题等,必要时重新校准仪器,做试剂比对。重新检测合格后方能发出报告。

(二)定量检验

对于定量测定室内质控可使用 Levey – Jennings 质控图法,也可使用"即刻性"质控方法及累积和(CUSUM)质控方法。特别注意要每月做质控图进行总结。对失控应有记录并分析原因提出处理意见。可参考 GB/T 20468 – 2006《临床实验室定量测定室内质量控制指南》。

三、室间质量评价

室间质量评价(external quality assessment,EQA),简称室间质评,是指为客观比较一实验室的测定结果与靶值的差异,确保检测结果的准确性,由外单位机构采取一定的办法,连续、客观地评价实验室的结果,发现误差并校正结果,使各实验室之间的结果具有可比性。这是对实验室操作和实验方法的回顾性评价,而不是用来决定在实时的测定结果的可接受性。当 EQA 用来为执业许可或实验室认可证的目的而评价实验室操作时,常描述为实验室能力验证(proficiency testing,PT)。从 1999 年起,卫生部临检中心开始采用类似美国临床检验能力验证计划,即 PT 方案的评价模式。按照 PT 方案,每年至少进行 2 次室间质评,每次测定至少 5 个批号的质控血清,各单位的测定结果如落在 PT 方案的可接受范围内称为可接受结果,否则称为不可接受结果。对每次分析项目能达到80%得分,则本次活动该项目为满意 EQA 成绩;对每次室间质评所有评价项目未达到80%得分,称为不满意的 EQA 成绩。对于不满意的 EQA 成绩,必须加以分析或进行适当的培训,采取纠正措施,并有相应的文件记录。

第三节 免疫性疾病检验结果的综合分析

一、了解内源性干扰因素的存在

患者的状态是影响检验结果的内在生物因素,包括固有因素如年龄、性别、民族,患者的情绪、运动、体位、生理节律变化等,体内产生的某些物质如类风湿因子、补体、异嗜性抗体、治疗性抗体、自身抗体,以及溶菌酶、磷脂、药物小分子、总蛋白浓度、黄疸和脂血等,这些因素的存在对实验室检测结果有着或多或少的影响。

1. 类风湿因子(RF) RF 一般为 IgM 型,亦有 IgG 型和 IgA 型,RF 具有与变性 IgG 产生非特异结合的特点。在捕获法 IgM 型特异抗体的测定中这种非特异性结合表现最为明显,因为此时固相包被的抗体为抗人 μ 链抗体,IgM 型 RF 的存在可使其大量结合于固相,使检测结果为假阳性。

RF 干扰的排除:①稀释标本;②改变酶标抗体;③用变性 IgG 预先封闭标本中 RF;④检测抗原时可加入还原剂,如 2 - 巯基乙醇去除 RF;⑤使用特异的鸡抗体 IgY 作为酶标或固相抗体。

2. 补体 固相抗体和酶标二抗可因为其在固相吸附及结合过程中,抗体分子发生结构变化,从而其 Fc 段的补体 C1q 结合位点被暴露出来,这样 C1q 就成为一个中介物将二者交联起来,从而出现假阳性结果。固相抗体也会因为活化补体的结合,封闭抗体的抗原表位结合能力,而引起假阴性结果或使定量测定结果偏低。

补体干扰的排除:①56℃加热 30 分钟可使标本中补体 C1q 灭活;②使用特异的鸡抗体 IgY 作为酶标或固相抗体。

3. 异嗜性抗体 异嗜性抗体分为天然抗体和一些自身抗体,针对的抗原不明确,可能来自于食物中的动物成分、动物环境的接触或疫苗接种等。通常能够与两种或以上的其他物种的抗体反应,属于低亲和力抗体,健康人群的阳性率为 3% ~15%。

天然的异嗜性抗体(IgG)可分为两类:一类(85% 的假阳性由其引起)可结合于山羊、小鼠、大鼠、马和牛 IgG 的 Fab 区域,但不与兔 IgG 的 Fab 区结合;另一类(15% 的假阳性由其引起)可结合于小鼠、马、牛和兔 IgG 的 Fc 区表位,但不与山羊和大鼠 IgG 的 Fc 区表位结合。异嗜性抗体可通过交联固相和酶标的单抗或多抗而出现假阳性反应。

异嗜性抗体干扰的排除：①使用特异的兔 F(ab′)2 片段作为固相或酶标抗体；②在标本或标本稀释液中加入过量的动物 Ig，封闭可能存在的异嗜性抗体，但加入量不足或亚类不同时无效；③使用靶特异的非 Ig 亲和蛋白(affibody)替代固相或酶标抗体之一，采用噬菌体展示技术展示来自单个金黄色葡萄球菌 A 蛋白(SPA)联合文库的人 IgA 结合亲和蛋白，用于 IgA 的测定，不受异嗜性抗体的影响；④使用特异的鸡抗体 IgY 作为固相和测定抗体。

4. 抗鼠 Ig 抗体　抗鼠 Ig 抗体对使用鼠源性单克隆抗体的酶免疫测定，可产生假阳性结果。

干扰排除可采用下述方法：①使用特异的抗体 F(ab′)2 片段作为固相或测定酶标抗体；②在标本或标本稀释液中加入过量的鼠 Ig，封闭可能存在的抗鼠抗体；③使用特异的鸡抗体 IgG 作为固相和测定抗体，鸡 IgG 不与人抗鼠 Ig 抗体反应，因而，用其作为固相或酶标抗体不会出现假阳性结果。

5. 自身抗体　自身抗体如抗甲状腺球蛋白抗体、抗胰岛素抗体等，能与其相应靶抗原结合形成复合物，在 ELISA 方法中可干扰相应抗原抗体的测定。为避免以上情况出现，可在测定前用理化方法将其解离。

6. 溶菌酶　溶菌酶可与等电点较低的蛋白有强的结合能力。免疫球蛋白等电点约为 5，因此，在双抗体夹心法 ELISA 测定中，溶菌酶可在包被的 IgG 和酶标的 IgG 间形成桥接，从而导致假阳性。为保证 ELISA 测定的可靠性，有必要从标本中去除溶菌酶或将其封闭，Cu^{2+} 离子和卵白蛋白可有效地封闭溶菌酶，防止其连接 IgG。

7. 黄疸和脂血　黄疸和脂血会对许多检测指标造成影响。

(1)当胆红素≥400μmol/L、三酰甘油≥17mmol/L、维生素 C≥35mg/L 时，对 IgG、IgA、IgM 检测有明显干扰。

(2)胆红素≥400μmol/L、维生素 C≥35mg/L 对 CRP 测定有明显干扰。

二、了解抗体与免疫球蛋白的异同

抗体(antibodies,Ab)是 B 细胞识别抗原后增殖分化为浆细胞所产生的免疫球蛋白(immunoglobulin,Ig)，主要存在于血清等体液中，能与相应抗原发生特异性结合，具有免疫功能及异质性。

抗体是免疫学功能上的概念，Ig 是化学结构上的概念，所以 Ig 不都是抗体，如多发性骨髓瘤产生的 Ig 不具有免疫活性，不能称之为抗体。

抗体根据抗原来源可分为异种抗体(如病原体抗体)、同种抗体(如群体反应性抗体)、自身抗体、异嗜性抗体,后三种抗体与免疫性疾病的诊治及其检测结果的影响密切相关。在对相应检测项目结果分析时,应考虑抗体与 Ig 的区别。

三、自身抗体检测结果的综合分析

自身抗体是指抗自身细胞内、细胞表面和细胞外抗原成分的免疫球蛋白,是自身免疫应答和自身免疫病最重要特征之一,某些自身免疫病伴有特征性的自身抗体,自身抗体检测已成为自身免疫病诊治所依赖的重要手段。自身抗体检测对疾病的早期预示、诊断、鉴别诊断、病情评估和预后判断有重要的意义。

(1)无症状个体或健康体检者:即使仅有自身抗体阳性也不容忽视,尤其是有自身免疫现象潜质的人群。自身抗体阳性者预示可能最终将会发展为某种典型的自身免疫病。自身抗体有可能较临床症状提前出现几年,甚至几十年出现。

(2)提高自身抗体的检出率:自身抗体对自身免疫病的诊断有一定的敏感性与特异性,不同检测方法有不同的敏感性和特异性,应根据特性正确理解其检出率。某些自身免疫病有其多种特征性的自身抗体,可分别通过方法和项目联合检测,提高自身抗体的检出率。

(3)自身抗体的类型与亲和力:自身抗体可表现为 IgG 型、IgA 型、IgM 型,临床中最常检测的是 IgG 型,其次是 IgM 型或 IgA 型。亲和力(avidity)是指一个抗体和整个抗原的结合力,检测抗体和其相关抗原的结合力可反映抗体的亲和力。高亲和力自身抗体(多为 IgG 型)与抗原结合后多可形成有组织损伤作用的抗原 - 抗体复合物。低亲和力抗体(IgM 型)多产生微弱的或不产生损害作用,但可在循环血中检测到,如抗 dsDNA 抗体、抗磷脂抗体、RF 等。高新合力、低亲和力自身抗体表现不同的临床意义。

(4)目前,ANA 检测已成为临床上的一个极重要的自身免疫病的筛查实验,但应合理解释 ANA 检测结果,必要时同时选择其他方法作为补充,如 ELISA 等。健康人群中 IIF - ANA 约有 5% 的阳性率,而对于许多自身免疫病,如系统性红斑狼疮等,IIF - ANA 阳性率为 80% ~ 100%,而并非 100% 阳性率,因此,对于 IIF - ANA 阴性患者,如有明显临床风湿病症状,则应采用特异的 ANA 指标进一步检测,如采用 ELISA 检测相关的特异性抗体,避免漏诊。此外,ANA 并非某一疾病特异性诊断指标,可见于多种自身免疫病患者,临床上往往对 ANA 与相关特异性自身抗体进行联合检测。

在解释 ANA 阳性结果时,须考虑以下几个方面。

（1）患者的年龄、性别和抗体滴度。老年人尤其是女性，即使无临床自身免疫病，也可出现低滴度自身抗体（1:320）；相反，对较年轻的患者，低滴度阳性结果可出现于健康者。因此，为准确使用 ANA 检测结果，临床医生必须获得患者详细的临床资料。

（2）患者是否服用了可诱发 ANA 阳性的药物，如苯妥英钠、肼屈嗪等。

（3）免疫荧光模型，其可随血清稀释度的不同而变，如见到两个以上的荧光模型，应在报告中注明。

（4）是否有引起自身免疫病的可疑因素。

（5）是否存在恶性疾病。

（6）ANA 滴度越高，提示自身免疫病的可能性越大。

有文献报道，自身抗体往往在 SLE 诊断的多年前即已出现，在患者体内出现对 SLE 具有预测价值，而且抗体在临床发病前出现特异性抗体的增加，而患者仍然处于无症状期。如 ANA、抗 dsDNA 抗体、抗 Sm 抗体阳性一般可诊断为 SLE；如 ANA、抗 SS-A 抗体、抗 SS-B 抗体可诊断为干燥综合征；如 ANA、抗 U1 - nRNP 抗体阳性可诊断为混合型结缔组织病；如 ANA、抗 LKM 抗体阳性可诊断为自身免疫性肝炎等。可见自身抗体在疾病诊断及分类中的作用。抗 dsDNA 抗体、抗心磷脂抗体和抗 PR3 抗体、抗 MPO 抗体水平与治疗效果有一定的关系，说明其分别在 SLE 和血管炎的治疗监测中发挥重要作用。

总之，自身抗体是一系列复杂的抗体谱，自身抗体的检测结果要结合临床表现进行综合分析，同时要动态观察，真正发挥其在疾病诊断及治疗中的作用。

（关秀茹　冯珍如）

参考文献

1. 丛玉隆,冯仁丰,陈晓东. 临床实验室管理学. 北京:中国医药科技出版社,2004.

2. 吕世静,陈育民. 免疫学检验. 北京:人民卫生出版社,2006.

3. 王兰兰. 临床免疫学与检验. 第4版. 北京:人民卫生出版社,2007.

4. 马东来,张少静,(德)斯特克. 自身抗体及其免疫荧光模式. 北京:北京科学技术出版社,2000.

5. 刘辉,程永涛. 影响检验分析前质量的因素及对策. 检验医学与临床,2009,6(5):394 - 395.

6. 王伟民. 浅谈护理工作对检验分析前质量的影响及对策. 临床检验杂志,2007,25 (6):469.

7. National Committee for Clinical Laboratory Standards. Quality assurance for the indirect immunoflurorescence test for autoantibodies to nuclear a ntigen (IF – ANA): approved guideline. NCCLS,1996.

8. 李燕平. 重视质量控制,提高检验质量. 中华检验医学杂志,2005,8(2):21.

9. Arbuckle MR,McClain MT,Rubertone MV,et al. Development of autoantibodies before the clinical onset of systemic lupus erythematosus. N Engl J Med,2003,349(16):1526–1533.